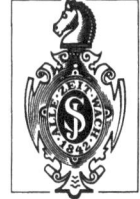

Urs Heim

Die Pilon-tibial-Fraktur

Klassifikation, Operationstechnik,
Ergebnisse

In Zusammenarbeit mit
A. Gächter · F. Hefti · M. Müller-Gerbl
R. Putz · Th. Rüedi

Mit einem Geleitwort von M. Allgöwer und M. E. Müller

Mit 181 Abbildungen in 455 Einzeldarstellungen

Springer-Verlag
Berlin Heidelberg New York
London Paris Tokyo
Hong Kong Barcelona

Priv.-Doz. Dr. med. Urs Heim
Mattenstr. 17a
CH-3073 Gümligen-Bern

ISBN-13:978-3-642-75960-4   e-ISBN-13:978-3-642-75959-8
DOI: 10.1007/978-3-642-75959-8

CIP-Titelaufnahme der Deutschen Bibliothek
Heim, Urs:
Die Pilon-tibial-Fraktur: Klassifikation, Operationstechnik,
Ergebnisse/Urs Heim. In Zusammenarbeit mit A. Gächter ...
Mit einem Geleitw. von M. Allgöwer und M. E. Müller. -
Berlin; Heidelberg; New York; London; Paris; Tokyo;
Hong Kong; Barcelona: Springer, 1991
  ISBN-13:978-3-642-75960-4

Gesamtherstellung: Graphischer Betrieb Konrad Triltsch, Würzburg
24/3130-543210

Geleitwort

Schon zu Beginn der 60er Jahre zeigte Urs Heim, damals junger Oberarzt am Kantonsspital Chur, ein bemerkenswertes Interesse für die Frakturen der distalen Tibia. Wegen der spezifischen Problematik und den besonderen Lösungen wurde von der AO seit 1960 das von den Franzosen verwendete prägnante und bequeme Wort „Pilonfraktur" übernommen.

Über tausend distale Pilonfrakturen hat Urs Heim analysiert und mit Hilfe der AO-Klassifikation systematisch in 9 Gruppen und 27 Untergruppen unterteilt. Seine Präzisierungen waren von großem Wert und stellten eine Bereicherung der Klassifikation dar. Auf anregende Art und Weise beschrieb er Operationsplanung, Durchführung des Eingriffes und Nachbehandlung und deckte Einzelheiten und Tücken der verschiedenen operativen Behandlungsmöglichkeiten auf. Während dieser nahezu 30 Jahre dauernden Arbeit hat er Eigenart und Charakter, d. h. die „Persönlichkeit" dieser Fraktur mit ihren zahlreichen Facetten auf anschaulichste Art und Weise dokumentiert. Dies hat uns seine besondere Liebe zu dieser schwierigen, für jeden Chirurgen herausfordernden Fraktur enthüllt.

Das Buch von Urs Heim wird ein einmaliges Nachschlagewerk für jeden Chirurgen des Bewegungsapparates, der sich mit einer Pilonfraktur der C-Gruppe konfrontiert sieht, werden. Das beträchtliche Krankengut erlaubte es dem Autor, ebenfalls das Kapitel der Komplikationen und Sekundäreingriffe kompetent darzustellen.

Urs Heim gebührt Dank und Anerkennung für seinen langjährigen beharrlichen Einsatz. Seinem Werk ist die entsprechende Verbreitung zu wünschen.

Martin Allgöwer
Maurice E. Müller

Vorwort

Die Absicht, eine Monographie über die Pilon-tibial-Frakturen zu verfassen, bestand seit vielen Jahren. Die Vorbereitungen gingen schrittweise voran. Als Basis diente das ausgedehnte, persönlich operierte Krankengut zwischen 1959 und 1983. In den Jahren 1979 und 1980 wurde zusammen mit Th. Rüedi eine erste Klassifikation erarbeitet [136]. Sie wurde intern in der AO-Dokumentation verwendet.

Während der Vorarbeiten für die 3. Auflage von *Periphere Osteosynthesen* [59] wurde ich erneut auf die ungelösten Probleme der Einteilung dieser Brüche aufmerksam. Dann begann auch die Zusammenarbeit mit Prof. M. E. Müller für die *Classification AO des Fractures* [106]. Hier mußten alle Frakturen der endständigen Segmente der langen Röhrenknochen nach einem einheitlichen Schema, aber auch nach streng klinischen Gesichtspunkten definiert und eingeteilt werden. Die Vorarbeiten von 1979 wurden wieder hervorgeholt, wobei sich zeigte, daß das eigene Krankengut für eine umfassende Bearbeitung ungenügend war. Es stammte einerseits weitgehend von einem einzelnen Operateur und betraf fast ausschließlich Folgen von Skiunfällen. Das Unfallgeschehen hatte sich in der Zwischenzeit gewandelt.

Allgemeine Gültigkeit konnte nur die Bearbeitung eines größeren Kollektivs beanspruchen. Durch den Wechsel des Wohnortes nach Bern hatte sich die Möglichkeit einer vermehrten Zusammenarbeit mit der AO-Dokumentationszentrale eröffnet und insbesondere mit dem damaligen, leider früh verstorbenen, Leiter PD Dr. R. Zehnder. Mit diesem Buch möchten wir die Erinnerung an ihn als Fachmann und Freund wachhalten. Er hat während der 8 Jahre seines Wirkens in unserem Kreis sehr viel für ein besseres Verständnis der Traumatologie im Rahmen der AO getan.

Der Wunsch, diese Studie im Jahre 1988 abzuschließen, ging in Folge unerwarteter Verpflichtungen nicht in Erfüllung. 1988 war ein „Pilon-Jubiläumsjahr": 25 Jahre vorher, 1963, war die erste große, fast monographische Publikation von Gay u. Evrard [36] erschienen. Immer wieder muß man die Akribie und Präzision dieser Autoren bewundern (beide befinden sich jetzt im Ruhestand), welche die Materie in einer Zeit bearbeitet haben, die noch den Pionieren gehörte. Ihre Beobachtungsgabe und Analyse des Krankengutes ist bewundernswert. Die Arbeit hat bis heute nachhaltige Wirkungen im ganzen französischen Sprachbereich.

1963 erschien aber auch das erste AO-Buch: *Technik der operativen Frakturenbehandlung* [103]. Darin hat M. Allgöwer die Grundlagen des Vorgehens und die Details der Osteosynthese bei distaler Tibiafraktur beschrieben. Diese haben bis heute ihre Gültigkeit behalten. Mit Ausnahme der im Jahr 1968 erfolgten eigentlichen Kodifizierung der AO-Taktik [139] sind seither nur noch kasuistische Beiträge, aber nichts grundlegend Neues mehr zu diesem Thema erschienen.

Eine zusammenfassende Darstellung dieses sowohl diagnostisch als auch therapeutisch schwierigen Kapitels der Traumatologie fehlte. Diese Lücke schließen zu wollen, ist ein Wagnis. Allein konnte die Aufgabe nicht bewältigt werden. Ich bin zahlreichen Freunden in unserem AO-Kreis für Anregungen und Ratschläge zu Dank verpflichtet, ganz besonders den Mitarbeitern der speziellen Kapitel: Frau Dr. M. Müller-Gerbl, sowie den Herren PD Dr. A. Gächter, PD. Dr. F. Hefti und Prof. Th. Rüedi. Gemeinsam ist es gelungen, eine einheitliche Darstellung zu präsentieren.

Besonderen Dank verdient auch unser Graphiker, Herr K. Oberli. Es verbindet uns ja eine langjährige, freundschaftliche Zusammenarbeit. Er hat es wiederum verstanden, ungewöhnliche Schwierigkeiten zu meistern und das Wesentliche in Schwarzweißtechnik hervorzuheben. Auch unsere Sekretärinnen, Frau J. Tschanz und Frau I. Küenzi, haben mit viel Geduld eine Riesenarbeit bewältigt. Danken möchten wir auch dem Springer-Verlag für die Annahme des eher undankbaren Themas und für die perfekte Gestaltung.

Das Buch ist dem traumatologisch engagierten Chirurgen gewidmet, der ja solchen Frakturen nicht oft begegnet. Es soll ihm einerseits Mut machen, sich mit dieser schwierigen Materie zu befassen, und ihn dabei aber trotzdem zu größter Vorsicht mahnen. Die Behandlung der komplexen Pilon-tibial-Fraktur ist sicher eine sehr verantwortungsvolle Aufgabe.

Vor 30 Jahren begann die junge AO-Gruppe in den Spitälern Chur, St. Gallen und Interlaken mit der operativen Behandlung der Pilon-tibial-Frakturen. Wir möchten daher hier noch einige persönliche Bemerkungen anschließen:

In den ersten Monaten des Jahres 1960 wurde das Team der chirurgischen Klinik in Chur unter der Leitung des damaligen Privatdozenten Dr. M. Allgöwer auf die Besonderheiten dieser Fraktur als einer typischen Folge des Skiunfalls aufmerksam. Es war uns sofort klar, daß eine Operationsindikation vorlag. Die technischen Schwierigkeiten der Osteosynthese wurden jedoch oft unterschätzt. Bei aller Begeisterung als „angefressene" Traumatologen trafen uns harte Überraschungen. Nicht selten befand man sich mitten im Eingriff, welcher dann stockend wurde, der Verzweiflung nahe. Auf der anderen Seite war die Freude an gelungenen Gelenkrekonstruktionen überwältigend, auch die erstaunlich guten, funktionellen Resultate blieben ein steter Stimulus.

So entwickelte sich der Pilon-tibial-Fraktur gegenüber unter den jüngeren Operateuren so etwas wie eine Art Haßliebe. Diese erwies sich als lebenslänglich. Aber auch die damaligen Chefs waren von diesem scheinbar perversen Gefühlsgemisch erfaßt, denn noch heute überraschen sie uns mit pikanten Anekdoten über Vorkommnisse bei Patienten aus diesen weit zurückliegenden Zeiten.

Während der 20 Jahre meiner Tätigkeit als leitender Spitalchirurg habe ich unzählige Pilon-tibial-Frakturen operiert [24, 54]. Nie kam es zu einer Beruhigung der Affekte gegenüber dieser Verletzung. Mit Freude und Schreck zugleich wurden jeweils die Patienten aufgenommen, abgeklärt und vorbereitet. Vor jeder Operation wurden Stunden mit Untersuchung, Betrachtung von Röntgendokumenten, mit taktischen Überlegungen – und mit Zweifel verbracht. Die Spannung ergriff präoperativ das ganze Team und löste sich jeweils erst dann, wenn der

Patient, nach abgeschlossener Operation, von allen am Eingriff Beteiligten gewissermaßen andächtig vom Operationstisch weggetragen und in seinem Bett gelagert war.

Es scheint also so etwas zu geben wie einen Klub der „Pilonisten". Es handelt sich nicht etwa um eine Subspezialität der traumatologischen Chirurgie, sondern eher um eine kleine Freundesgruppe, die sich gelegentlich mit einem vielsagenden, aber sauersüßen Gesichtsausdruck über die ungelösten Probleme dieser Verletzung unterhält. Namen zu nennen erübrigt sich. Der Leser wird ihnen auf Schritt und Tritt im Text und im Literaturverzeichnis begegnen. Es freut mich, wenn ich gewissermaßen als Senior in diesem Kreis dieses Buch verfassen durfte und bedanke mich.

Gümligen-Bern, im Herbst 1990   U. Heim

Inhaltsverzeichnis

Mitarbeiterverzeichnis

Autor

Urs Heim, Priv.-Doz. Dr. med., Spezialarzt FMH für Chirurgie, Mattenstrasse 17a, CH-3073 Gümligen-Bern

Mitarbeiter

Korrekturoperationen nach fehlverheilten Pilon-tibial-Frakturen:

André Gächter, Priv.-Doz. Dr. med., Leitender Arzt, Orthopädische Universitätsklinik, Orthop.-traumat. Abteilung, Kantonsspital, Spitalstrasse 21, CH-4031 Basel

Arthrodesen des oberen Sprunggelenkes:

Fritz Hefti, Priv.-Doz. Dr. med., Leitender Arzt, Orthopädische Universitätsklinik, Kinderspital, Römergasse 8, CH-4005 Basel

Funktionsbezogene Anatomie des oberen Sprunggelenkes:

Magdalena Müller-Gerbl, Dr. med., wissenschaftliche Assistentin, Anatomische Anstalt, Pettenkoferstr. 11, W-8000 München 2, BRD

Reinhard Putz, Prof. Dr. med., Ordinarius für Anatomie, Lehrstuhl I, Anatomische Anstalt, Pettenkoferstr. 11, W-8000 München 2, BRD

Pilon-tibial-Frakturen: What's new?

Thomas Rüedi, Prof. Dr. med., Chefarzt, Chirurgische Klinik, Kantonsspital, CH-7000 Chur

Zeichnungen

Klaus Oberli, Grafiker, Berchtoldstrasse 29, CH-3012 Bern

Einleitung

Die Frakturen der distalen Tibia – insbesondere deren artikuläre Formen, die sog. Pilon-tibial-Frakturen – sind als besondere Verletzungsform vom Röntgenologen Destot 1911 [30] benannt und definiert worden.

Nach ersten kasuistischen Beiträgen durch Mackinnon 1928 [89] und Couvelaire u. Rodier 1937 [25] gewinnen sie ihre klinische Eigenständigkeit mit Lorenz Böhler 1951 [7]. Von seinen Schülern Trojan und Jahna [65, 155, 156] stammen die ersten systematischen Bearbeitungen.

Diese Verletzungen, insbesondere ihre komplexen Formen, sind nach wie vor nicht häufig. Ihre Problematik wurde von der AO früh erkannt.

Die 1968 aufgestellten Grundsätze der Taktik und Technik für die operative Behandlung [139] wurden allgemein akzeptiert. Im letzten Jahrzehnt häufen sich aber Publikationen mit ungünstigeren Resultaten [14, 96, 99, 101, 116]. Sicherlich haben dazu Veränderungen der Unfallursachen beigetragen: Vom ursprünglich dominierenden Sportunfall (Ski) ist der Arbeits- und Verkehrsunfall, und damit der initiale Weichteilschaden mehr in den Vordergrund getreten. Indikationen und Techniken müssen daher neu überdacht und angepaßt werden.

Unsicherheiten verbleiben aber auch in der Beurteilung der Skelettläsion an sich. Seit 1963 [36] wurde eine detaillierte, morphologische Analyse nicht mehr unternommen. Die meisten neueren Einteilungen sind vereinfachend [116, 161, 163] und förderten nicht das Verständnis dieser komplexen Verletzungen. Ein ganz neues Konzept bringt die allgemein anerkannte *Classification AO des fractures* von M. E. Müller 1987 [106].[1] Die distalen Tibiafrakturen sollen in dieses Konzept eingebaut und im Detail analysiert werden.

Eine umfassende Darstellung und Bearbeitung der Pilon-tibial-Frakturen aufgrund der Erfahrungen mit der operativen Behandlung fehlte bisher. In den Monographien über die Verletzungen des oberen Sprunggelenks wurden ihnen jeweils einzelne Kapitel gewidmet [23, 81, 163]; das Schwergewicht lag jedoch begreiflicherweise auf den viel häufigeren Malleolarfrakturen. Eine größere Publikation über Pilonfrakturen fehlt aber u.a. auch deshalb, weil das Krankengut einzelner Kliniken sich als zu beschränkt oder zu einseitig herausstellte. Auch legt die Materie selbst, infolge ihrer Differenziertheit, ungeahnte Hindernisse in den Weg, so daß die Schwierigkeiten zeitweise fast unüberwindbar erscheinen.

Die vorliegende Studie basiert zwar auf langjährigen persönlichen Erfahrungen mit den Verletzungen des oberen Sprunggelenks [43–59], sie stützt sich jedoch

---

[1] Englische Ausgabe: The Comprehensive Classification of Fractures of Long Bones, Springer, Berlin Heidelberg New York 1990.

kasuistisch bewußt auf ein größeres, neueres und vielseitiges Krankengut ab, welches in der AO-Dokumentationszentrale in Bern gespeichert ist. Dieses Krankengut, das aus über 40 verschiedenen Kliniken stammt, bietet Gewähr für eine zeitgemäße und realistische Erfassung der Kasuistik.

In die Studie wurden, wie schon von Böhler [7], die metaphysären, extraartikulären Frakturen einbezogen. Dies ist ganz besonders bei der distalen Tibia unerläßlich. Die extraartikulären Frakturen sind zwar nach der Definition keine Pilon-tibial-Frakturen – dieser Begriff ist den Verletzungen der tragenden Gelenkfläche vorbehalten –, es zeigt sich aber immer wieder, daß der Entstehungsmechanismus der verschiedenen Typen identisch ist und daß eine sehr weitgehende morphologische Übereinstimmung zwischen denselben besteht. Dies gilt auch für die technischen Schwierigkeiten der Operation und die Fernprognose. Um jedoch Verwirrung zu vermeiden, werden in dieser Arbeit die extraartikulären und die artikulären Frakturen in 2 getrennten Abschnitten analysiert.

Es mag paradox erscheinen, daß die ersten klinischen Kapitel den Verletzungen der Umgebung und den Begleiterscheinungen gewidmet sind und nicht der eigentlichen artikulären Verletzung, unserem Kernanliegen. Das Problem mußte zuerst abgegrenzt bzw. einkreisend von dem unterschieden werden, was nicht – oder nur akzidentell – dazu gehört. Ursächlich dafür ist die Ausgangslage, d. h. die Unklarheiten in den Definitionen. Um die Pilon-tibial-Fraktur charakterisieren und analysieren zu können, muß sie zuerst gewissermaßen ausgeschält werden.

Die vorliegende Studie ist daher zunächst ein Versuch mit zweifacher Zielsetzung: Einerseits soll das Verständnis dieser Verletzungen durch eine möglichst detaillierte Analyse so gefördert werden, daß eine logische Klassifikation resultiert. Andererseits sind praxisnahe Grundlagen zu ihrer Beurteilung und Behandlung zu vermitteln. In diesem Sinne war eine ausführliche Darstellung der Operationstechnik, aber auch ihrer Komplikationen, unerläßlich. Damit sind Theorie und Praxis wieder im Einklang.

Zur Illustration wurden 3 Arten von Abbildungen verwendet:

1. Die reinen, meist geometrischen Schemata, welche die Grundmorphologie und deren Erscheinung erklären sollen.
2. Die halbschematischen Zeichnungen, ausgehend von Röntgendokumenten, die das Typische vereinfachend herausheben sollen. Sie dienen auch der Illustration für die Klassifikation.
3. Die Röntgendokumente selbst. Diese wurden in 2 Anordnungen reproduziert:
   - Beispiele zur Klassifikation. Zu diesem Zweck wurden jeweils nur die Unfallröntgenbilder reproduziert und kommentiert.
   - Eine zweite Gruppe dokumentiert ganze Verläufe bis zum Schlußresultat. Diese werden als „Beispiele zu Operationstechnik, Verlauf und Ergebnis" benannt. Die dazugehörigen klinischen Daten werden in den Bildlegenden angegeben. Für deren Überlassung sind wir zahlreichen Mitgliedern der Arbeitsgemeinschaft für Osteosynthese zu Dank verpflichtet. Es sind dies – in alphabetischer Reihenfolge – die Herren M. Allgöwer, H. B. Burch, F. Harder, M. Landolt, S. Martinoli, P. Matter, M. E. Müller, B. Nösberger, P. Ochsner, C. Pusterla, Th. Rüedi, P. Zbrun.

Buchstaben auf den Röntgenbildkopien, mit welchen der Eingeweihte das jeweilige AO-Spital identifizieren kann, in welchem der Patient operiert wurde, sind obliteriert. Diesem Verfahren fielen auch die Dokumente der vom Autor operierten Patienten aus den Jahren 1978–1983 zum Opfer, ebenso die Beispiele der Mitarbeiter. In der Fülle der Darstellung kann der Operateur also nur noch seine eigenen Fälle – die er natürlich gut kennt – wieder auffinden. Wir meinen, daß dies einer vorurteilslosen Betrachtung der Materie nur förderlich sein kann.

Wenn vereinzelte Beispiele aus einem anderen Krankengut stammen, so wird dies jeweils in den Bildlegenden vermerkt.

Ergänzend schienen uns folgende Beiträge unerläßlich:

- Eine nach den modernen Methoden bearbeitete Darstellung der Anatomie des oberen Sprunggelenks, die für jeden Kliniker eine unerläßliche Grundlage seines Suchens und Handelns bedeutet. Das einleitende Kapitel von Frau M. Müller-Gerbl und R. Putz erfüllt unseres Erachtens diese Aufgabe in vorbildlicher Weise.
- Der Beitrag „What's new" von Th. Rüedi zeigt sowohl die neuesten Erfahrungen des aktiven Traumatologen auf als auch die Trends, und ist somit zukunftsweisend.
- Die Erfahrungen des Orthopäden in der rekonstruktiven Chirurgie dieser Verletzungen werden im Beitrag von A. Gächter dargestellt.
- F. Hefti schließt den klinischen Teil mit seinen abgerundeten Ausführungen über die Arthrodese. Er zeigt sehr schön, daß dieser letzte Eingriff nicht als eine Kapitulation aufgefaßt werden darf, sondern dazu dient, einen schmerzhaften Zustand zu beenden und eine funktionelle Wiederherstellung zu erreichen.

Wir möchen allen diesen Mitautoren für ihre Beiträge unseren besonderen Dank aussprechen.

I Das distale Tibiasegment

1 Funktionsbezogene Anatomie des oberen Sprunggelenkes *

1.1 Allgemeines

Das obere Sprunggelenk (OSG) und das untere Sprunggelenk (USG) stellen aufgrund der Anordnung ihres Bandapparates und der integrierend über beide Gelenke hinwegziehenden insgesamt 8 Muskelsehnen eine funktionelle Einheit dar. Die Schwierigkeit ihrer Aufgabe besteht darin, einen Ausgleich zwischen der bewegten trägen Masse des menschlichen Körpers und der jeweiligen Unterstützungsfläche zu schaffen. Bei jedem Schritt haftet zumindest ein Fuß jeweils ganz oder teilweise am Boden, während über die beiden Sprunggelenke die Gesamtmasse des Körpers gewissermaßen oszillierend weiter balanciert wird. Beim kinematischen Ablauf von Dorsal- und Plantarflexion und Rotation, zu der beim Gehen und Laufen eine gewisse Valgusbeanspruchung dazukommt, müssen je nach Gangphase beträchtliche Kräfte von den Gelenkkörpern aufgenommen werden [28, 64, 145].

Wenn im folgenden einseitig auf die Verhältnisse des oberen Sprunggelenkes, also des Talus und der distalen Enden von Tibia und Fibula, eingegangen werden soll, so ist dies nur unter dem klinischen Gesichtspunkt der Frakturen von distalen Anteilen der beiden Unterschenkelknochen zu rechtfertigen.

Die beiden Unterschenkelknochen sind zwar etwa gleich lang, aber gegeneinander versetzt. Die Fibula reicht um etwa 1 cm weiter nach distal und wird durch die Membrana interossea cruris und straffe Bänder so an die Tibia fixiert, daß eine feste Gabel, „Malleolengabel", für den proximalen Gelenkkörper des Talus, die Talusrolle, gebildet wird (Abb. 1). Der in erster Linie für die axiale Druckübertragung verantwortliche zentrale Teil der Malleolengabel wird dabei nach einem Vorschlag von Destot (1911) [30] als „pilon tibial" bezeichnet.

Aus praktischen Gründen, v.a. aber um unterschiedliches therapeutisches Vorgehen zu rechtfertigen, werden einige strukturelle Unterschiede zwischen dem Bau der distalen Anteile von Tibia und Radius aufgezeigt.

---

* M. Müller-Gerbl und R. Putz

1.2 Gelenkkörper des oberen Sprunggelenkes

Tibia

Die Tibia artikuliert über die vierseitige, mit unregelmäßigen Rändern ausgestattete Facies articularis inferior mit der Trochlea tali (Abb. 2–5). Vorder- und Hinterrand weichen nach lateral etwas auseinander, so daß der mediale Flächenabschnitt schmäler wird als der laterale. Im gesamten ist die Gelenkfläche schwach konkav, trägt aber in der Mitte einen sagittal eingestellten stumpfen First, der am mazerierten Knochen nur schwach, beim überknorpelten Präparat deutlich zur Darstellung kommt. Sowohl dieser First als auch die medial und lateral davon liegenden flachen Vertiefungen sind in der Sagittalebene kreisförmig unterschiedlich gewölbt. Der Krümmungsradius des Firstes beträgt etwa 24 mm, die entsprechenden Radien der Vertiefungen etwa 20 mm. Daraus ergibt sich eine Tiefe der mazerierten Konkavität von etwa 4–5 mm. Nach Schmidt [143] erreicht die größte sagittale Ausdehnung der Gelenkfläche 71% des gesamten sagittalen Durchmessers des distalen Tibiaendes, dies entspricht einer Länge von ca. 28 mm. Die transversale Ausdehnung der Facies articularis inferior ist vorne am größten und erreicht einen Wert von 56% der gesamten Tibiabreite. Dies entspricht wiederum einem absoluten Wert von etwa 30 mm [143].

Die Facies articularis malleoli tibiae geht mit einer engen Krümmung von der unteren tibialen Gelenkfläche in einem Winkel von ca. 110° ab. Bezogen auf die Längsachse des Fußes ist sie sagittal ausgerichtet. Diese Gelenkfläche ist dorsal etwas eingezogen und besitzt eine longitudinale Ausdehnung von etwa 13 mm und eine sagittale Breite von etwa 24 mm [143].

In seinem mittleren Bereich besitzt das Corpus tibiae (Diaphyse) einen ungefähr dreieckigen Querschnitt (Abb. 6). Am Übergang zur Metaphyse (Abgrenzung zwischen Corpus und Metaphyse unter Benützung des Schemas von Heim [50]) runden sich die Enden ab, so daß die Querschnittsfläche die Form eines gestauchten Halbrundes erhält, dessen flache Seite nach dorsal gewendet ist. Gelenknah verbreitert sich die Querschnittsfläche zu einem fast quadratischen Trapezoid, dessen kürzeste Seite lateral liegt.

Fibula

Die Facies articularis malleoli fibulae ist in sich gekrümmt ausgerichtet (Abb. 2–5). Von einer proximalen sagittalen Zone aus, die mit der Facies articularis inferior tibiae in einem rechten Winkel steht, ist sie in einem flachen Bogen nach distal bis zu einem Winkel von ca. 120° zur unteren Tibiagelenkfläche hin gewölbt. Die fibulare Gelenkfläche erreicht nicht die Spitze des Malleolus fibulae, sondern ist von dieser durch eine Kerbe getrennt, die in eine dorsal ansteigende Bandfurche ausläuft. Die longitudinale Länge der Facies articularis malleoli fibulae beträgt etwa 23 mm, während die Breite Werte von ca. 18 mm erreicht [143].

Aufbau der Malleolengabel

Aus den oben genannten Maßen ergibt sich, daß die Malleolengabel eine größte innere Weite von etwa 47 mm erreicht. Der äußere Durchmesser beträgt nach

Schmidt [143] etwa 67 mm. Für die radiologische Interpretation ist die longitudinale Differenz zwischen den distalen Enden der beiden Malleoli von besonderem Interesse. Von Schmidt [143] wurde sie mit ca. 12,6 mm gemessen.

Die Fibula ist mit einer an die Facies articularis malleoli nach proximal angrenzenden Fläche in die entsprechende Incisura fibularis eingepaßt (Abb. 3). Sie liegt hier distal meist nicht exakt an, sondern ist von dieser durch den Recessus tibiofibularis getrennt, der eine Tiefe bis zu 1 cm erreichen kann. Die Incisura fibularis ist ihrerseits flach konkav und weist eine Breite von etwa 23 mm auf [143].

Radius. Die Facies articularis carpalis radii besitzt eine in der Transversalebene ausgerichtete, flach ovale Form, die gegen die Ulna hin scharf gekappt ist (Abb. 2). Sie hängt bekanntermaßen dorsal etwas über und trägt in ähnlicher Weise wie die entsprechende Gelenkfläche der Tibia einen etwas nach ulnar orientierten, sagittal ausgerichteten First. Im Gegensatz zur Tibia sind die beiden Gelenkflächenanteile aber nicht rein sagittal gekrümmt, sondern stellen muldenartige Vertiefungen dar. Der radiale Gelenkflächenanteil erstreckt sich ohne Unterbrechung bis zur Spitze des Processus styloideus radii. Der größte sagittale Durchmesser beträgt im Mittel 18,1 mm, die transversale Ausdehnung erreicht Werte von 29,2 mm [143 a, 70].

Die Querschnittsfläche des Corpus radii (Diaphyse) kommt einem gleichschenkligen Dreieck nahe. Seine Schmalseite ist nach radial gerichtet, die Vorder- und Hinterflächen laufen scharf zum Margo interosseus nach ulnar zusammen. Am Übergang zur Metaphyse (Abgrenzung unter Benützung des Schemas von Heim [50]) wird die Querschnittsfläche gleichmäßig oval. Gelenknah erhält sie schließlich die Form eines länglichen Rechteckes mit einer leichten dorsalen Erhöhung (Tuberculum dorsale).

Talus

Den größten Flächenanteil der talaren Gelenkflächen macht die Facies superior aus, deren sagittale Länge etwa 34 mm beträgt (Abb. 2 und 3). Die größte Breite mit etwa 30 mm findet sich im Mittelabschnitt. Die Knochenkontur der Vorderkante zeigt keine Differenz dazu, der hintere Abschnitt verjüngt sich aber auf etwa 21 mm [125, 126, 143].

Die Facies malleolaris lateralis ist annähernd vertikal in der Längsachse des Fußes ausgerichtet und weist eine scharfe rechtwinklige Kante zur Facies superior auf. Ihre longitudinale Ausdehnung ist etwa 25 mm, dies entspricht nach Schmidt 72% der seitlichen Talushöhe. Die sagittale Ausdehnung von etwa 49% ·der Taluslänge beträgt ca. 27 mm [143].

Im Gegensatz zur vorher beschriebenen Gelenkfläche ist die Facies malleolaris medialis in einem stumpfen Winkel gegen die Facies superior eingestellt. Ihre Form wird üblicherweise als „kommaförmig" beschrieben, ihre Ausdehnung ist in longitudinaler Richtung etwa 14 mm, das sind 43% der medialen Talushöhe, in sagittaler Richtung etwa 28 mm [143].

Entsprechend der Firstbildung der Facies articularis inferior der Tibia weist die Talusrolle eine flache, sagittal ausgerichtete Rinne auf. Normalerweise steht dabei der mediale Rand der Facies superior höher. Zur Beschreibung der flachen frontalen Konkavität der Talusrolle wird der „Talusprofilquotient" benützt (Abb. 7). Nach Riede et al. [130, 131] verändert er sich während des Lebens von 0,1 beim Jugendlichen auf 0,01 beim älteren Menschen.

1.3 Subchondrale Mineralisierung

Die subchondrale Knochendichte, die in den großen Gelenken regelhaft verteilt ist und Hinweise auf die individuelle mechanische Anpassung der Gelenke gibt, kann unter Benützung der Computertomographie (CT-Osteoabsorptiometrie) mittlerweile auch am Lebenden objektiv und reproduzierbar zur Darstellung gebracht werden (Abb. 8, [107, 111]). Dazu werden in den aufgenommenen CT-Datensätzen bzw. CT-Schnitten nach Detailvergrößerung der interessierenden Gelenkflächenanschnitte die subchondralen Mineralisationszonen durch „Isodensiten" in Dichtebereiche (Verwendung der Hounsfield-Dichtestufenskala) unterteilt. Zur Veranschaulichung können den einzelnen Dichtebereichen Falschfarben zugewiesen werden. Anschließend erfolgt über ein bildanalytisches Verfahren die Übertragung der Konturen der Dichtebereiche in die Ebene der jeweiligen Gelenkfläche. Die so erreichte Darstellung der flächenhaften Projektion (Abb. 9) erlaubt eine sehr genaue Aussage über die Verteilung der Mineralisierung innerhalb der einzelnen Gelenkfläche, woraus auf die qualitative Gelenkbeanspruchung geschlossen werden kann.

Tibia und Fibula

Die höchsten Mineralisierungsstufen finden sich im Übergangsbereich der Facies articularis inferior zur Facies articularis malleoli medialis (Abb. 10). Weitere Dichtemaxima treten im vorderen lateralen Bereich der Gelenkfläche und im Zentrum der Facies articularis malleolaris medialis auf. In der Facies articularis malleolaris lateralis findet sich ein Maximum in der am weitesten distal gelegenen Zone [10].

Radius. Die flächenhafte Darstellung der subchondralen Knochendichte der Facies articularis carpalis zeigt 2 Maxima, die jeweils zentral in den beiden Gelenkfacetten lokalisiert sind (Abb. 11) [97].

Talus

Die Verteilung der subchondralen Mineralisierung am Talus muß entsprechend verschiedener Talusprofilquotienten unterschieden werden (Abb. 9, 10, 12). Beim *Typ 1* finden sich die Maxima im medialen Anteil der Facies superior, weitere Maxima im vorderen Abschnitt der Facies articularis malleolaris medialis und in den untersten Abschnitten der Facies articularis malleolaris lateralis. Die höchsten Dichtestufen sind beim *Typ 2* entlang der medialen Rollkante unter Einbeziehung der nach medial anschließenden Gelenkfläche und Ausbreitung auf das ventromediale Drittel der Trochlea lokalisiert. Ein weiteres Maximum findet sich am unteren Rand der Facies articularis malleolaris lateralis. Die letztgenannte Situation ist auch beim *Typ 3* gegeben, bei dem sich ebenfalls Bereiche hoher Dichte entlang der medialen Rollkante lokalisieren, die sich nach ventral auf die Facies articularis malleolaris medialis ausdehnen. Bei diesem Typ ist auch der dorsale Bereich der Trochlea breitflächig hoch mineralisiert [110].

1.4 Verteilung der Knorpelbedeckung

Tibia und Fibula

Die dicksten Knorpelstellen finden sich in der Facies articularis inferior im Übergangsbereich zur Facies malleolaris medialis und im vorderen lateralen Anteil.
Ein weiteres Maximum lokalisiert sich im distalen Bereich der lateralen Gelenkfläche. Damit findet sich ein mit der Mineralisierung korrespondierendes Vertei-
lungsmuster.

Radius. Im Bereich der Facies articularis carpalis korrespondiert die Dickenverteilung des hyali-
nen Gelenkknorpels in etwa mit der Verteilung der subchondralen Knochendichte. In den beiden
muldenförmigen Vertiefungen ist die Knorpelbedeckung geringfügig höher als am trennenden
First und läuft gegen die Ränder der Gelenkflächen aus. Gegen die Kante zur Incisura ulnaris
radii scheint allerdings eine dickere Knorpelbedeckung bestehen zu bleiben (Abb. 14).

Talus

Die Knorpelbedeckung ist bei den einzelnen untersuchten Tali (n = 8) nicht ganz
einheitlich. Im allgemeinen kann jedoch festgestellt werden, daß entlang der sagittal ausgerichteten medialen Kante Knorpeldicken bis zu 3 mm auftreten, die nach
lateral allmählich abfallen (Abb. 13). An der medialen Seitenfläche verringert sich
die Knorpelbedeckung nach distal, während sich im Zentrum der Seitenfläche ein
weiteres Maximum findet.

Die Dicke der kalzifizierten Zone des Gelenkknorpels korreliert an allen
Gelenkflächen des OSG mit der Gesamtknorpeldicke (Korrelationskoeffizient
r = 0,88 bis 0,95) [108, 109]).

1.5 Spongiosaarchitektur

Malleolengabel

Abgesehen von einer direkt dem Knorpel anliegenden bzw. in die kalzifizierte
Zone des Gelenkknorpels übergehenden Verkalkungszone besteht die subchondrale Spongiosa aus senkrecht zur Oberfläche eingestellten, dicht gelagerten Kno-
chenbälkchen. Dies gilt für die gesamte flächenhafte Ausdehnung der Gelenkflächen der Malleolengabel [150]. Besonders dicht liegen diese Bälkchen an der
Knickstelle der Facies articularis inferior zur Facies articularis malleolaris medialis (Abb. 15).

Über eine Strecke von 2–3 cm verlaufen die Spongiosabälkchen von der Facies articularis inferior der Tibia exakt in axialer Richtung und wenden sich dann
in einem flachen Bogen vom Knochenzentrum nach peripher zur Kortikalis des
Tibiaschaftes. Entgegen älterer Darstellungen [95] sind die Bälkchen der medialen und der lateralen Spongiosagruppe nicht in einem spitzen Winkel zueinander
eingestellt, was sich am Kontaktröntgenbild gut zeigen läßt. Die Kortikalis des
Malleolus medialis steht in direkter Kontinuität zu der des Schaftes; die davon
ausgehenden Spongiosabälkchen bauen mit den gelenknahen Bälkchen eine an-

gedeutete spitzbogenartige Struktur auf, die klassischerweise als Anpassung an die Biegebeanspruchung zu interpretieren ist. In der Basis des Malleolus medialis, eigentlich exakt an dessen Übergang zur Tibiametaphyse, findet sich eine spongiosaarme Zone, die am Kontaktröntgenbild als Aufhellung deutlich wird. In Anlehnung an die Verhältnisse am Schenkelhals kann diese Aufhellungszone ebenfalls als Ausdruck einer zentralen Rarifizierung bei Bestehen einer Biegebeanspruchung des Knöchels angesehen werden [154].

Ähnlich sind die Verhältnisse im Malleolus fibulae (Abb. 15). Auch hier findet sich eine relativ dicht ausgeprägte subchondrale, vertikal zur Gelenkoberfläche eingestellte Spongiosaanordnung. Die äußere Kortikalis reicht relativ dick bis zur Spitze des Malleolus. Auch die zentrale Aufhellungszone und die spitzbogenartige Spongiosastruktur gegen die Spitze hin entsprechen in etwa dem Bild der medialen Seite und deuten auf eine Biegebeanspruchung des lateralen Knöchels hin.

Nicht klar zu interpretieren sind die Spongiosaverhältnisse im Bereich der tibiofibularen Kontaktzone (Abb. 15). Die lokalen Spongiosabälkchen sind jeweils longitudinal ausgerichtet und weisen damit darauf hin, daß die einander anliegenden Knochenflächen im wesentlichen keine Drücke übertragen. Die Kortikalis ist auf der fibularen Seite etwas stärker ausgebildet.

An a.-p.-Röntgenbildern sieht man häufig eine Spongiosaverdichtung, die in etwa 1 cm Abstand parallel zur Facies articularis inferior und der entsprechenden Gelenkfläche des Malleolus medialis bogenförmig die Gelenkflächen begleitet. Im Hinblick auf eine vermutete Biegebeanspruchung des Malleolus medialis sehen wir darin eine Verspannung im Sinne eines „Zugbündels".

Radius. Während die subchondrale Spongiosa auch beim Radius in einer Breite von etwa 1–2 mm exakt senkrecht auf die Gelenkfläche eingestellt ist, unterscheidet sie sich im proximal davon gelegenen metaphysären Bereich wesentlich von den Verhältnissen an der Tibia (Abb. 15). Da die Markhöhle des Radius schon um einiges kleiner ist, weichen auch die medialen und lateralen Spongiosabündel nicht wie etwa an der Tibia auseinander, sondern verlaufen über 3–4 cm parallel. Sie sind durch individuell unterschiedliche, transversal eingestellte Bälkchen im Sinne von Zugbündeln verbunden. Im Gegensatz zur Orientierung der entsprechenden Struktur an der Tibia ziehen diese Zugbündel nicht in den Processus styloideus hinein, sondern knicken im Bereich des lateralen Drittels etwas nach proximal um und markieren damit ungefähr den früheren Verlauf der Epiphysenfuge.

Talus

Im Zusammenhang mit dem Einbau des Talus gewissermaßen als Schlußstein des Fußgewölbes erscheint die Struktur der Spongiosa des Talus sehr kompliziert (Abb. 15). Auch an diesem Knochen sind die subchondralen Spongiosabälkchen von unterschiedlicher Länge jeweils senkrecht zu den Gelenkflächen eingestellt. Nach zentral hin verflechten sie sich aber so, daß die weitere Struktur nicht eindeutig festzulegen ist. Im Inneren des Collum tali wird eine Aufhellung sichtbar, die rundum von Spongiosaverdichtungen begrenzt ist. An manchen Präparaten kann hier eine spitzbogenartige Anordnung gesehen werden.

1.6 Bandapparat

Tibiofibulare Verbindung

Tibia und Fibula werden durch 3 Bindegewebsplatten miteinander verbunden (Abb. 16). Von proximal her greift die Membrana interossea cruris mit nach kaudal steiler werdenden Faserbündeln von der Tibia auf die Fibula über. Der Winkel ihrer Fasern zum Tibiaschaft beträgt im proximalen Teil etwa 15°. Aufgrund der in der Längsachse leicht geschwungenen Form der Tibia nimmt der Winkel nach distal hin ab. Der steil absteigende Faserverlauf ergänzt den anatomischen Befund, daß sich im Kontaktbereich zwischen Incisura fibularis tibiae und der entsprechenden Zone knapp proximal des Malleolus fibulae keine querverlaufenden Faserbündel finden, sondern nur die fast in Längsrichtung des Unterschenkels verlaufenden Fasern der Membrana interossea cruris, die noch dazu nach dorsal hin ausstrahlen. Die direkte Kontaktzone ist zumeist von lockerem Binde- und Fettgewebe erfüllt, von dem aus eine sagittal eingestellte Plica synovialis in den Gelenkraum vorragt. Ein Spalt erstreckt sich häufig bis zu 1 cm von der Kante der Facies articularis inferior der Tibia nach proximal. Die spaltbegrenzenden Knochenanteile sind allerdings nie überknorpelt. Dies weist darauf hin, daß zwischen den distalen Enden der beiden Unterschenkelknochen keine Drucküberragung stattfindet.

Der Malleolus fibulae wird ventral und dorsal durch die beiden Ligg. tibiofibularia anterius und posterius an die entsprechende Kante der Tibia fixiert, und beide Bänder nehmen einen Verlauf von ca. 45° zur transversalen Achse (Abb. 16). Beide Bänder setzen also, wenn auch unter einem etwas anderen Winkel, die Zugrichtung der Membrana interossea cruris fort.

Das Lig. tibiofibulare anterius ist von den beiden Bändern das schwächere. Die Dicke des vorderen Bandes wurde von Schmidt [143] mit 4 mm gemessen, während das hintere Band Werte von 6,3 mm erreicht. Das letztgenannte Band besteht immer aus 2 Anteilen: Oberflächlich liegt eine dünnere ca. 1 mm dicke Platte, die von einem schmalen Recessus von dem runden, bis zu 6 mm dicken tieferen Anteil getrennt wird. Bei Spreizung der tibiofibularen Gabel in der Endstellung der Dorsalflexion dehnt sich dennoch in erster Linie das Lig. tibiofibulare posterius (Abb. 16). Dies kann durch die Rotation des Malleolus fibulae erklärt werden [68, 114, 124].

Mediale Bänder

Der mediale Bandapparat wird von der geschlossenen Platte des Lig. deltoideum aufgebaut (Abb. 17). Es umgreift proximal über eine sagittale Ausdehnung von etwa 2 cm die Spitze des Malleolus medialis, oberflächliche Fasern entspringen auch tangential von dessen Medialfläche.

Pars tibionavicularis und *Pars tibiotalaris anterior* setzen breit divergierend entlang des Collum tali bis unterhalb der medialen Facette der Trochlea tali an. Ihr hinterer Teil wird von der *Pars tibiocalcanea* überlagert, die bis zur Oberkante des Sustentaculum talare zieht. Die *Pars tibiotalaris posterior* liegt kulissenartig am tiefsten und zieht nach dorsal bis zum Tuberculum mediale des Processus posterior tali. Die beiden letztgenannten Teile des Lig. deltoideum lassen zwischen sich eine mit Bindegewebe und Blutgefäßen erfüllte Lücke frei.

Funktionsaufnahmen am anatomischen Bänderpräparat (Abb. 17) zeigen die breitflächige Spannung der Pars tibiotalaris anterior in der Endstellung der Plantarflexion. Die hinteren Anteile des Lig. deltoideum werden dabei ineinander verdreht. Die regulär vorhandene, sich an die Spitze des Malleolus tibiae dorsal anschließende kleine Bandgrube nimmt den proximalen Teil der Pars tibiotalaris posterior auf. In der Endstellung der Dorsalflexion wird offenbar nur die Pars tibiotalaris posterior gestreckt. Die Pars tibiocalcanea wird v. a. bei Varusbeanspruchung gespannt [31, 71].

Laterale Bänder

Der fibulare Bandapparat wird in 3 Anteile gegliedert (Abb. 17 [85]). Das *Lig. talofibulare anterius* nimmt seinen Ursprung zwischen dem Vorderrand der Spitze des Malleolus lateralis und der Kante seiner Gelenkfläche. Das *Lig. calcaneofibulare* dagegen entspringt exakt am Unterrand der Spitze des Malleolus, so daß die Spitze selbst freibleibt. Ähnlich wie das vordere Band ist auch das *Lig. talofibulare posterius* nahe der Spitze des Malleolus in einer Rinne zwischen diesem und dem Hinterrand der Gelenkfläche angeheftet.

Die Ligg. talofibularia anterius und posterius sind nahezu in der Transversalebene ausgerichtet. Das Lig. talofibulare anterius zieht leicht deszendierend zum proximalen Teil des Talushalses, während das Lig. talofibulare posterius exakt in lateromedialer Richtung zum Tuberculum laterale des Processus posterior tali zieht. Nach Draenert [32] besteht dieses Band aus 3 getrennten Anteilen, die von medial nach lateral konvergieren und zwischen sich gefäßführende Bindegewebsschichten aufweisen. Das Lig. calcaneofibulare schließlich steigt schräg nach hinten und unten zur Außenfläche des Kalkaneus etwa 1 cm hinter die Trochlea peronaealis ab.

Funktionsaufnahmen des Bänderpräparates zeigen deutlich das komplexe Zusammenspiel der 3 lateralen Bänder (Abb. 17). In der Endphase der Dorsalflexion wird in erster Linie das Lig. talofibulare posterius gespannt. Am Präparat ist aber auch eine Mitbeteiligung des Lig. talofibulare anterius abzulesen. Dies kommt dadurch zustande, daß sich aufgrund der etwas proximal gelegenen queren Gelenkachse die Spitze des Malleolus lateralis gegenläufig bewegt. Das Lig. calcaneofibulare wird in erster Linie in der Endphase der Plantarflexion angespannt. Dabei wird es etwas um den Vorderrand der Spitze des Malleolus gewickelt. Ein anatomischer Vergleich der lateralen und der medialen Bänder läßt den Schluß zu, daß das Lig. deltoideum in erster Linie ein mediales Abknicken des Fußes (Varusbeanspruchung) und damit statische Funktionen zu erfüllen hat. Demgegenüber scheinen die lateralen Bänder einerseits die Rotation der Fibula zu begrenzen [32] und andererseits die Endphasen der Sagittalflexion zu dämpfen.

1.7 Gelenkkapsel

Im Bereich der Malleolengabel ist die Gelenkkapsel sowohl medial als auch lateral und dorsal nahe der Knorpel-Knochen-Grenze angeheftet (Abb. 18). Die Spitzen der Knöchel selbst liegen außerhalb der Gelenkhöhle. Im vorderen Umfang der Malleolengabel rückt die Anheftungszone der Gelenkkapsel einige Millimeter von der Knorpel-Knochen-Grenze nach proximal. Dies gilt auch für das Collum tali, bei dem sich die Anheftungszone bis zu 10 mm nach distal vom Knorpelrand entfernt.

Der ventrale Anteil der Gelenkkapsel ist relativ dünn und besitzt keine Bandverstärkungen. Medial und lateral sind die jeweiligen Seitenbänder (s. S. 13 f., 29 f.) in die Membrana fibrosa der Kapsel integriert. Dorsolateral wird die Gelenkkapsel nur durch das Lig. talofibulare posterius verstärkt, während sie nach medial hin ohne eigene Bandverstärkung relativ dick bleibt.

Synoviale Falten

Besonders eindrucksvoll ist die breite querverlaufende synoviale Fettfalte entlang der vorderen Öffnung des Gelenkspaltes (Abb. 3). Die Falte erreicht eine Ausdehnung von einigen Zentimetern über den vorderen Umfang des Gelenkes hinaus und ist an ihrer Basis bis zu 5 mm dick. Von der dorsalen Fläche der Gelenkkapsel ragen v. a. medial unterschiedlich große und unterteilte synoviale Falten nach vorne in das Gelenk.

Eine regelmäßige, sagittal eingestellte synoviale Falte findet sich in der lateralen Ecke des Gelenkes, an der Tibia und Fibula anliegen (Abb. 2). Sie reicht etwa 1 cm zwischen die beiden Knochen nach proximal, liegt der Incisura fibularis tibiae an und bildet damit die eigentliche Begrenzung des hier befindlichen schmalen Recessus.

Ausdehnung des Gelenkspaltes

Die bisher beste Methode zur Darstellung der gesamten Ausdehnung des Gelenkspaltes stellt das Arthrogramm dar. Eindrucksvolle Untersuchungen von Weissmann u. Lazis [167, 168] zeigen, daß der Gelenkspalt des OSG vielfältige Aussakkungen besitzt. Im a.-p.-Bild ist er relativ gleichmäßig etwa 0,5–1 cm über die Kanten der angrenzenden Gelenkkörper hinweg ausgedehnt. Von dort aus ragen vereinzelte Taschen nach proximal und distal, von denen u. E. der Recessus tibiofibularis am bedeutendsten ist. Er erstreckt sich bis zu einer Längsausdehnung von 9 mm [143] – 15 mm [167]. Seine sagittale Ausdehnung liegt etwa bei 20 mm. Fingerförmige Aussackungen treten auch nach dorsal hin auf. Sie werden als hintere Taschen bezeichnet. Kommunikationen mit angrenzenden Sehnenscheiden sind ebenso zu beobachten.

1.8 Gefäßversorgung des oberen Sprunggelenkes

Arterien

Im Regelfall wird das distale Ende der Tibia von der in diesem Bereich longitudinal dem Knochen direkt anliegenden A. tibialis anterior versorgt (Abb. 19). Knapp oberhalb der Syndesmosis tibiofibularis besitzt sie durch einen R. perforans eine direkte Anastomose mit der A. peronaea. Auf der Dorsalseite liegt der Tibia ebenfalls longitudinal, aber etwas nach medial versetzt, die A. tibialis posterior an. Die beiden letztgenannten Arterien werden wenige Zentimeter oberhalb des Sprunggelenkes durch den R. communicans miteinander verbunden, der aus der A. peronaea knapp oberhalb der Syndesmosis tibiofibularis hervorgeht.

Die Markräume von Tibia und Fibula und damit auch die metaphysären und gelenknahen Spongiosazonen werden von den jeweiligen Aa. nutriciae versorgt. Diese treten in die entsprechenden Foramina nutricia ungefähr in der Mitte der Dorsalseite der beiden Unterschenkelknochen ein. Die arterielle Versorgung des Talus erfolgt über mehrere kleine Gefäßstämme, die v. a. im Bereich des Sulcus tali und des Collum tali in den Spongiosaraum eintreten.

Sowohl am medialen als auch am lateralen Malleolus baut sich direkt auf dem Periost ein ausgedehntes Arteriennetz, Rete malleolare mediale bzw. laterale, auf, das über Verbindungsäste von den jeweils nächstgelegenen Arterien gespeist wird [5, 11, 78, 120, 122].

Venöse Versorgung

Der venöse Abfluß aus dem Bereich des Sprunggelenkes erfolgt über 2 Hauptwege. Von der Ventralseite führen die V. saphena magna und ihre Zuflüsse das Blut nach medial proximal ab. Von der dorsalen und lateralen Seite her zieht die V. saphena parva zur Mitte des Unterschenkels.

Rund um das Sprunggelenk breitet sich ein dichtes subkutanes Venennetz aus, das nach der Lage als Rete venosum malleolare mediale und laterale unterschieden wird und in ein Rete venosum calcaneare übergeht.

Lymphabfluß

Der Lymphabfluß vom Fuß konzentriert sich wie generell an den Extremitäten auf die Seite des Sprunggelenkes, auf der das Unterhautbindegewebe geringeren flächenhaften Verspannungen ausgesetzt ist (Abb. 20). Die Mehrzahl der Lymphgefäße verläuft auf der ventromedialen Seite und orientiert sich damit in etwa nach dem Verlauf der V. saphena magna. Der dorsolaterale und dorsale Gelenkbereich ist demgegenüber nur von wenigen Lymphgefäßen durchzogen, die sich nach dem Zustromgebiet der V. saphena parva ausrichten.

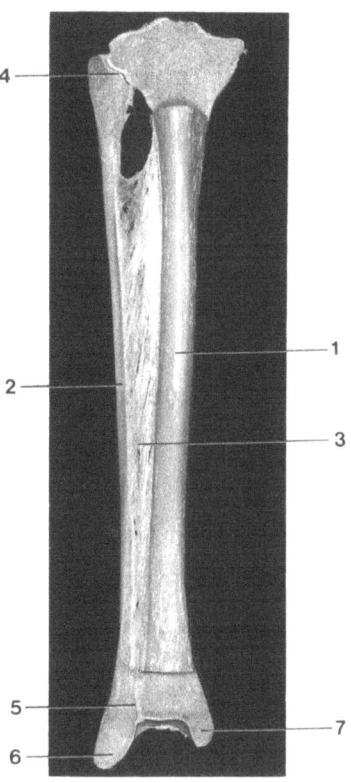

Abb. 1. Tibia und Fibula, Ansicht von vorne, proximaler und distaler Bereich frontal geschnitten.
1 Tibia
2 Fibula
3 Membrana interossea cruris
4 Articulatio tibiofibularis
5 Syndesmosis tibiofibularis
6 Malleolus lateralis
7 Malleolus medialis

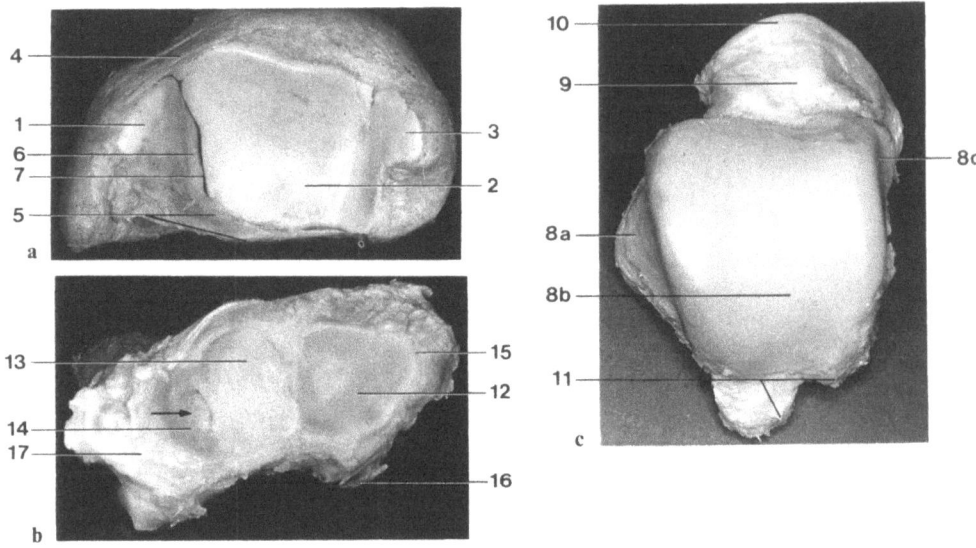

Abb. 2 a–c. Gelenkkörper der Articulatio talocruralis und proximaler Gelenkkörper der Articulatio radiocarpea.

a Rechte Malleolengabel, Ansicht von unten

1 Facies articularis malleoli fibulae
2 Facies articularis inferior tibiae
3 Facies articularis malleoli tibiae
4 Lig. tibiofibulare anterius

5 Lig. tibiofibulare posterius
6 Plica synovialis tibiofibularis
7 Eingang in den Recessus tibiofibularis

b Rechte distale Radiusfläche, Ansicht von distal

12 radialer Anteil der Facies articularis carpalis (Gelenkfläche zur Artikulation mit dem Os scaphoideum)
13 ulnarer Anteil der Facies articularis carpalis (Gelenkfläche zur Artikulation mit dem Os lunatum)

14 Discus articularis (→ Perforation)
15 Processus styloideus radii
16 Tuberculum dorsale
17 Processus styloideus ulnae

c Linker Talus, Ansicht von oben

8 Trochlea tali
8 a Facies malleolaris lateralis
8 b Facies articularis superior
8 c Facies malleolaris medialis

 9 Collum tali
10 Caput tali
11 Processus posterior tali

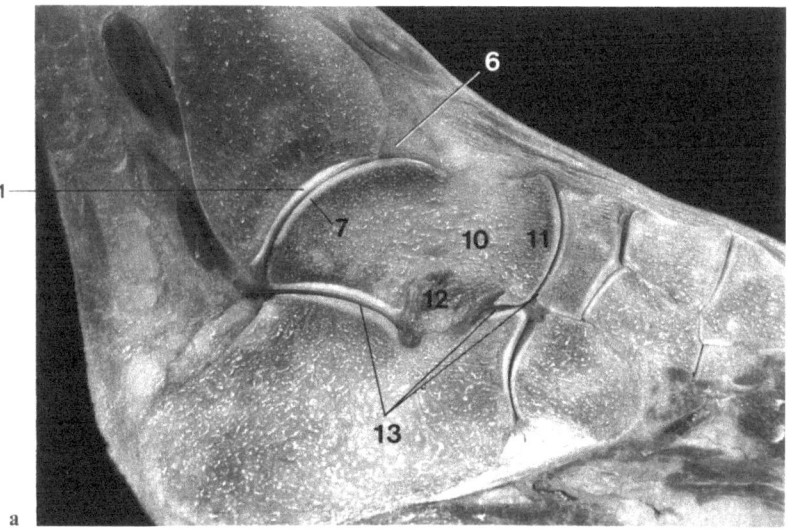

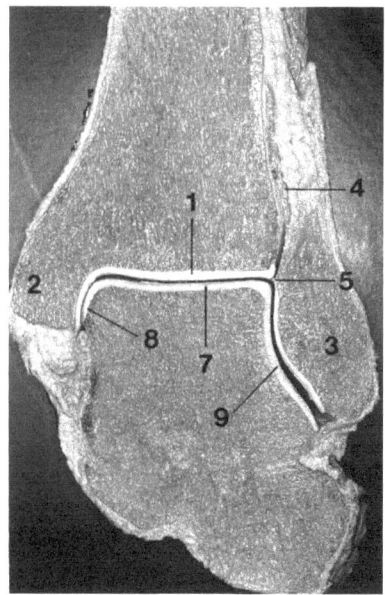

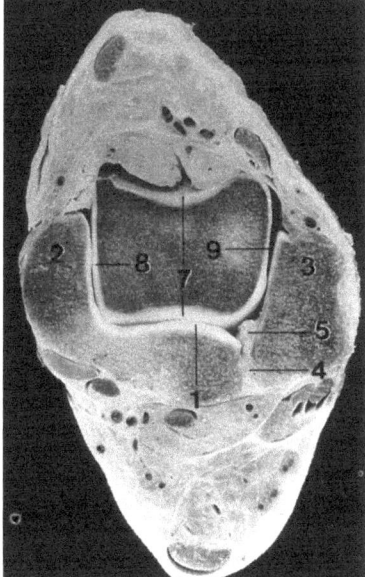

Abb. 3a–c. Anatomische Schnittpräparate des Fußes.
a Sagittalschnitt
b Frontalschnitt
c Transversalschnitt

1 Facies articularis inferior tibiae
2 Malleolus medialis
3 Malleolus lateralis
4 Syndesmosis tibiofibularis
5 sagittale, synoviale Falte
6 vordere, querverlaufende synoviale Falte
7 Facies articularis superior tali

8 Facies malleolaris medialis
9 Facies malleolaris lateralis
10 Collum tali
11 Caput tali
12 Sinus tarsi
13 Articulatio talocalcaneonavicularis

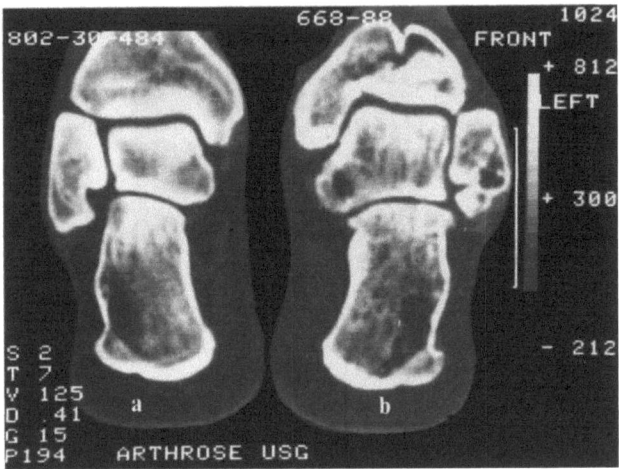

Abb. 4a, b. Axiales CT eines 46jährigen Mannes, Schnittebene trifft beide Sprunggelenke.
a Normale Verhältnisse
b Pathologische Verhältnisse im distalen Tibiabereich und im unteren Sprunggelenk

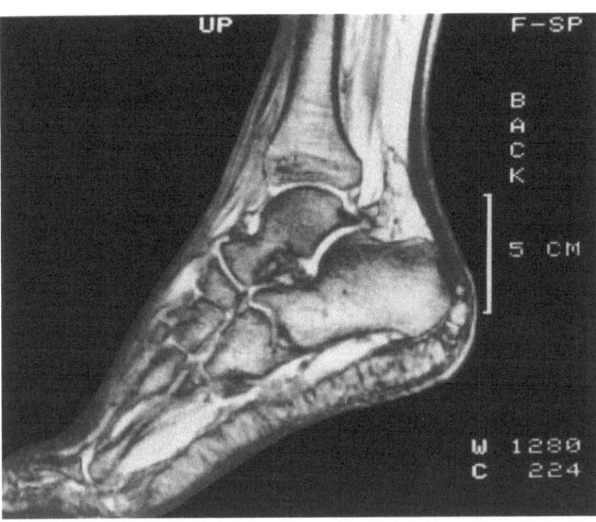

Abb. 5. Sagittales Kernspintomogramm eines rechten Fußes

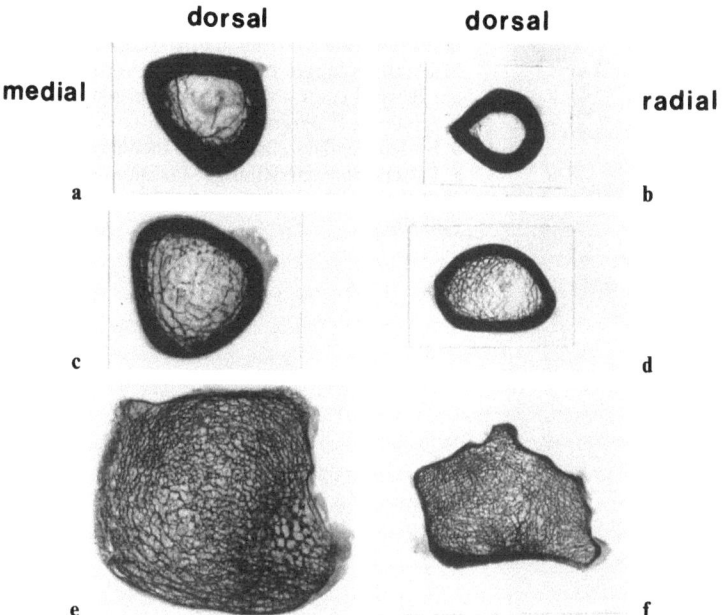

Abb. 6a–f. Röntgenkontaktaufnahmen von Querschnitten durch Tibia und Radius (Schnittdicke 2 mm).
a, c, e Tibia
b, d, f Radius
a, b Querschnitt im Corpusbereich
c, d Querschnitt im metaphysären Bereich
e, f Gelenknaher Querschnitt
Die Orientierung von **c–f** entspricht den Angaben in **a** und **b**

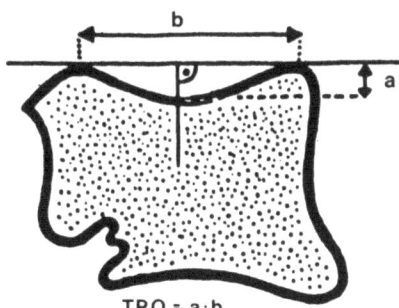

Abb. 7. Bestimmung des frontalen Talusprofilquotienten (TPQ) nach Riede et al. [130] (aus frontalen CT-Aufnahmen) (*a* Tiefe der Führungsrinne, *b* Querdurchmesser der Talusrolle)

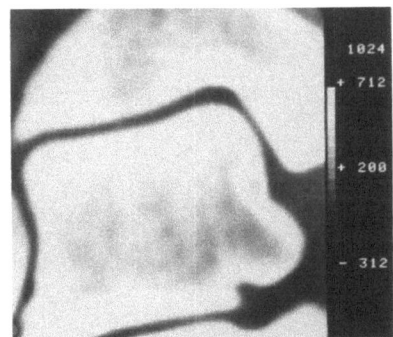

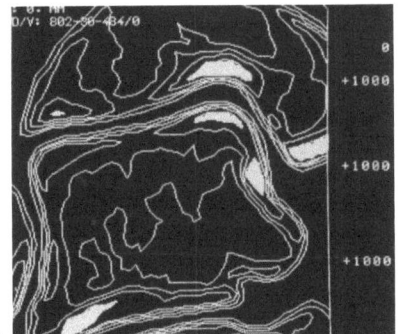

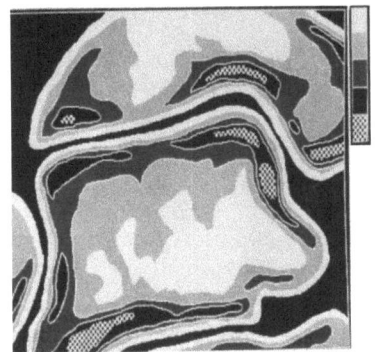

Abb. 8 a–c. Methodik der CT-Osteoabsorptionsmetrie zur Darstellung der subchondralen Mineralisierungsverteilung am Lebenden [107] am Beispiel eines oberen Sprunggelenkes.
a Axiales CT (vergrößert)
b Isodensitendarstellung (*weiß* dichteste Areale)
c Falschfarbendarstellung, Maximum *schwarz punktiert* (Dichtestufen zu je 200 Hounsfield-Einheiten)

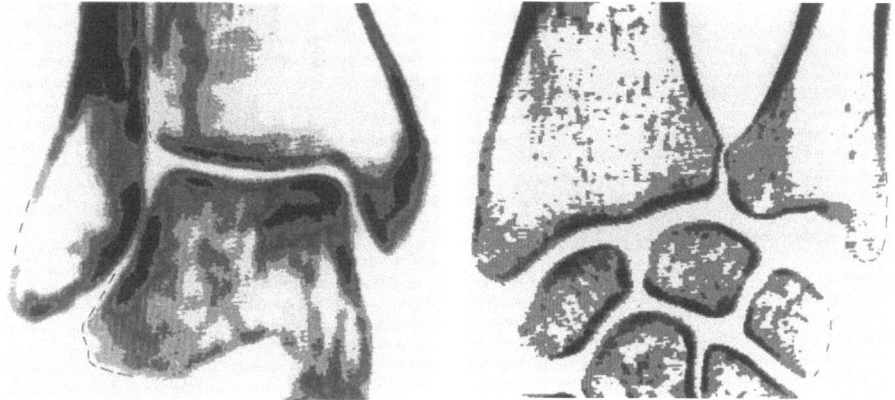

a   b

Abb. 9a, b. Verteilung der subchondralen Mineralisierung im röntgendensitometrischen Schnittbild.
a Frontalschnitt durch das obere Sprunggelenk
b Frontalschnitt durch das proximale Handgelenk
Die Dichtestufen gehen von *schwarz* (Maximum) über verschiedene *Grau*stufen nach *weiß* (Minimum) über

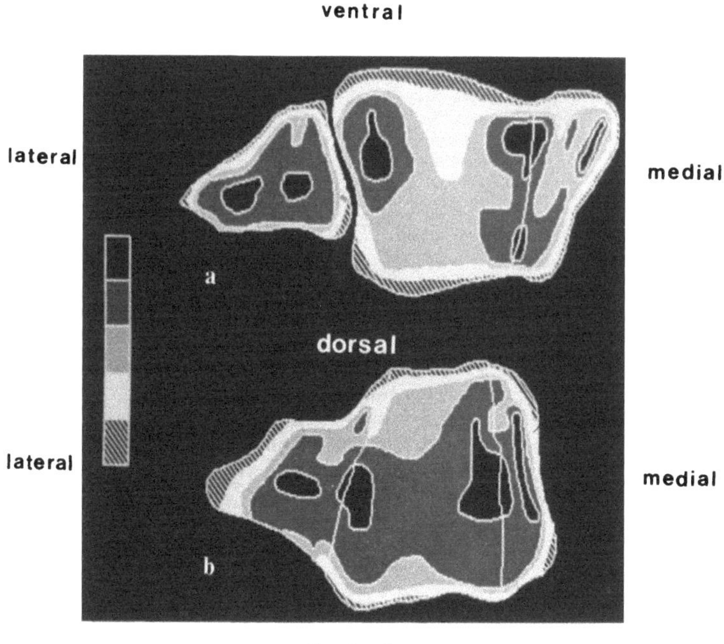

ventral

lateral   medial

a

dorsal

lateral   medial

b

ventral

Abb. 10a, b. Flächenhafte Verteilung der subchondralen Mineralisierung im oberen Sprunggelenk, Malleolengabel nach oben geklappt (n = 20).
a Malleolengabel von unten
b Talus von oben
Die Dichtebereiche sind in Stufen von je 200 Hounsfield-Einheiten geordnet (Dichtemaxima *schwarz*, Minima *schraffiert*)

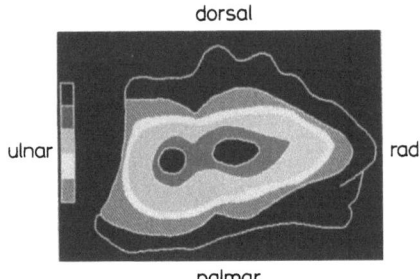

dorsal

ulnar   radial

palmar

Abb. 11. Flächenhafte Verteilung der subchondralen Mineralisierung in der distalen Radiusfläche (n = 15). Die Dichtebereiche sind in Stufen von je 200 Hounsfield-Einheiten geordnet (Dichtemaxima *schwarz*, Minima *schraffiert*)

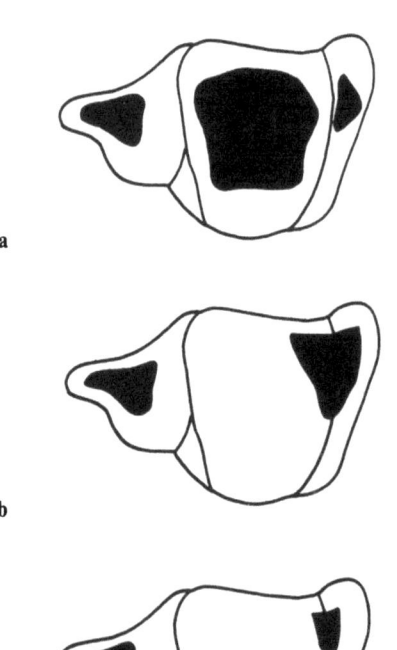

a

b

c

Abb. 12 a–c. Typen der flächenhaften subchondralen Mineralisierung im Talus in Abhängigkeit vom frontalen Talusprofilquotienten (Maxima *schwarz*) (n = 20).
a Dichteverteilungstyp 1, Talusprofil flach
b Dichteverteilungstyp 2, Talusprofil konkav
c Dichteverteilungstyp 3, Talusprofil zwischen Typ 1 und 2

ventral

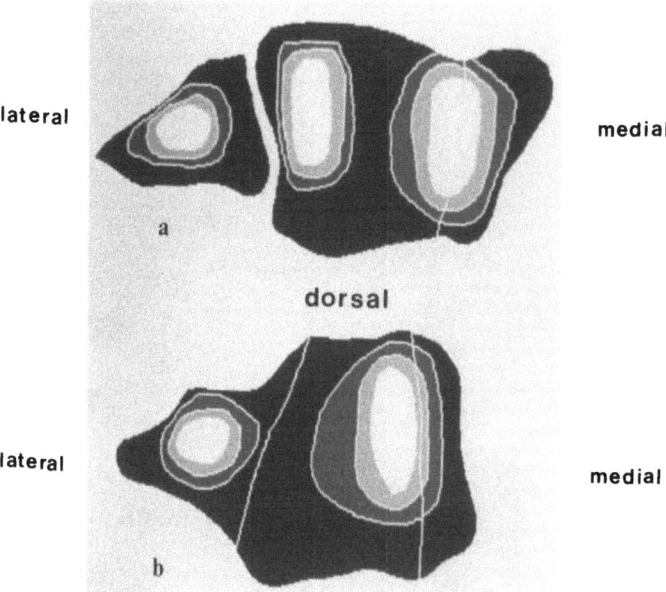

lateral

medial

dorsal

lateral

medial

ventral

Abb. 13a, b. Flächenhafte Darstellung der Knorpeldickenverteilung im oberen Sprunggelenk, Malleolengabel nach oben geklappt (n = 8).
a Malleolengabel von unten
b Talus von oben
(Bereiche größter Knorpeldicke *weiß*)

dorsal

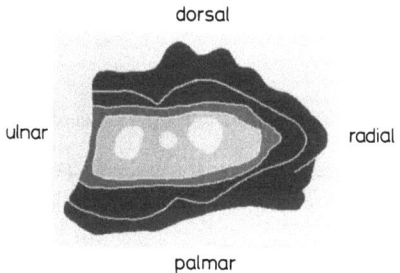

ulnar

radial

palmar

Abb. 14. Flächenhafte Verteilung der Knorpeldicke in der distalen Radiusfläche (n = 10), Ansicht von distal (Bereiche größter Knorpeldicke *weiß*)

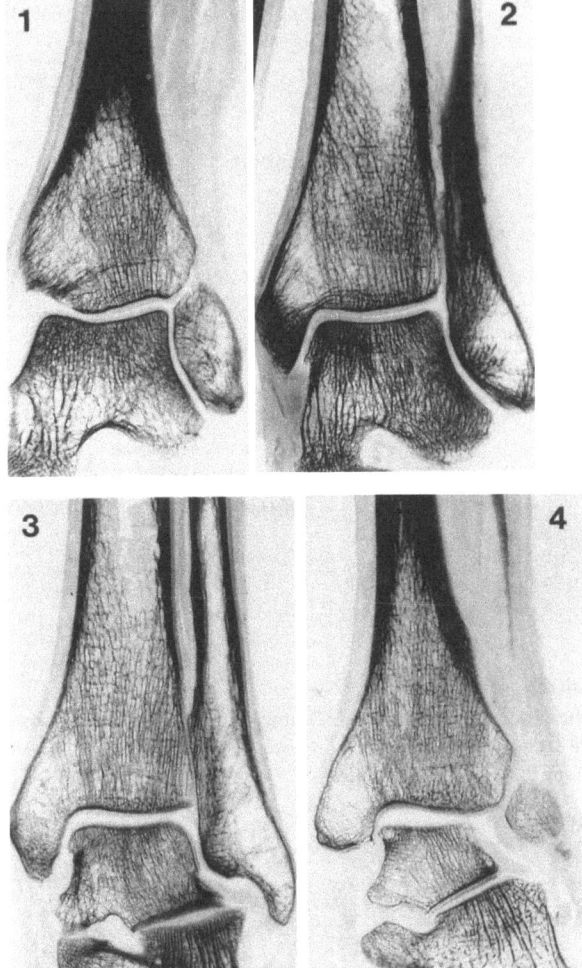

a

Abb. 15a–f. Spongiosaarchitektur der distalen Enden von Tibia und Radius an Röntgenkontaktaufnahmen von anatomischen Schnitten (2 mm).
a Frontalschnitte durch das obere Sprunggelenk, Schnittfolge von ventral nach dorsal *1–4*

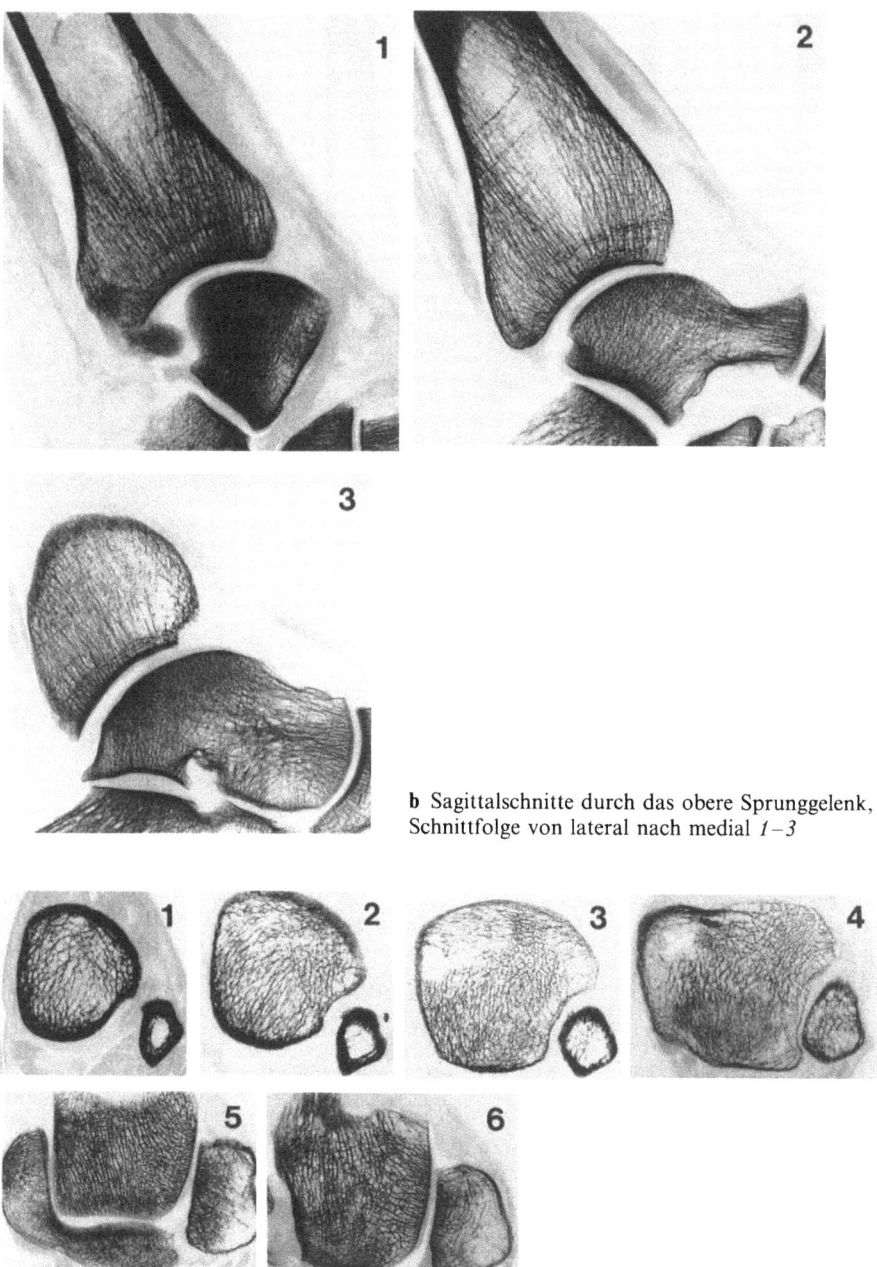

b Sagittalschnitte durch das obere Sprunggelenk, Schnittfolge von lateral nach medial *1–3*

c Transversalschnitte durch die distalen Unterschenkelknochen, Schnittfolge von proximal nach distal *1–6*

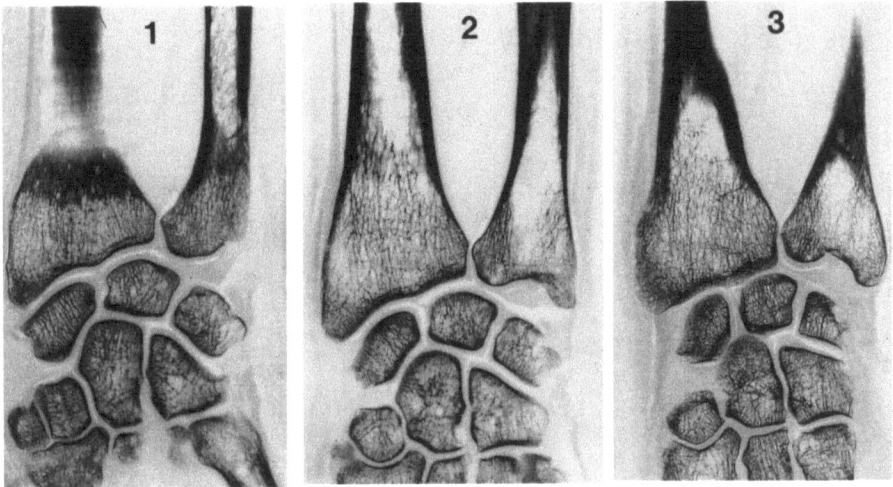

d Frontalschnitte durch den distalen Unterarmbereich und die Handwurzel, Schnittfolge von palmar nach dorsal *1–3*

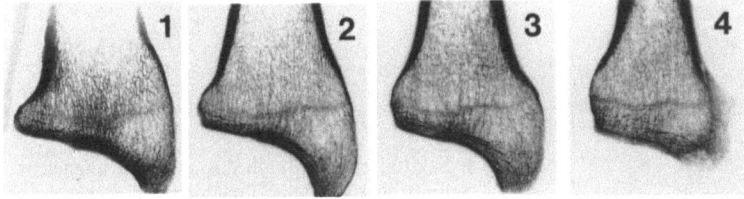

e Frontalschnitte durch einen isolierten Radius, Schnittfolge von palmar nach dorsal *1–4*

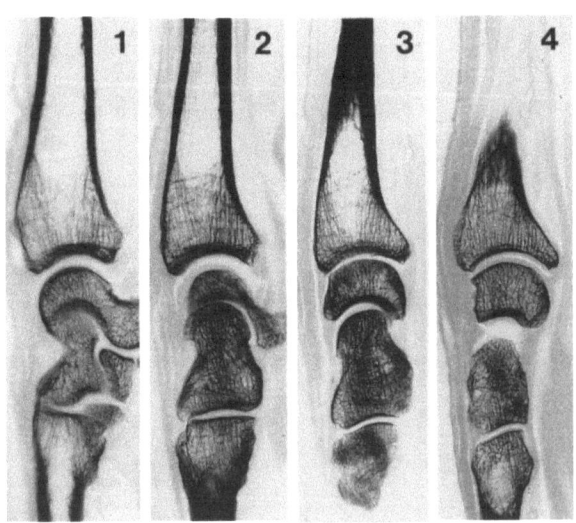

f Sagittalschnitte durch die Handwurzel, Schnittfolge von radial nach ulnar *1–4*

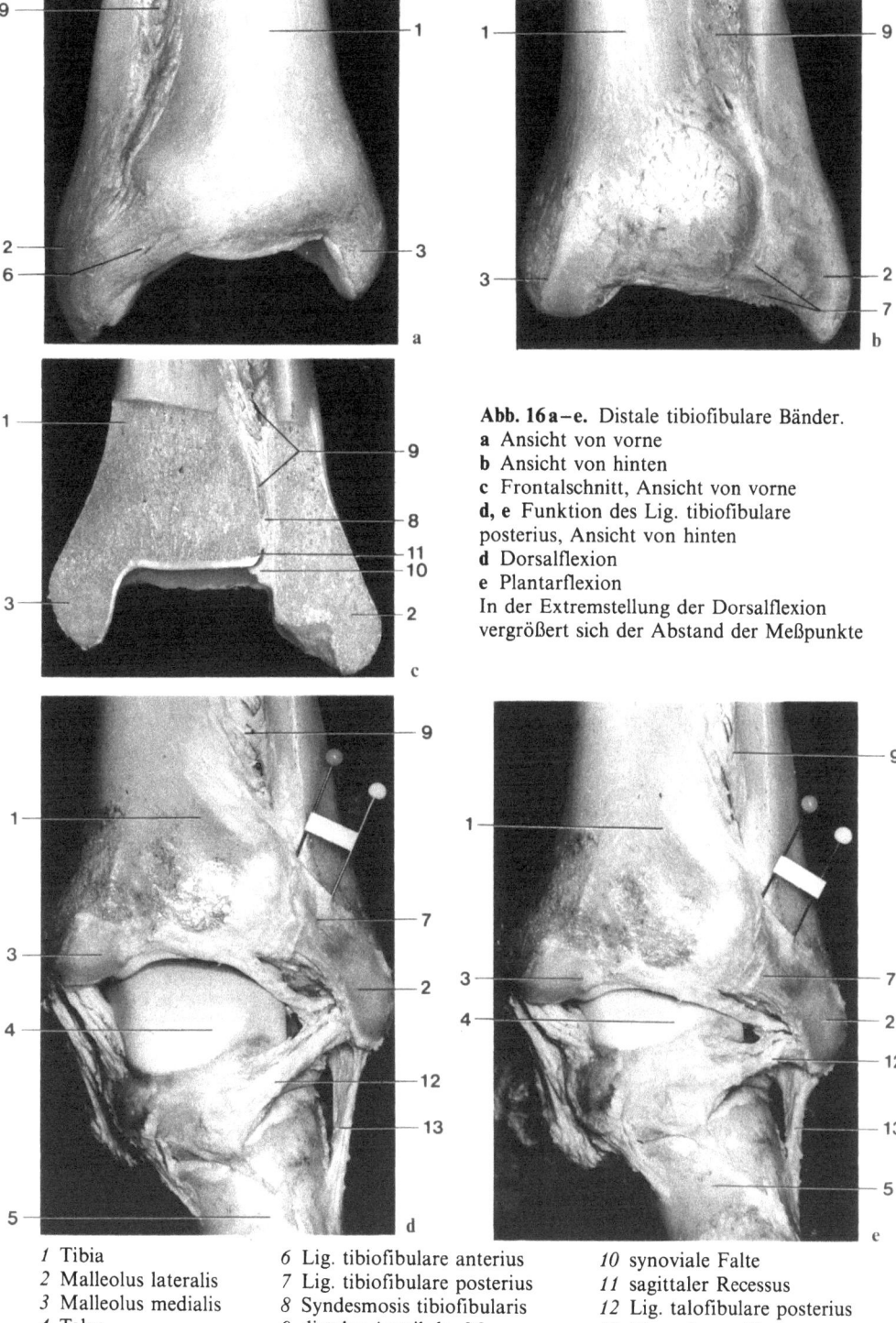

Abb. 16a–e. Distale tibiofibulare Bänder.
a Ansicht von vorne
b Ansicht von hinten
c Frontalschnitt, Ansicht von vorne
d, e Funktion des Lig. tibiofibulare
posterius, Ansicht von hinten
d Dorsalflexion
e Plantarflexion
In der Extremstellung der Dorsalflexion
vergrößert sich der Abstand der Meßpunkte

1 Tibia
2 Malleolus lateralis
3 Malleolus medialis
4 Talus
5 Kalkaneus

6 Lig. tibiofibulare anterius
7 Lig. tibiofibulare posterius
8 Syndesmosis tibiofibularis
9 distaler Anteil der Membrana interossea cruris

10 synoviale Falte
11 sagittaler Recessus
12 Lig. talofibulare posterius
13 Lig. calcaneofibulare

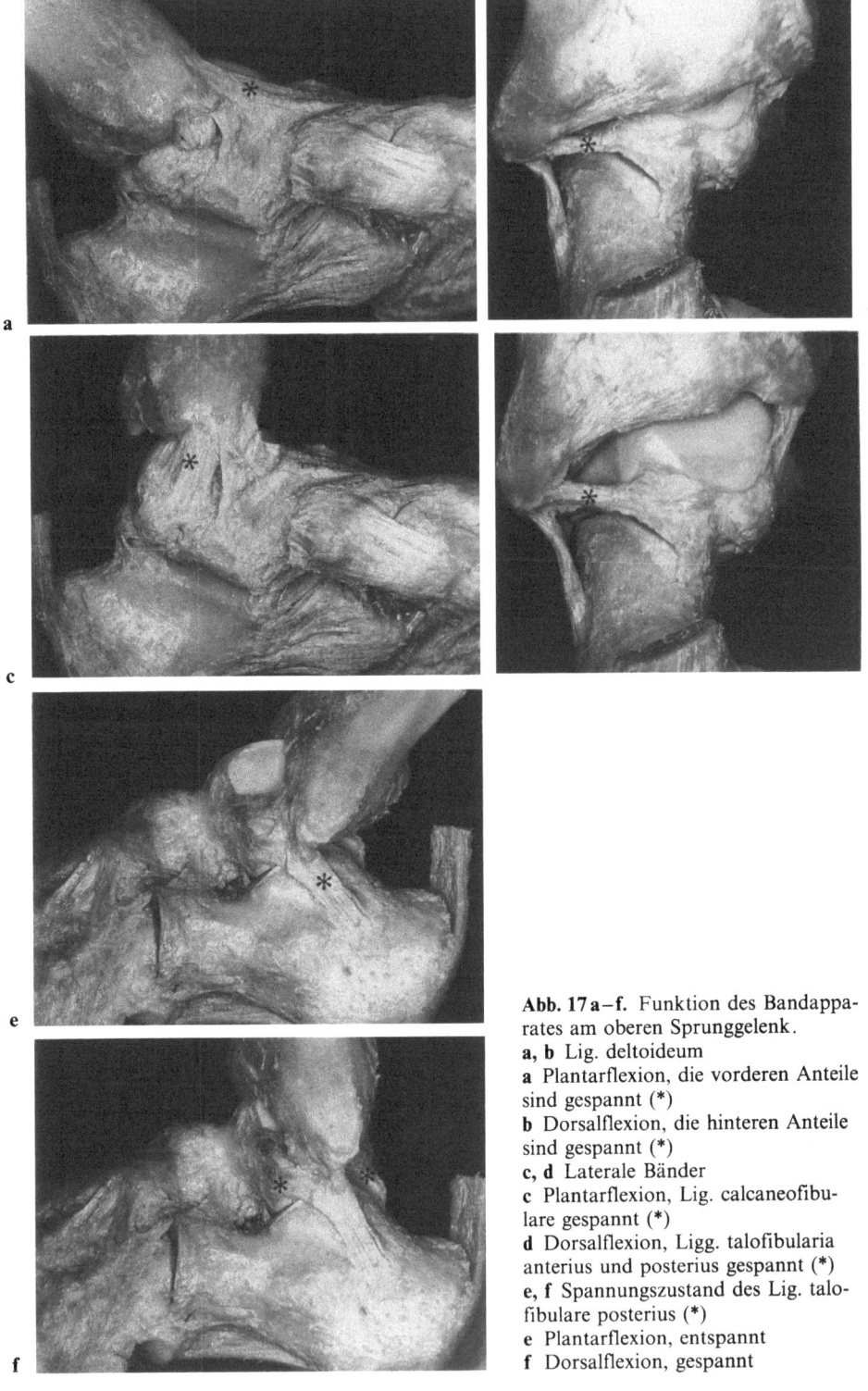

Abb. 17a–f. Funktion des Bandapparates am oberen Sprunggelenk.

a, b Lig. deltoideum

a Plantarflexion, die vorderen Anteile sind gespannt (*)

b Dorsalflexion, die hinteren Anteile sind gespannt (*)

c, d Laterale Bänder

c Plantarflexion, Lig. calcaneofibulare gespannt (*)

d Dorsalflexion, Ligg. talofibularia anterius und posterius gespannt (*)

e, f Spannungszustand des Lig. talofibulare posterius (*)

e Plantarflexion, entspannt

f Dorsalflexion, gespannt

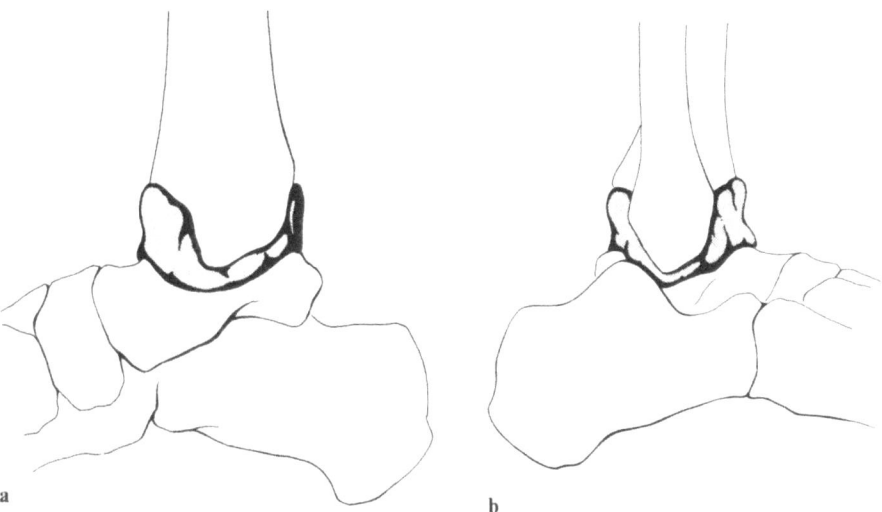

Abb. 18a, b. Ausdehnung der Gelenkkapsel des oberen Sprunggelenkes.
a Ansicht von medial
b Ansicht von lateral

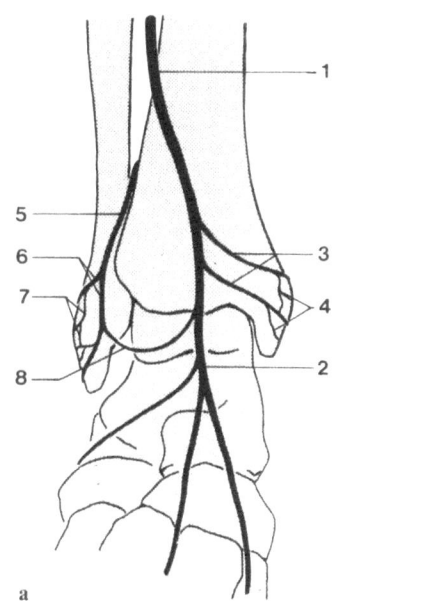
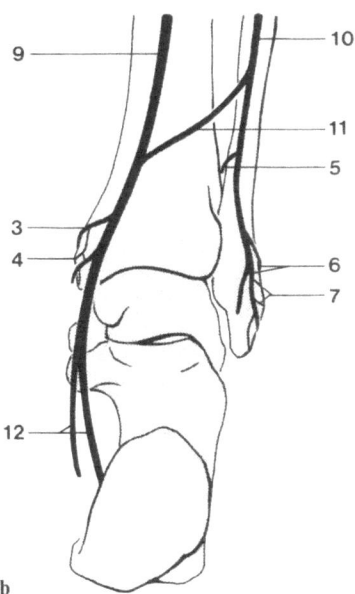

Abb. 19a, b. Arterien des Sprunggelenkbereiches.
a Ansicht von vorne
b Ansicht von hinten

1 A. tibialis anterior
2 A. dorsalis pedis
3 Rr. malleolares mediales
4 Rete malleolare mediale
5 R. perforans
6 Rr. malleolares laterales

7 Rete malleolare laterale
8 R. communicans
9 A. tibialis posterior
10 A. fibularis
11 R. circumflexus fibularis
12 Aa. plantares medialis und lateralis

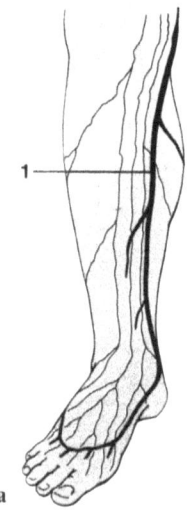
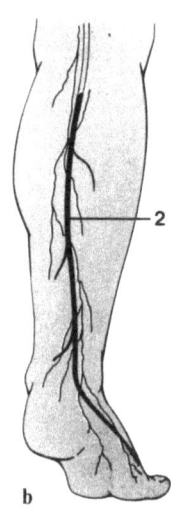

Abb. 20a, b. Lymphgefäße des Sprunggelenkbereiches.
a Hauptabfluß ventromedial
b Nebenabflüsse dorsolateral
1 V. saphena magna
2 V. saphena parva

2 Definition und Abgrenzung

Bevor wir an eine Klassifizierung im eigentlichen Sinne herangehen können, sind Klarstellungen und Definitionen erforderlich.

Das distale Tibiasegment schließt die Metaphyse und die Epiphyse ein. Die anatomischen Gegebenheiten und die traumatologischen Varietäten bringen es mit sich, daß zuerst eine klare Abgrenzung zu den randständigen und benachbarten Strukturen gefunden werden muß. Diese betreffen einerseits im Bereich der Tibia selbst die proximale Begrenzung gegenüber der Diaphyse, dann den Anteil und die Bedeutung der Verletzungen des Malleolus internus. Ebenso werden die begleitenden Verletzungen im Bereich des Fibula-Syndesmosen-Komplexes zu berücksichtigen sein.

2.1 Grenze zwischen Metaphyse und Diaphyse

Ein erstes allgemeines Problem besteht darin, daß die Grenze der Metaphyse weder anatomisch noch röntgenologisch definiert ist. Der Bereich, in dem sich die Kortikalis verschmälert und die Markhöhle sich verjüngt und in reine Spongiosa übergeht, bildet an der distalen Tibia eine Zone variabler Ausdehnung. Dies wird deutlich bei Betrachtung eines Schnittbildes in der Frontalebene (Abb. 15). Merkmale, welche zur Grenzziehung verwendet werden könnten, sind dabei nicht zu erkennen. In der anatomischen Literatur fehlen klare Definitionen. Als Beginn der Metaphyse wird die Stelle an der Innenseite der Kortikalis angenommen, an welcher sich Spongiosa zu bilden beginnt. Im Röntgenbild der distalen Tibia ist dieser Übergang überhaupt nicht erkennbar. Demgemäß wurde bisher die „Grenzziehung" nach dem persönlichen Eindruck, in Abhängigkeit von der Erfahrung, vorgenommen. Vielfach wurden diaphysäre Frakturen, die auch Bruchlinien nach distal aufweisen, zu den metaphysären Frakturen gezählt; dies führte zu Verwirrung. Da Frakturen in diesem Bereich relativ häufig sind, entstehen echte Klassifikationsprobleme: In dem uns von der AO-Dokumentationszentrale zur Verfügung gestellten Material von ca. 1500 als „Tibia distal" deklarierten Fällen, war ungefähr $\frac{1}{3}$ unrichtig eingeteilt. Es handelte sich vorwiegend um diaphysäre Frakturen mit Ausdehnung in die Metaphyse, seltener um Malleolarfrakturen. Die große Fehlerbreite zeigte, daß selbst in der Hand von geübten und engagierten Traumatologen die Definition, aber auch die proximale Grenze der Metaphyse unklar ist.

Aus diesem Grunde suchten wir nach einer Präzisierung. Diese kann zwar nur arbiträr sein, muß jedoch die Konstitution und den Skelettbau des Individuums berücksichtigen. Eine starre Abmessung von der Gelenklinie aus würde dieser Forderung nicht gerecht. Unser Vorschlag ist speziell für die distale Tibia bestimmt, jedoch auch für alle anderen Abgrenzungen diaphysärer und endständiger Segmente langer Röhrenknochen anwendbar [50]. Diese Definition wurde in die Monographie von M. E. Müller 1987 übernommen [106].

2.2 Viereck- oder umgekehrte T-Messung

Wir haben vorgeschlagen, die größte gelenknahe Breite des betreffenden Knochens in der Querachse zu messen (es handelt sich meistens um eine Messung in der Frontalebene – also im a.-p.-Röntgenbild) und dieses Maß vom Gelenk aus auf die Längsachse zu übertragen. Es entsteht daraus eine Viereck- oder T-Figur, welche individuell, je nach Knochenbau, verschieden groß sein wird (Abb. 21). Entsprechend der Anatomie und der traumatologischen Erfahrung muß deren Anwendung bei jedem langen Röhrenknochen einzeln überlegt und definiert werden. Sie läßt sich jedoch sowohl im Originalröntgenbild als auch auf Kleinbildkopien präzise messen.

Bei der distalen Tibia messen wir lateral von einem der gut erkennbaren Tuberkula bis zur Projektion der äußeren Begrenzung des Malleolus internus (Abb. 22).

Nun stellt sich zunächst die Frage, ob und in welchem Ausmaß diese Messung am Röntgenbild von den verschiedenen Stellungen von Fuß und Bein abhängig ist. Dabei geht es v. a. um die Rotation. Umständehalber sind Unfallröntgenbilder oft schlecht zentriert. Sie werden in senkrechter Position oder gar in Außenrotation hergestellt. Beim oberen Sprunggelenk ist aber eine Innenrotation von 20° für die Erkennung der Strukturen am besten geeignet.

Wir haben an 24 Leichenknochen verschiedenen Geschlechts, Rasse und Konstitution mit Hilfe von Röntgenbildern Messungen der maximalen Breite in verschiedenen Stellungen vorgenommen: ca. 20° Innenrotation, vertikale Fußstellung, ca. 30° Außenrotation. Es zeigte sich, daß der Unterschied der gemessenen Distanzen bei verschiedener Rotation nur gering war. Die Abweichung betrug im Durchschnitt nur 2,5 mm, bei einer durchschnittlichen Breite von 53 mm (Maximum 59, Minimum 49 mm). Die Abweichung beträgt also je nach Rotation weniger als 5% (Abb. 23).

Dieser geringe Unterschied ist bedingt durch die Anatomie, denn je nach Rotation ist lateral das ventrale oder das dorsale Tuberkel randständig und deutlich erkennbar. Ist die Messung am a.-p.-Dokument unsicher (z. B. infolge von Überlagerungen, Anteversion etc.), so kann sie am seitlichen Röntgenbild überprüft werden, sofern dieses mit dem gleichen Fokus-Film-Abstand aufgenommen wurde. Nur bei extremer Fehlstellung wird die Messung infolge Überprojektion in beiden Ebenen unmöglich.

Diese am Leichenknochen überprüften Verhältnisse gelten auch für die Klinik. Wenn Unfallröntgenbilder umständehalber schlecht zentriert sind, kann eine

Messung nachträglich durch Vergleich mit dem nach Reposition oder Osteosynthese erstellten Dokument ausgeführt werden. Dieses zweite Röntgenbild wird unter optimalen Verältnissen hergestellt und ist immer gut zentriert (Abb. 24 und 29).

Leichte Ante- und Rekurvationen behindern die Messung nicht. Dasselbe gilt für Begleitfrakturen im Malleolus internus. Eine etwaige Dislokation desselben ist leicht zu berücksichtigen.

Es zeigt sich also, daß die von uns gewählte Meßmethode praktisch anwendbar ist und selbst bei nicht optimalen Röntgendokumenten nur eine kleine Fehlerbreite aufweist.

2.3 Mechanisches Zentrum der Fraktur

Eine zweite Frage gilt der Bewertung von Frakturlinien innerhalb der Metaphyse.

Um zu entscheiden, ob eine Fraktur als diaphysär oder metaphysär aufzufassen bzw. einzuteilen sei, muß der Begriff des *mechanischen Zentrums* eingeführt werden.

Bei einfachen Torsions- und Schrägfrakturen (in keiner Ebene beträgt der Winkel zur Schaftachse weniger als 30°) ist dies die Mitte der Bruchlinie. Bei Keilfrakturen der Diaphyse ist es die Mitte der Kontaktzone zwischen den Hauptfragmenten. Diese entspricht in der Regel der breitesten Stelle des Keilfragmentes. Bei Trümmerfrakturen ist die Mitte der Trümmerzone entscheidend. Besteht jedoch eine kurze Schräg- oder Querkomponente (Zone der größten Instabilität), so ist diese für die Bestimmung determinierend.

Als „metaphysär" können nur Frakturen bezeichnet werden, deren Zentrum in der Metaphyse liegt. Bei einfachen Frakturen ist dies leicht zu bestimmen und führt u. a. dazu, daß lange Torsionsfrakturen, deren Zentrum logischerweise eher proximal liegt, häufiger der Diaphyse zugeteilt werden. Andererseits zeigen komplexe metaphysäre Brüche oft eine Ausdehnung in die Diaphyse – sind also metaphysodiaphysär. Die Einteilung ist hier schwieriger. Wenn das distale Hauptfragment eindeutig metaphysär ist und gegen proximal sehr schräg oder fast quer begrenzt wird, so empfindet man eine unmittelbar anschließende Trümmerzone (Bereich der größten Instabilität) noch als dazugehörig. Dasselbe gilt für einzelne nach proximal verlaufende Keilfragmente.

Beispiele

Halbschematische Zeichnungen und Röntgenbeispiele zur Bestimmung der Grenze zwischen Metaphyse und Diaphyse und zur Definierung des Frakturzentrums (Abb. 21–29).

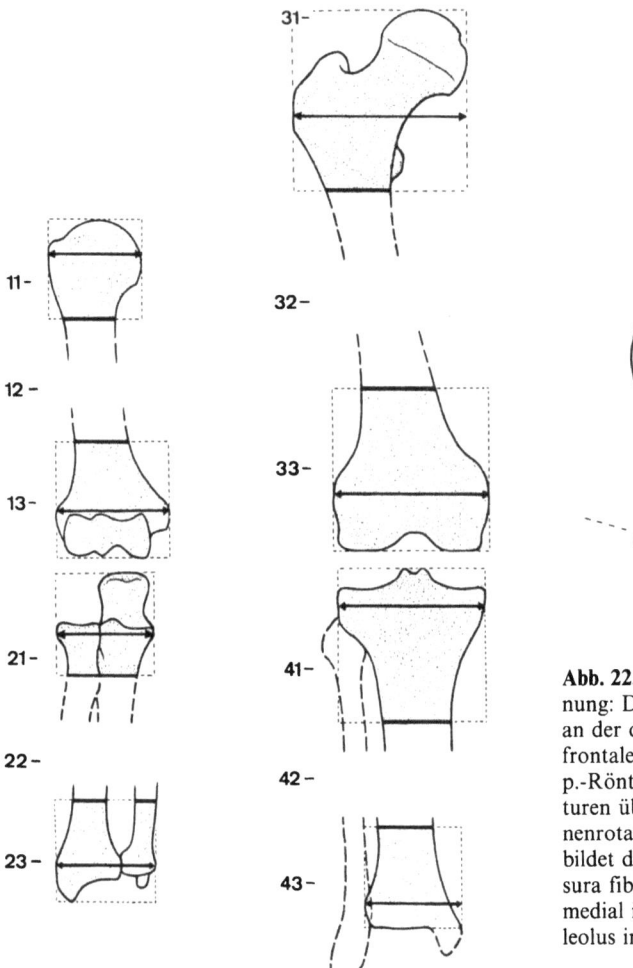

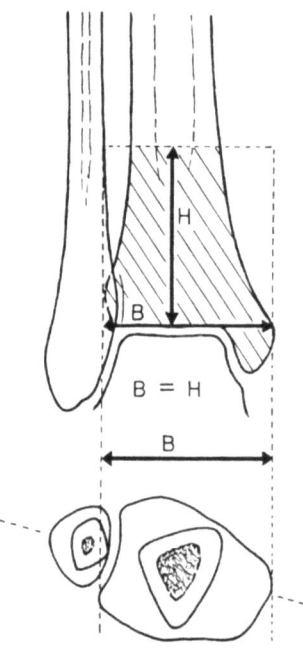

Abb. 22. Halbschematische Zeichnung: Detail der Viereckmessung an der distalen Tibia. Auf das frontale Schnittbild sind die im a.-p.-Röntgenbild erkennbaren Konturen übertragen worden. Bei Innenrotation des Fußes um ca. 20° bildet der dorsale Rand der Incisura fibulae die laterale Grenze, medial ist es der Rand des Malleolus internus (*B* Breite, *H* Höhe)

Abb. 21. Halbschematische Zeichnung. Bestimmung der Grenze der metaphysären Segmente der langen Röhrenknochen mittels Viereckmessung. Die größte Breite der Metaphyse wird auf die Längsachse projiziert

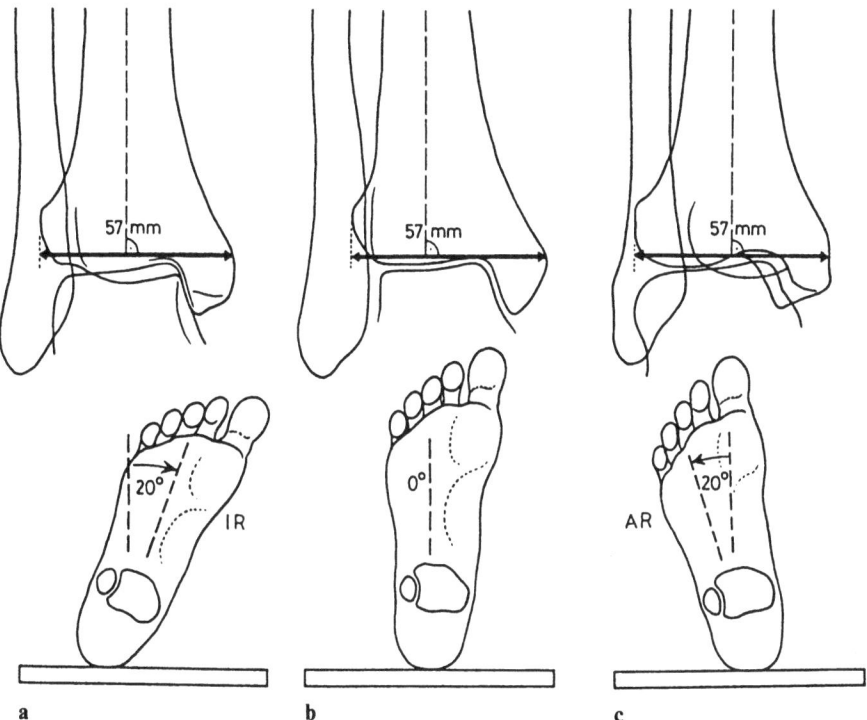

Abb. 23a–c. Einfluß der Rotationsstellung des Fußes auf die Messung der Tibiabreite (Umriß-zeichnungen von ausgemessenen Röntgenbildern). Die abgerundeten Konturen des Malleolus internus bleiben in allen Stellungen unverändert. Lateral bildet der dorsale Rand der Incisura fibulae bei Innenrotationsstellung (*IR*) von 20° die Begrenzung (**a**). Bei Mittelstellung des Fußes (**b**) ist eines der beiden Tuberkel leicht prominent. Bei Außenrotation (*AR*) von 20° (**c**) bildet der vordere Rand der Incisura fibulae (Tubercule de Tillaux-Chaput) die Begrenzung. Die gemessene Distanz bleibt im Rahmen dieser Winkelstellungen unverändert

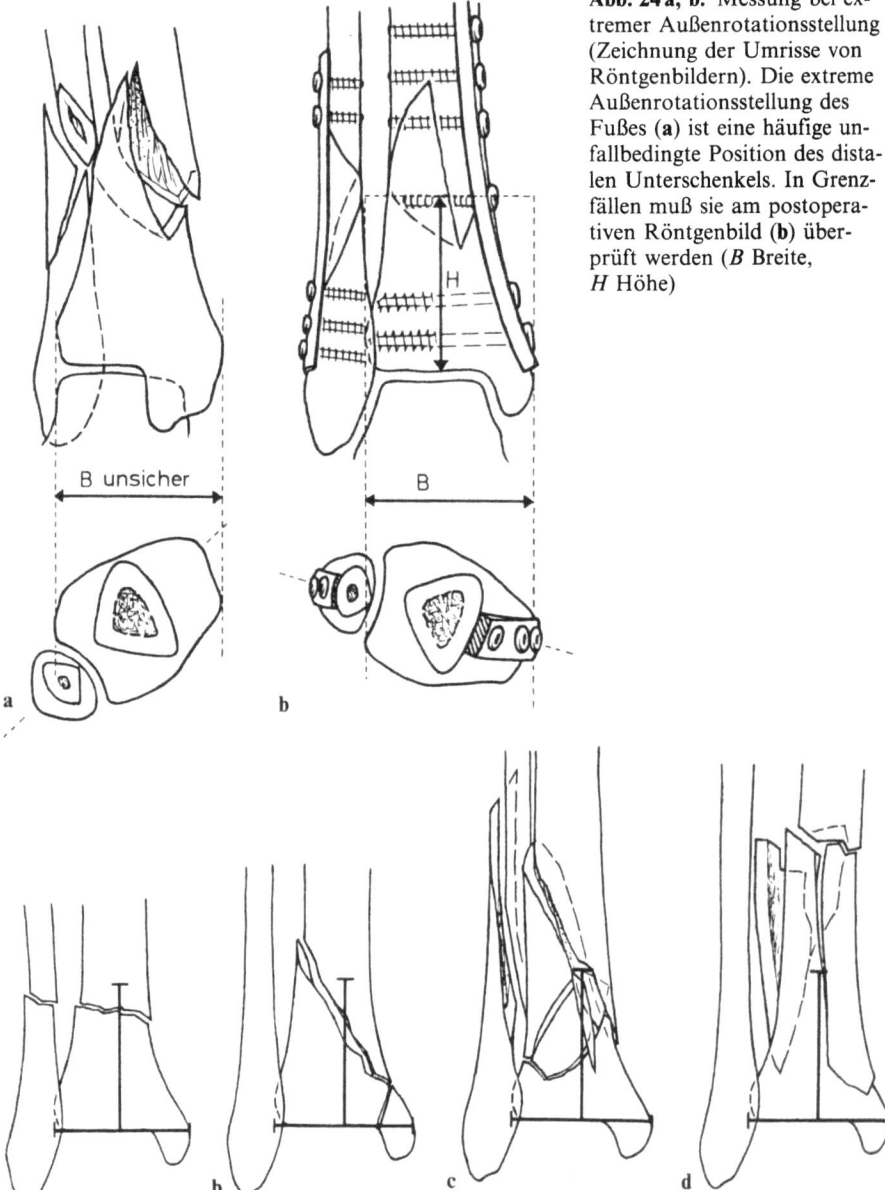

Abb. 24 a, b. Messung bei extremer Außenrotationsstellung (Zeichnung der Umrisse von Röntgenbildern). Die extreme Außenrotationsstellung des Fußes (**a**) ist eine häufige unfallbedingte Position des distalen Unterschenkels. In Grenzfällen muß sie am postoperativen Röntgenbild (**b**) überprüft werden (*B* Breite, *H* Höhe)

Abb. 25 a–d. Beispiele der Messung bei verschiedenen Frakturen (Zeichnung der Umrisse von Röntgenbildern).

a Tibiaquerfraktur, sie ist metaphysär (Segment 43)

b Tibiaschrägfraktur. Die Bruchlinie liegt mehrheitlich in der Metaphyse (Segment 43). Die Schrägfraktur im Malleolus internus darf nicht berücksichtigt werden

c Extraartikuläre Tibiafraktur mit multiplen Keilen und Fragmentverlauf in die Diaphyse. Das mechanische Zentrum (Zentrum der Trümmerzone) befindet sich in der Metaphyse. Die Fraktur ist metaphysodiaphysär und gehört zum Segment 43. Ein Kontakt zwischen den Hauptfragmenten ist mediodorsal erhalten. Sie wird daher eingeteilt als A2

d Komplexe Fraktur mit Querkomponente (Zentrum), lokalisiert in der Diaphyse. Mehrere Fragmente reichen nach distal in die Metaphyse. Die Fraktur ist diaphysometaphysär und gehört zum Segment 42

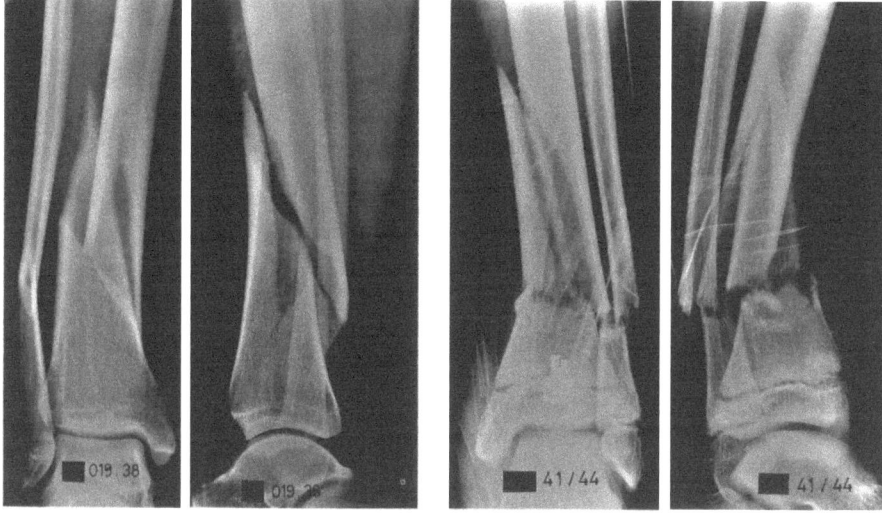

26   27

Abb. 26. Röntgenbeispiel zur Klassifikation. Lange Torsionsfraktur der Tibia in Varusstellung. Das Frakturzentrum befindet sich in der Diaphyse (Segment 42). Diaphysäre, einfache Fibulafraktur, vertikale Fissur im Malleolus internus, die nicht berücksichtigt werden darf. Der Fall war irrtümlicherweise als „Tibia distal" eingeteilt und wurde aus der Kasuistik entfernt

Abb. 27. Röntgenbeispiel zur Klassifikation. Querfraktur eines Adoleszenten. Das Zentrum (Querkomponente) ist metaphysär, im Segment 43 lokalisiert. Ausdehnung mit einem Keil in die Diaphyse. Ein Kontakt der Hauptfragmente besteht dorsolateral. Eingeteilt als A2.3. Supramalleoläre Fibula-Querfraktur

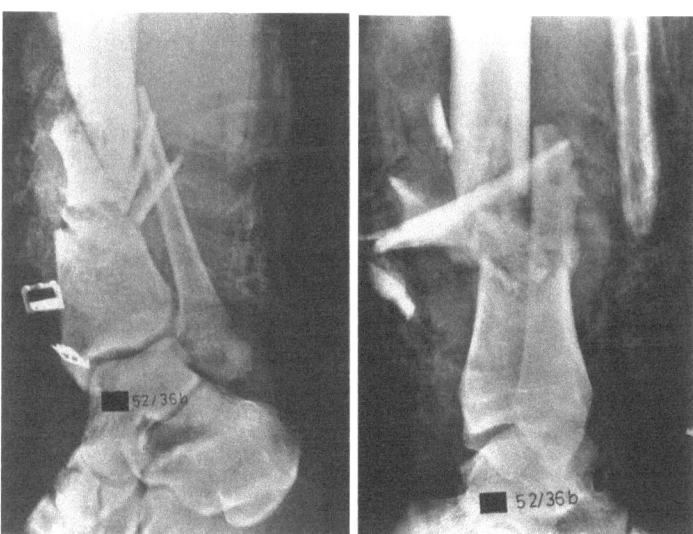

Abb. 28. Röntgenbeispiel zur Klassifikation. Komplexe Fraktur (offen, 3. Grades) am Übergang von Diaphyse zur Metaphyse. Das distale Hauptfragment ist kurz, viereckig, der Fuß extrem außenrotiert. Auch das „seitliche" Röntgenbild ist schlecht zentriert. Weil die Stabilisierung nicht mit Hilfe der Implantate, sondern mit einem Fixateur externe ausgeführt wurde, ist die Messung auch postoperativ nicht durchführbar (die Metallrohre verdecken die Gelenkregion). Das distale Hauptfragment ist scharf begrenzt und eindeutig innerhalb der Metaphyse lokalisiert. Die Querkomponente der Fraktur wird als dominant aufgefaßt, daher wird der Fall als „distal" interpretiert und in die Kasuistik aufgenommen

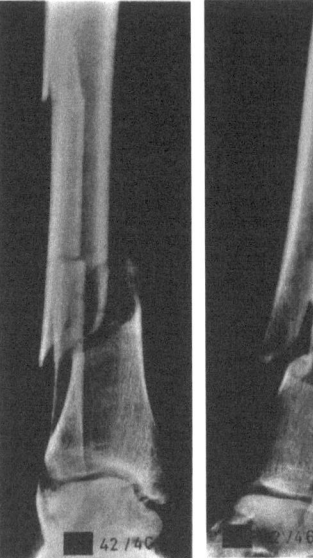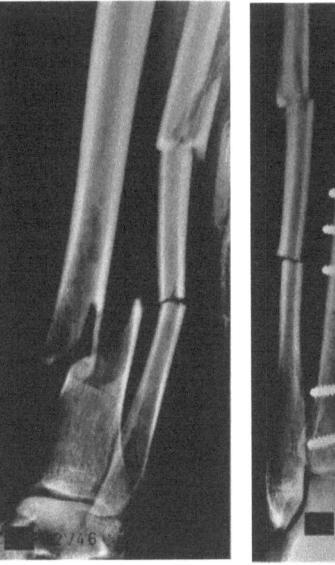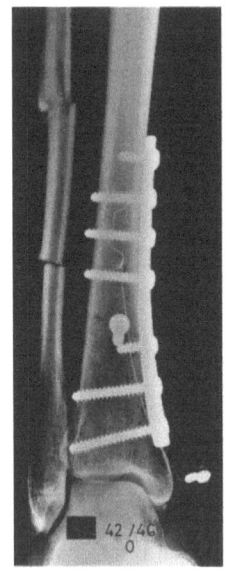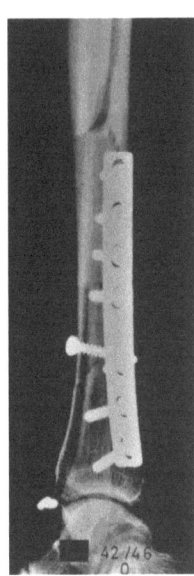

a   b

Abb. 29 a, b. Röntgenbeispiel zur Klassifikation. Kurze Tibiatorsionsfraktur an der Grenze von Diaphyse und Metaphyse, Fibulaetagenfraktur.

a a.-p.-Unfallröntgenbild in starker Außenrotationsstellung. Die Messung der Grenze ist nicht möglich

b Messung der Grenze aufgrund des postoperativen Röntgenbildes: Das Frakturzentrum, das auch durch die separate interfragmentäre Zugschraube markiert wird, liegt knapp proximal der Grenze. Die Fraktur ist diaphysär, Segment 42. Sie war als „Tibia distal" eingeteilt und wurde aus der Kasuistik entfernt

II Frakturen des distalen Tibiasegmentes, Analyse der einzelnen Verletzungen und deren Kombinationen

1 Umgebende Strukturen

1.1 Frakturen des Malleolus internus

Der Innenknöchel ist ein randständiges Führungselement der Gabel, dessen Gelenkfläche nicht trägt. Die subchondrale Trabekelfeinstruktur ist zur Talusrolle hin orientiert (Abb. 15).

Innenknöchelfrakturen sind ein Element der Malleolarfraktur. Sie beweisen dort eine bilaterale Läsion und bedeuten eine vermehrte Instabilität. Ihr biomechanisches Äquivalent ist die Zerreißung des Lig. deltoideum, worauf wir in diesem Zusammenhang zurückkommen werden (S. 45, 60).

Frakturen des Innenknöchels finden wir aber auch bei diaphysären Tibiafrakturen. Sie sind dort meistens distale Ausläufer einer Torsionskomponente (Abb. 26), aber auch häufig bei der Fraktur des distalen Tibiasegmentes vorhanden. Dort haben sie eine untergeordnete Bedeutung, da der laterale Bandapparat des OSG meistens intakt bleibt.

Aus diesem Grund darf eine Frakturlinie im Innenknöchel nicht bedeuten, daß die betreffende Tibiafraktur metaphysär oder gar artikulär sei. Dafür ist allein die Lokalisation der tibialen Hauptfraktur bzw. deren Bruchlinienverlauf in die *tragende* Gelenkfläche entscheidend.

Andererseits kann die Innenknöchelbegleitfraktur in gewissen Fällen als Indikator für das Ausmaß der Dislokation gelten und ist damit ein Ausdruck des Schweregrades. Sie wird aber nicht für die Einteilung verwendet. Damit schließen wir uns früheren Klassifikationen an, in denen der Innenknöchel entweder nicht erwähnt [36] oder für die Bewertung des Schweregrades nicht berücksichtigt wird [66, 139].

Würde die Innenknöchelfraktur für die Klassifikation verwendet, entstünden im Bereich der Hauptverletzung Vermischungen und Verwirrungen, wie z. B.:

- Unter den 397 extraartikulären Frakturen unseres Kollektivs finden sich 48 Begleitfrakturen des Innenknöchels. Falls nach diesem Merkmal eingeteilt würde, müßten diese Frakturen als artikulär gelten, und zwar als zirkuläre vollständige Frakturen vom Typ C. Beispiele für dieses Problem finden sich in Abb. 32, 52, 61 und 66.
- Bei den artikulären Frakturen der Typen B und C, bei denen die Begleitfrakturen des Innenknöchels häufiger sind, würden aus einfachen Spaltbrüchen komplexe Verletzungen entstehen (aus B1 und B2 würde B3 bzw. aus C1 und C2 würde C3). Beispiele dafür finden sich in Abb. 99, 101, 149 und 150. Eine saubere Lösung für die folgenden Einteilungsprobleme kann also nur darin be-

stehen, daß *Frakturen im Innenknöchel konsequent von jeder Berücksichtigung bei der Klassifikation ferngehalten,* d. h. gewissermaßen übersehen werden.

Dieses Vorgehen stützt sich auch auf die Tatsache, daß diese Begleitverletzung keinen Einfluß auf die Prognose der Tibiahauptfraktur ausübt. Auch die Technik der operativen Versorgung des Innenknöchelbruches ist standardisiert und bereitet kaum je Schwierigkeiten. Bei der Vertikalfraktur und der Schrägfraktur wird die Verschraubung ausgeführt, bei der kleinen Abrißfraktur in der Regel eine Zuggurtung mit Drahtschlinge.

Andererseits schien es uns sinnvoll, den Innenknöchelbruch im Rahmen der Gesamtverletzung zu analysieren.

Eine Begleitfraktur des Malleolus internus fanden wir bei 266 oder 24% unserer 1077 analysierten distalen Tibiafrakturen. Ihr Anteil ist bei extraartikulären Frakturen beschränkt (48 oder 12% von 397), nimmt jedoch bei den artikulären, insbesondere bei den komplexen Formen zu: 64 oder 22% bei B- und 154 oder 39% bei C-Frakturen. Relativ am stärksten vertreten sind sie bei den Gruppen B3 und C3, also bei den komplexen artikulären Brüchen. Die genaue Verteilung ist aus der Tabelle auf S. 249 und der Detailanalyse des Krankengutes (S. 251–287) ersichtlich.

Begleitende Frakturen des Innenknöchels bei der distalen Tibiafraktur verlaufen in der sagittalen Ebene und sind im a.-p.-Röntgenbild zu erkennen. Wir treffen sie in 3 klassischen Formen an (Abb. 30).

1.1.1 Vertikalfraktur

Diese ist bei allen Formen der Tibiafraktur vertreten. Bei den einfachen extraartikulären Frakturen ist sie dominierend und stellt dann meistens den terminalen Ausläufer einer Torsionskomponente dar (Abb. 32). Bei den komplexen metaphysären und den artikulären Tibiafrakturen scheint neben der Rotation oft eine Varuskraft mitbeteiligt (Abb. 119). Reiner Varusdruck führt oft zu einer benachbarten anteromedialen Impression der Gelenkfläche (Abb. 101). Bei Varusstellung finden wir auch die Kombination mit einer Fibulabiegungsfraktur, welche vorwiegend supramalleolär lokalisiert ist (Abb. 39) (s. auch S. 54). Gelegentlich beobachtet man aber die Vertikalfraktur des Innenknöchels auch bei intakter Fibula. Dann ist ihre Dislokation jedoch nur gering (Abb. 150).

1.1.2 Schrägfraktur

Diese Form ist bei unserer Kasuistik am häufigsten (Abb. 30). Je flacher der Winkel, desto stärker sind die Dislokationen. Bei den schwereren intraartikulären Frakturen der Gruppen C2.3 und C3 sind die Innenknöchelbrüche oft unregelmäßig oder gespalten.

1.1.3 Kleine Querfrakturen (Abb. 30 und 33)

Diese finden sich auf Höhe der Gelenklinie oder distal davon. In unserer Kasuistik finden wir nur 17 Fälle: Sie sind also selten. Die immer sehr erheblichen

Dislokationen weisen darauf hin, daß es sich z. T. um Abscherungsfolgen, z. T. aber auch um Abrisse handelt. Diese Frakturen verteilen sich gleichmäßig auf die Frakturtypen A, B und C. Eine Beziehung zur Höhe der Fibulafraktur besteht hier jedoch nicht, im Gegensatz zu den Malleolarfrakturen, bei denen die kleine Fraktur des Innenknöchels in der Regel mit einer diaphysären Fibulafraktur kombiniert ist. Bei unseren Patienten findet sich eine solche Beziehung nur in 4 Fällen.

1.1.4 Spaltung des Malleolus internus in der Frontalebene

In frontaler und schräger Ebene lassen sich gelegentliche Spaltungen im Innenknöchel erkennen. Wir fanden 9 solche Fälle, davon 6 bei extraartikulären Epiphysenfrakturen (s. S. 70).

Andererseits muß festgestellt werden, daß auf Standardröntgenbildern diese Bruchlinien schlecht erkennbar sind. Aufgrund der systematischen Überprüfung der Implantate im Malleolus internus muß man annehmen, daß solche Bruchlinien nicht selten sind, insbesondere bei den partiellen Gelenkfrakturen des Typus B (Abb. 105).

1.1.5 Lig. deltoideum

Bei Malleolarfrakturen ist der Riß des Lig. deltoideum eine häufige Verletzung, besonders beim diaphysären C-Typ. Sie ist eine Äquivalentverletzung der Fraktur des Innenknöchels. Auf Röntgendokumenten ist sie als Verbreiterung des medialen Gelenkspaltes gut erkennbar.

Bei der distalen Tibiafraktur finden wir diese Verletzung nicht. Weber hat schon darauf hingewiesen [164]. In der ausführlichen Ikonographie von Jahna et al. [66] fanden wir nur einen fraglichen Fall. In unserer Kasuistik gibt es einen einzigen Verdachtsfall (Abb. 45).

Das Fehlen dieser Verletzung kann nur dadurch erklärt werden, daß bei der distalen Tibiafraktur Scherkräfte auf Höhe des Gelenks von untergeordneter Bedeutung sind.

Ein Riß des Lig. deltoideum kann als Unterscheidungsmerkmal zwischen der distalen Tibiafraktur und der Malleolarfraktur verwendet werden (s. auch S. 60 f.).

1.1.6 Sagittaler artikulärer Spaltbruch

Nicht als Fraktur des Malleolus internus, sondern als sagittaler artikulärer Spaltbruch müssen diejenigen Formen gelten, die in die tragende Gelenkfläche hineinreichen. Sie verlaufen oft schräg und sind deutlich von der reinen Fraktur des Malleolus zu unterscheiden. Bei ihnen ist der Innenknöchel dann Teil eines großen, meist anteromedialen artikulären Blocks, der weit herum nach dorsal reicht (Abb. 31).

Frakturen im Malleolus internus dürfen bei der Einteilung nicht berücksichtigt werden.

Beispiele

Typische Röntgenbeispiele von Frakturen des Malleolus internus sind die Abb. 32 und 33.

Weitere Beispiele zur Morphologie der Frakturen des Malleolus internus:

– Vertikalfrakturen: Abb. 52, 66, 101 und 119;
– Schrägfrakturen: Abb. 61, 86, 99, 111 und 150;
– Querfrakturen: Abb. 100, 148 und 149.

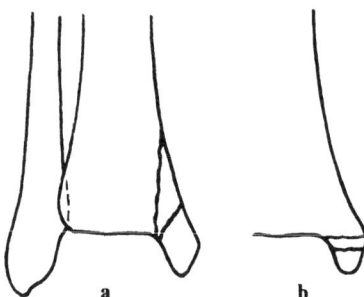

Abb. 30a, b. Schema der Frakturen im Malleolus internus.
a Vertikale und schräge Fraktur
b Querfraktur auf Höhe des Gelenkspaltes und distal davon

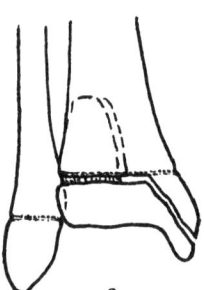 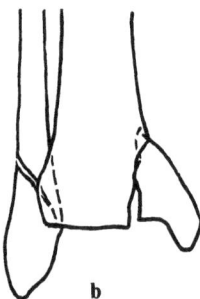 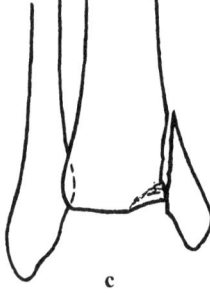

Abb. 31 a–c. Halbschematische Zeichnungen von Formen, welche *nicht* als Fraktur des Malleolus internus bewertet werden.
a Triplane-fracture bei offener Wachstumsfuge: vertikale Frakturlinie in der dorsalen Tibiawand (Frontalebene); partielle Epiphysenlösung (Transversalebene); sagittale oder schräge Fraktur im Malleolus internus, oft extraartikulär; eingeteilt als extraartikuläre Schrägfraktur (A1.2)
b Sagittale Fraktur in der tragenden Gelenkfläche, eingeteilt als partielle Gelenkfraktur (B1.2)
c Impression der Gelenkfläche in der Nähe des Malleolus internus; eingeteilt als mediale Impressionsfraktur (B2.2)

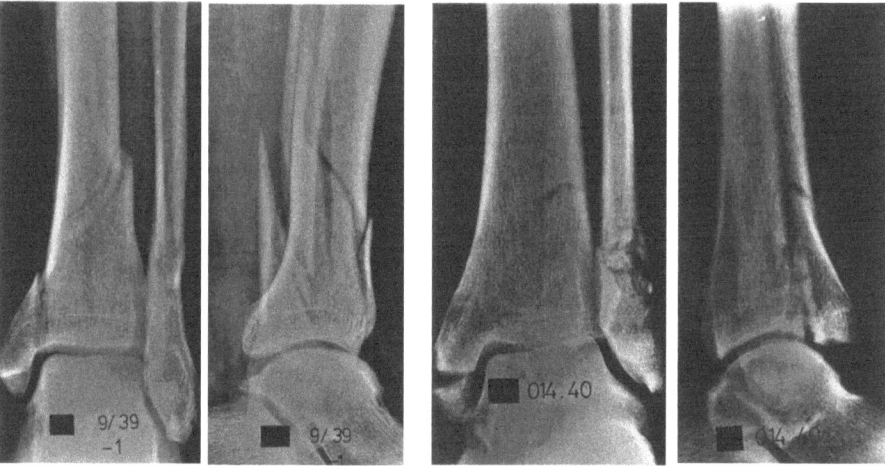

32

33

Abb. 32. Röntgenbeispiel zur Klassifikation. Vertikalfraktur des Malleolus internus, hier als distal terminaler Anteil einer metaphysären Torsionsfraktur mit Keilbildung. Ein Kontakt der Hauptfragmente besteht lateral. Der dorsomediale Keil reicht weit in die Diaphyse (eingeteilt als A2.3). An der distalen Fibuladiaphyse lange Torsionsfraktur mit Keil

Abb. 33. Röntgenbeispiel zur Klassifikation. Kleine quere Fraktur des Malleolus internus distal der Gelenklinie (wahrscheinlich Abriß). Partielle artikuläre Tibiafraktur (intakte dorsale Wand), Spaltung ventral (Frontalebene); eingeteilt als B1.1. Valgusstellung, suprasyndesmale Fibulaimpaktionsfraktur. (Der gleiche Fall wird in Abb. 148 als Beispiel zur Operationstechnik verwendet.)

1.2 Artikuläre Kantenfrakturen

Nach der Abgrenzung gegen proximal und medial werden die Verletzungen der artikulären Randbezirke untersucht.

1.2.1 Frakturen in der Sagittalebene (sichtbar im a.-p.-Röntgenbild)

Medialseits gelegene Spaltungen, manchmal nahe an den Malleolus internus heranreichend, betreffen die tragende Gelenkfläche. Sie sind also Elemente einer Pilon-tibial-Fraktur (s. auch Abb. 31 b).

Laterale Spaltungen sind oft marginal und im Röntgenbild schwieriger zu erkennen, weil sie oft schräg verlaufen. Wir interpretieren sie wie folgt:

- Kleine Abrißfragmente des vorderen Syndesmosenbandes am ventralen Tuberkel (Tillaux-Chaput) sind extraartikulär und werden nach unserer Nomenklatur als ein Element einer Malleolarfraktur aufgefaßt. Solche Fälle sind aus dieser Studie ausgeschlossen worden.
- Größere Fragmente finden wir sowohl bei offener Epiphysenfuge als auch beim Erwachsenen. Sie sind artikulär, daher Elemente einer Pilon-tibial-Fraktur (s. auch Abb. 50 g und 85).

1.2.2 Frakturen in der Frontalebene (sichtbar im seitlichen Röntgenbild)

– Isolierte ventrale Kantenfrakturen können in den Malleolus internus ausmün-
  den. Die Fibula ist dabei oft intakt.
– Die dorsalen Kantenfragmente bilden jedoch das Hauptproblem. Sie sind
  ohne Zweifel eine Spaltung im mechanisch empfindlichsten Sektor der tragenden Gelenkfläche.   .

Besteht eine Fraktur des Malleolus externus, so wird das posterolaterale Kantendreieck dieser Hauptverletzung untergeordnet und als Malleolarfraktur (Segment 44) eingeteilt (Abb. 34). In der AO-Klassifikation 1987 [106] figuriert sie
entweder als Untergruppe .3 oder als eigene Gruppe B3. Die Verletzung wird
oftmals als „Trimalleolarfraktur" bezeichnet, womit ausgesagt wird, daß laterale,
mediale und zusätzlich dorsale ossäre Komponenten vorliegen. Typische Malleolarfrakturen mit posterolateralem Kantendreieck haben wir demgemäß aus dieser
Studie ausgeschlossen.
  Die Unterscheidung zwischen „Trimalleolarfraktur" und Pilon-tibial-Fraktur
kann gelegentlich Schwierigkeiten bereiten (s. auch S. 60).
  In diesem Zusammenhang sind zu beachten:

– Posteromediale Fragmente. Diese erfassen das hintere Tuberkel *nicht,* sie verlaufen schräg und können medial in den Innenknöchel hineinreichen. Gay u.
  Evrard [36] haben diese Fragmente abgebildet (Abb. 71). Sie figurieren in der
  systematischen Analyse unter B1.
– Posterolaterale Kantendreiecke finden wir auch als artikuläre Komponente
  einer Tibiafraktur mit diaphysärem Zentrum. Auffallenderweise ist dabei die
  Fibula oft intakt (Abb. 35).
  In diesen Fällen bestehen 2 getrennte Frakturen am selben Knochen: Die
  artikuläre Komponente ist eine einfache partielle Spaltung, welche unabhängig
  und getrennt von der diaphysären Verletzung einzuteilen ist (Segment 42).
  Diese Trennung ist u.a. auch deshalb sinnvoll, weil zwischen diaphysärer und
  artikulärer Fraktur oft keine Verbindung besteht (s. auch Anhang).
– Posterolaterale Kantenfragmente werden auch ganz vereinzelt, „isoliert", als
  einzige im Röntgenbild sichtbare ossäre Läsion beobachtet. Zusätzlich bestehen dann höchstwahrscheinlich Band-Kapsel-Risse (Syndesmose und Membrana interossea cruris). Bei Gay u. Evrard [36] werden 5 derartige Fragmente
  erwähnt, bei Decoulx et al. [29] ein Fragment. In unserem Krankengut findet
  sich nur ein isoliertes posterolaterales Fragment.
  Die Zuteilung posterolateraler Kantenfragmente – von den Malleolarfrakturen weg zu den Pilonfrakturen – wäre in den Fällen berechtigt, in welchen
zusätzlich eine Impression der Gelenkfläche besteht (Abb. 97). Diese gravie-
rende Zusatzverletzung betrifft das Zentrum der Tibiagelenkfläche und nicht
die Randbezirke. Derartige Fälle sind relativ häufig [46]. Von Ausnahmen
abgesehen, werden sie im gewöhnlichen Röntgenbild nicht erkannt und deshalb als Malleolarfrakturen aufgefaßt und eingeteilt. Die bearbeitete Kasuistik
der AO-Dokumentationszentrale enthält keine solchen Fälle. Zwei Beispiele
aus dem persönlichen Krankengut des Autors sind in den Abb. 100 und 168
dargestellt.

Beispiel

Röntgenbeispiele von artikulären Kantenfrakturen sind in Abb. 46 und 88 dokumentiert.

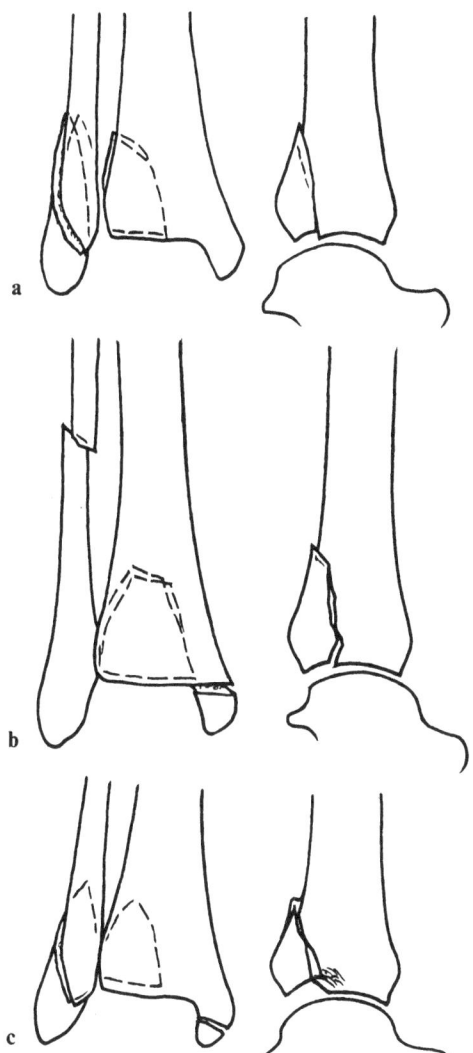

Abb. 34 a−c. Typische posterolaterale Kantendreiecke (nach Volkmann) bei der Malleolarfraktur (halbschematisch).
a Bei Malleolarfraktur vom Typ B: lange Schrägfraktur des Malleolus externus auf Höhe der Syndesmose
b Bei Malleolarfraktur des Typ C: diaphysäre Fibulafraktur, Horizontalfraktur des Malleolus internus
c Impression der Tibiagelenkfläche durch die Talusrolle. Aufgrund der Impression müßte dieser Fall als partielle artikuläre Fraktur der distalen Tibia eingeteilt werden. Solche Impressionen werden aber nur selten primär erkannt; auch in unserer Kasuistik sind keine solchen Fälle enthalten

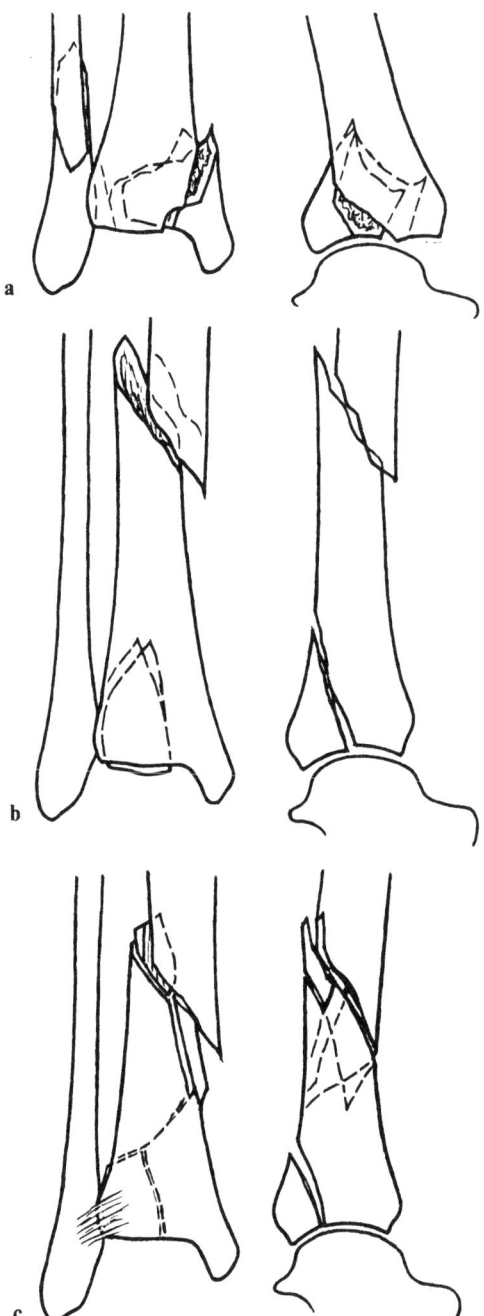

Abb. 35a–c. Dorsale Kantenfragmente, die als partielle Tibiafraktur (B1) einzuteilen sind (halbschematisch).

a Dorsomediale Schrägfraktur unter Einschluß des Malleolus medialis in den großen Block (Ansicht von ventral und von der Seite)

b Kombination eines dorsolateralen, isolierten Kantendreieckes mit einer getrennten diaphysären Tibiaschrägfraktur im Segment 42. Die Fibula ist intakt

c Kombination eines dorsolateralen Kantendreieckes mit einer diaphysären Torsionsfraktur. Es besteht ein anatomischer Zusammenhang mit der diaphysären Tibiafraktur im Segment 42; die Fibula ist intakt

1.3 Fibulafraktur und Syndesmosenkomplex
bei der distalen Tibiafraktur

1.3.1 Allgemeines

Es besteht ein grundlegender Unterschied zwischen Bedeutung und Beteiligung der Fibula bei der Malleolarfraktur und bei der distalen Tibiafraktur.

Beim *Knöchelbruch* ist die Fibulafraktur das dominierende Element, an welchem sich Klassifikation, Klinik und Therapie orientieren [46]. Bei deren Entstehung ist der Rotationsmechanismus wesentlich. Dieser führt zum Riß der Syndesmosenbänder und evtl. der Membrana interossea cruris, welche weiter proximal stabilisiert. Häufig ist auch die Kombination mit einer Verletzung auf der Innenseite des Gelenkes (Fraktur des Malleolus medialis oder, als Äquivalent, des Lig. deltoideum) [164]. Die Fibulafrakturen distal der Gelenklinie (Malleolarfraktur Typ A) gehen vermutlich auf andere Mechanismen zurück.

Auf Höhe der Syndesmose und supraligamentär zeigt die Fibulafraktur (Malleolarfraktur Typ B) eine ganz charakteristische, fast spezifische Morphologie als lange Schräg- oder Torsionsfraktur, bei der die Spitze des distalen Hauptfragmentes dorsal ausläuft (Abb. 34a).

Bei der *distalen Tibiafraktur* hingegen scheinen axiale und Biegekräfte vorzuherrschen. Die Beteiligung der Fibula ist Nebensache. Diese wird in die Dislokation der Tibia mitgerissen, weil sie mit der Hauptverletzung durch die intakten Syndesmosenbänder verbunden bleibt.

Im Gegensatz zur Malleolarfraktur könnte hier also gelten: „Je höher die Fibulafraktur, desto stabiler die Gabel."

Von dieser Regel gibt es aber sicher auch Ausnahmen: Börner [8] fand 7 Syndesmosenrisse mit Fibulafraktur bei 102 Fällen.

In unserer Kasuistik wurde bei 4 Fibulafrakturen mit unauffälliger Gabel eine Stellschraube eingeführt. Nur 2 Operationsberichte melden Syndesmosenrisse. Retrospektiv läßt sich nicht ermitteln, wie oft ein bestehender Bandriß nicht expressis verbis vermerkt wurde. Die Gruppe C1 wurde speziell auf diese Frage hin überprüft (S. 278).

Eine manifeste Gabelsprengung ist allerdings extrem selten. Die intakte Syndesmose bei Fibulafraktur ist also sicher die Regel.

Daß die Tibiafraktur mit Hilfe der alleinigen Fibulaosteosynthese reaxiert und sogar zum Teil reponiert werden kann, haben Rieunau u. Gay [133] als erste 1956 erkannt. Infolge intakter, distaler tibiofibularer Verbindung bildet die reponierte und einwandfrei stabilisierte Fibulafraktur einen unentbehrlichen Indikator und Stabilisator für Länge und Achse der Tibia. Auf dieser Tatsache beruht die 1968 formulierte – und seither immer wieder bekräftigte – Operationstaktik der AO [139]: Sie fordert die Osteosynthese der Fibula als ersten therapeutischen Schritt, bevor die Tibia angegangen wird.

1.3.2 Mehrfachbrüche der Fibula

Während nun aber die Osteosynthese der einfachen Fibulafraktur nicht schwierig auszuführen ist, sind Reposition und Stabilisierung beim Mehrfachbruch (Keil,

Trümmer, Defekt, Etagen) ungewöhnlich anspruchsvoll. Die Überprüfung des eigenen Krankengutes [46] ergab, daß dann operativ-technische Fehlleistungen sprunghaft ansteigen. Diese Beobachtung führte dazu, daß bei der Klassifikation der Malleolarfrakturen die mehrfache diaphysäre Fibulafraktur als separate Hauptgruppe C2 abgegrenzt wurde [106]. Um dieser Einteilung zu folgen, war es zunächst unsere Absicht, alle distalen Tibiafrakturen, bei welchen eine mehrfache Fibulabegleitfraktur bestand, einer eigenen Untergruppe zuzuweisen. Diese Einteilungsart wurde 1980 AO-intern eingeführt, aber nicht weiter verfolgt (vgl. auch [102]).

Die Detailanalyse des vorliegenden Krankengutes zeigt, daß dadurch sehr verschiedenartige Tibiafrakturen einem Nebenbefund (nämlich der begleitenden Fibulaläsion) unterstellt worden wären. Das hätte im Bereich der Hauptfraktur unlogische, aber auch klinisch unhaltbare Vermischungen zur Folge. Ein weiterer Grund, von der Fibulaläsion als Merkmal für die Einteilung abzurücken, war die Tatsache, daß das Wadenbein bei fast allen Formen der distalen Tibiafraktur intakt bleiben kann.

1.3.3 Intakte Fibula

Die Fibula kann bei den verschiedensten Formen distaler Tibiafrakturen intakt bleiben. Dies ist zunächst der Fall, wenn die Tibiafragmente nicht grob disloziert sind, was auch bei komplexen Frakturen zutreffen kann. Bei den extraartikulären Formen weist dann eine Varusstellung der Gelenkfläche auf eine intakte Syndesmose hin (Abb. 37a).

Ist die Fibula bei grob dislozierter artikulärer Fraktur intakt, so bleiben über ein oder beide Syndesmosenbänder Tibiafragmente mit ihr verbunden (Abb. 37b–d). An diesen Fragmenten orientiert sich dann die Reposition der übrigen Tibiaelemente. Ein typischer Fall ist in Abb. 42 dokumentiert.

Ein Hochstauchen der gesamten Tibiagelenkfläche, also mit völligem Riß der Syndesmosenbänder, wird von Weber als eigene Gruppe eingeteilt. In unserem Krankengut ist eine solche Morphologie nur in einem Fall deutlich (Abb. 40) und in 3 weiteren angedeutet.

In der Literatur finden sich darüber nur wenige Angaben. Am zuverlässigsten ist die Serie von Börner [8], der über 102 Fälle berichtet: Auch bei Fraktur der Fibula stellte er in 7 Fällen Syndesmosenrisse fest (es könnte sich aber auch nur um eines der Bänder handeln); bei intakter Fibula fand er 19 Syndesmosenrisse.

Schlußfolgerung

Bei bestehender Fibulafraktur ist die Syndesmose meistens intakt, ein Riß ist die Ausnahme.

Bei intakter Fibula bleiben in der Regel Tibiafragmente mit der Syndesmose an der Fibula haften. Die Aufstauchung der gesamten Tibiaglenkfläche mit gerissener Syndesmose ist selten.

1.3.4 Hohe Fibulafraktur (Abb. 37 e)

Eine hohe Fibulafraktur bei distaler Tibiahauptfraktur ist, im Gegensatz zur Malleolarfraktur, eine seltene Morphologie. In unserem Krankengut finden wir nur 5 wenig dislozierte Fälle, alle mit typischer Torsionsmorphologie: 2 wurden konservativ behandelt, bei den 3 operierten werden keine Syndesmosenrisse beschrieben. Auch diese Morphologie unterscheidet sich also von derjenigen der Maisonneuve-Fraktur bei Malleolarfrakturen (Abb. 52).

1.3.5 Fibulafraktur bei Valgusstellung der Tibia

Bei axialer Dislokation ist die Fibula in der Regel gebrochen, da sie durch den intakten Bandapparat an die Tibia gefesselt bleibt. Dabei entstehen charakteristische Frakturformen, welche sich deutlich von typischen Malleolarfrakturen unterscheiden. Diese sind v. a. in Valgus- und Varusposition erkennbar, weniger bei Antekurvation und Rekurvation.

Die Fibulafraktur bei Valgusposition der Tibia ist weitaus am häufigsten. Gay u. Evrard [36] haben 4 derartige Valgusfälle beschrieben, sind aber nicht näher darauf eingegangen, weil sie die Tibiafraktur vorwiegend in der Frontalebene (seitliches Röntgenbild) analysieren.

Ist die Fibulafraktur diaphysär, so besteht in der Regel eine Verkürzung und eine Dislokation ad latus. Charakteristisch ist aber die Keilfraktur (Abb. 38 a), auf die schon Böhler [7] hingewiesen hat. Die intakte Syndesmose führt zu einem diaphysären Kompressions- und Biegeeffekt und deshalb zu einer Keilaussprengung.

Die supraligamentäre Valgusfraktur der Fibula unterscheidet sich morphologisch deutlich von der charakteristischen schrägen Malleolarfraktur des Typ B mit dorsaler, proximaler Ausmündung des distalen Hauptfragmentes (Abb. 34 a).

Proximal der Syndesmose, am Übergang der dünnen Kortikalis in die spongiöse Zone, entsteht je nach Struktur des Knochens im Frakturbereich entweder eine kortikale Zersplitterung oder eine spongio-spongiöse Impaktion (Abb. 38 b, c). Kleine Kortikalisfragmente sind nicht devitalisiert, wenn der periostale Zusammenhang erhalten ist. Sie entfalten sich bei der Reposition, und der ossäre Durchbau kann unter Sicherung durch Abstützplatte ohne Verzögerung erfolgen (Abb. 132). Bei Decoulx et al. [29] ist eine solche Fraktur abgebildet, aber nicht kommentiert.

Bei der spongio-spongiösen Impaktion hingegen entsteht bei der Reposition durch Entfaltung ein Defekt (Abb. 38 c). Wird dieser nicht erkannt und mit einem Transplantat ausgefüllt und zusätzlich mechanisch abgestützt, entsteht durch sekundäre Einsinterung eine Verkürzung der Fibula, evtl. eine Pseudarthrose (Abb. 148). Distal der Syndesmosenbänder kann es bei Valgusstellung zu einer fibularen spongio-spongiösen Impaktion kommen, wenn die kapsuloligamentär gefesselte Fibula bei der Valgisierung komprimiert wird und nicht ausweichen kann (Abb. 98 g).

1.3.6 Fibulafraktur bei Varusstellung der Tibia

Hier sind v. a. Zug- und Biegekräfte beteiligt. Typisch ist eine kurze schräge
Fraktur, welche in ähnlicher Form sowohl in der Fibuladiaphyse, unmittelbar
supramalleolär, oder seltener als typische inframalleoläre Abrißfraktur beobachtet wird (Abb. 39). Entsprechende Röntgenbeispiele finden sich retrospektiv in
den Arbeiten von Decoulx et al. [29] sowie Gay u. Evrard [36].

Die Valgus- und Varusmorphologie der Fibulafraktur kann so charakteristisch
sein, daß daraus in gewissen Fällen ein Rückschluß auf die Stellung der Tibiahauptfraktur beim Unfall möglich ist. Das dokumentierte Röntgenbild entspricht
nicht immer der Unfallsituation. Grobe Fehlstellungen des Fußes werden vom
Helfer am Unfallort lange vor Herstellung des dokumentierten Unfallröntgenbildes reponiert, manche Röntgenbilder sind auch bereits in Extension angefertigt.

Valgus- bzw. Varuspositionen mit typischen Fibulabegleitfrakturen sind zahlreich bei extraartikulären Brüchen der Haupgruppe A2 und A3 und wurden aus
rein optischen Gründen für die halbschematischen Darstellungen bevorzugt
(Abb. 56 und 62). Ebenso häufig sind sie aber bei den artikulären vollständigen
Frakturen des Typ C. Sehr viel seltener sind axiale Dislokationen und dementsprechend auch typische Fibulafrakturen bei den partiellen Frakturen des Typ B
(bezüglich Details s. Anhang).

Die Art der Fibulaverletzungen wird für die Einteilung in Gruppen und Untergruppen nicht berücksichtigt. Ihre Erfassung ist jedoch aus therapeutischen und
prognostischen Gründen erwünscht. Für die Dokumentation ist die Verwendung
einer sog. Ergänzungszahl (s. S. 248) vorgesehen.

Beispiele

Röntgenbeispiele für die intakte Fibula und typische Fibulafrakturen sind dokumentiert in Abb. 40–44.

Weitere Beispiele sind in den Abb. 49, 54, 86, 88, 94, 102, 105, 106, 118 und 156
dargestellt.

Weitere Beispiele von typischen Fibulabegleitfrakturen bei axialer Dislokation:

– Valgusfrakturen: Abb. 33, 53, 59, 60, 66, 107, 108, 111, 112, 149 und 154.
– Varusfrakturen: Abb. 55, 58, 89, 101, 109, 110, 113, 119 und 151.

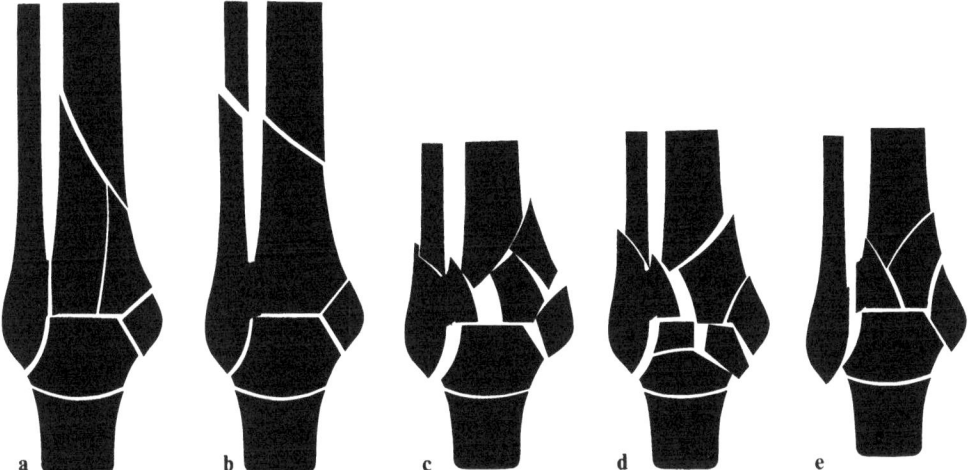

Abb. 36a–e. Schema der Klassifikation distaler Tibiafrakturen nach Weber [164]. Die Einteilung erfolgt nach den Verletzungen der Syndesmose.

a, b Die Unterschenkelfraktur mit Beteiligung des OSG und intakter Fibula entspricht unserer Untergruppe C1.3

c–e Die 3 Formen der Stauchungsbrüche:

c Fibulafraktur mit intakter Syndesmose

d Talusfraktur als Hauptmerkmal

e Intakte Fibula und Syndesmosenriß

Es fällt auf, daß in allen Schemata eine ähnliche Fraktur im Malleolus internus eingezeichnet ist

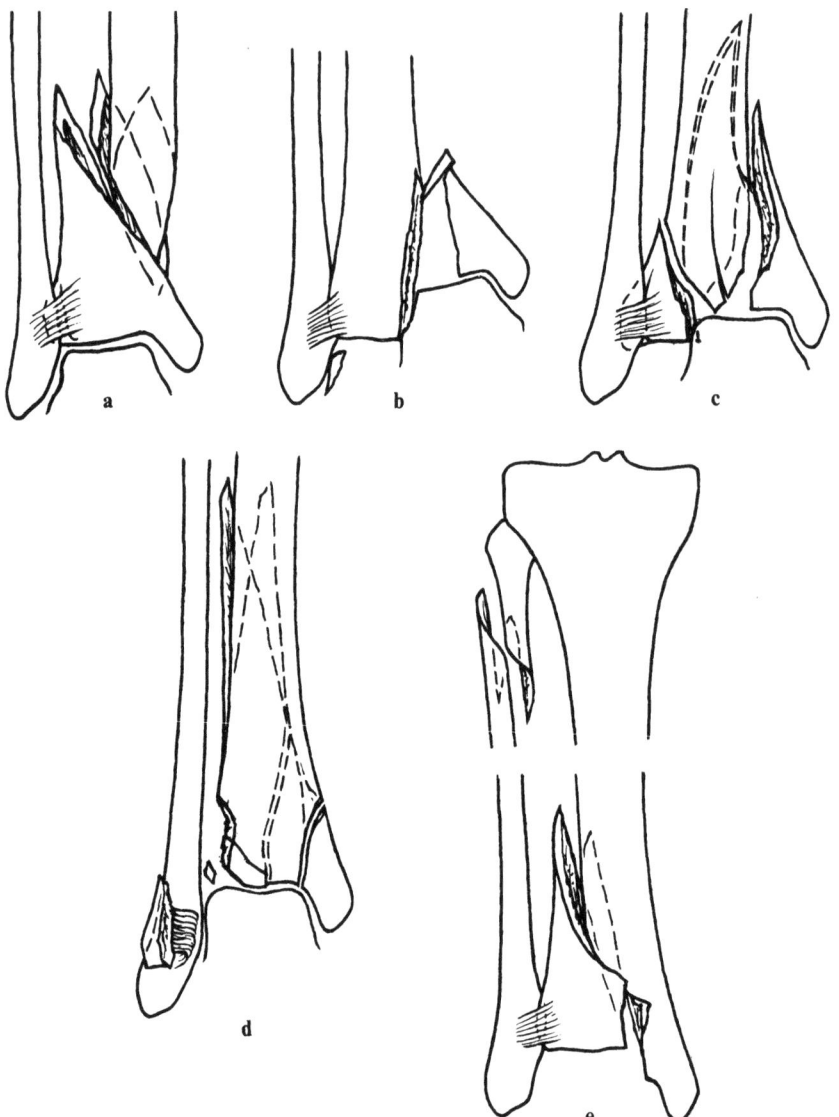

Abb. 37 a–e. Syndesmosenkomplex und distale Tibiafraktur (Zeichnung der Umrisse charakteristischer Röntgenbilder).

a Extraartikuläre Torsionsfraktur mit Keil. Die Fibula ist intakt. Varusstellung der Gelenkfläche; keine Zeichen einer Gabelsprengung, der Syndesmosenkomplex ist höchstwahrscheinlich intakt

b Partieller Tibiaspaltbruch in der Sagittalebene mit Abscherung eines kleinen Taluskantenfragmentes, Fibula und Syndesmosenkomplex sind intakt (s. auch Abb. 49)

c Vollständige Tibia-Spaltfraktur. Das laterale Gelenkfragment schließt die Incisura fibularis ein und verbindet mit der Syndesmose zur ungebrochenen Fibula (s. auch Abb. 41)

d Extrembeispiel bei intakter Fibula: hochgestauchte Tibiagelenkfläche bei mehrfachem artikulärem Spalt und Verlauf in die Diaphyse. Ein anterolaterales Tibiafragment (Tillaux-Chaput) bleibt mit dem intakten ventralen Syndesmosenband in Zusammenhang mit der Fibula

e Subkapitale Fibulatorsionsfraktur mit Verkürzung. Scheinbar hochgestauchte Tibiagelenkfläche mit intakter Syndesmose (s. auch Abb. 52)

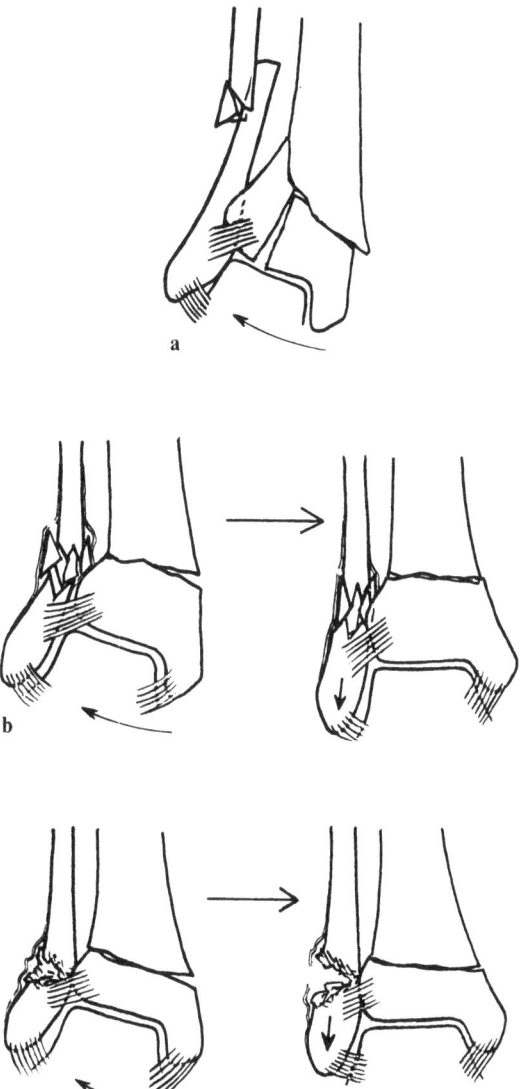

Abb. 38a–c. Typische Fibulafrakturen bei Valgusstellung (halbschematisch).
a Diaphysäre Keilfraktur
b Suprasyndesmale komplexe Fraktur mit multiplen kortikalen Fragmenten. Diese verbleiben in periostalem Kontakt und sind nicht devitalisiert. Nach Aufrichtung wird die Fraktur unter Abstützung ausheilen
c Impaktion der Fibula (spongio-spongiös) unmittelbar proximal der Syndesmose oder intraligamentär. Nach Aufrichtung entsteht ein Defekt, welcher durch ein Transplantat ausgefüllt werden muß

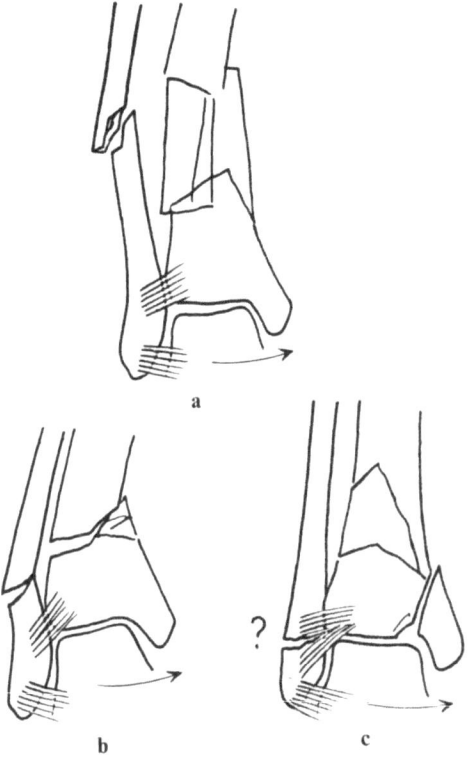

Abb. 39 a–c. Typische Fibulafrakturen bei Varusstellung (Biegung), halbschematisch.
a Diaphysäre Schrägfraktur
b Suprasyndesmale Schrägfraktur
c Querfraktur mit anteromedialer Impression. Unsicherheit bezüglich der Syndesmose (?)

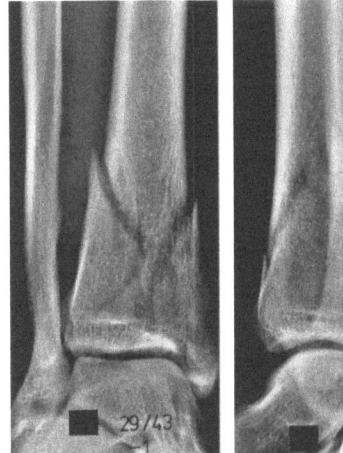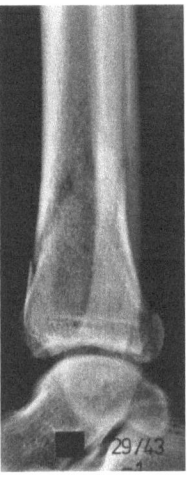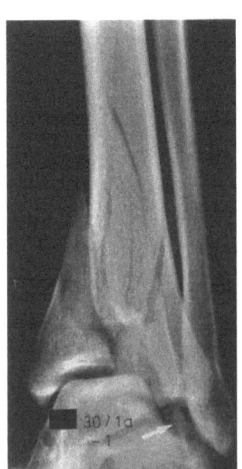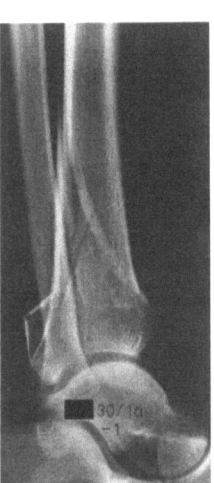

40   **41**

Abb. 40. Röntgenbeispiel zur Klassifikation. Aufstauchung der gesamten Gelenkfläche mit Riß der Syndesmose, seltener Fall einer Aufstauchung der gesamten Tibiagelenkfläche nach proximal. Schräg verlaufende, im Prinzip sagittale Spaltung der Tibiagelenkfläche ohne Dislokation; kleines dorsales Kantenfragment (Verbindung mit der Fibula über dorsales Syndesmosenband?). Die Fibula ist intakt und es ist keine sichere Dislokation der Fibulaspitze nach distal erkennbar. Eingeteilt als C1.1

Abb. 41. Röntgenbeispiel zur Klassifikation. Vollständige sagittale artikuläre Tibiafraktur (wird in der Metaphyse zirkulär). Ausdehnung in die Diaphyse. Eingeteilt als C1.3. Intakte Fibula und Syndesmose, fibulotalare Diastase mit kleinem Abrißfragment (*Pfeil*)

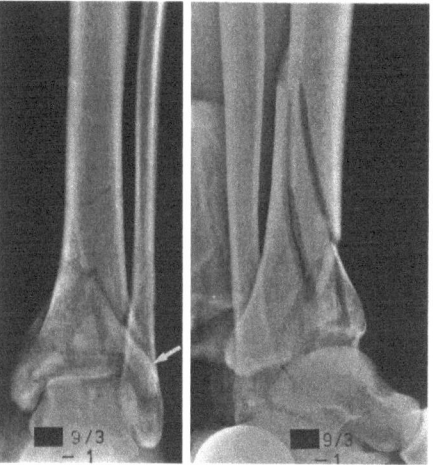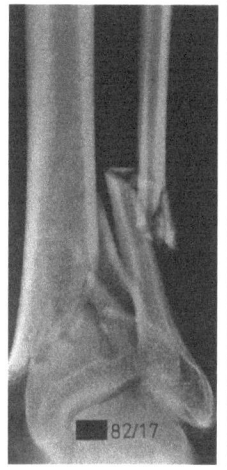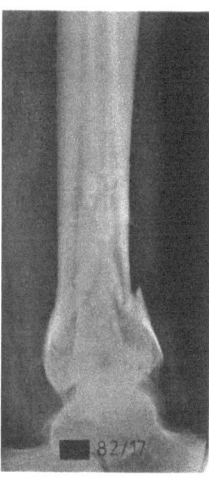

42

43

Abb. 42. Röntgenbeispiel zur Klassifikation. Intakte Fibula bei vollständiger komplexer, artikulärer Tibiafraktur: multiple Spaltungen und Impression. Das einzige identifizierbare Gelenkfragment liegt dorsolateral. Der Talus ist nach ventral luxiert; Ausdehnung in die Diaphyse. Eingeteilt als C3.3. Die Fibula bleibt in Verbindung mit dem großen, dorsolateralen Tibiafragment (hinteres Syndesmosenband). Ventral kleines, tibiales Syndesmosenfragment (Tillaux-Chaput), welches zur Fibula verbindet (*Pfeil*)

Abb. 43. Röntgenbeispiel zur Klassifikation. Diaphysäre Keilfraktur der Fibula bei Valgusstellung. Die Tibiagelenkfläche zeigt eine laterale, artikuläre Spaltung in der Sagittalebene (projektionsbedingt als Aufhellung erkennbar). Metaphysäre Impaktion mit lateraler Keilbildung. Eingeteilt als C2.1

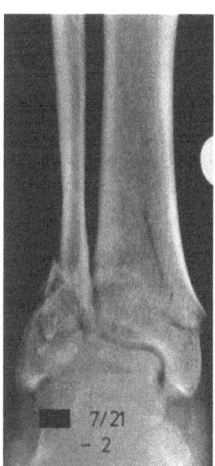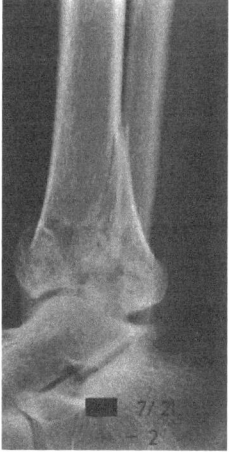

Abb. 44. Röntgenbeispiel zur Klassifikation. Spongio-spongiöse Impaktion der Fibula bei Valgusstellung. Die Tibia zeigt eine vollständige Fraktur mit anterolateraler Spaltung und Impression sowie Impaktion in der distalen Metaphyse. Eingeteilt als C2.1 (Unterabteilung mit Impression), 33jähriger Patient

1.4 Abgrenzung zu den Malleolarfrakturen

Nach der Definition sind Malleolarfrakturen osteoligamentäre Verletzungen der Strukturen, welche die tragende Gelenkfläche der Tibia umgeben und die Gelenkführung ausüben. Im Vordergrund steht die Kombination von Fibulafraktur und Syndesmosenriß (oder entsprechende Abrißfrakturen an den Bandansätzen). Frakturen des Malleolus internus oder Zerreißungen des Lig. deltoideum sind häufig.

Posterolaterale Kantenabscherungen (sog. Volkmann-Dreieck) werden im englischen, skandinavischen und deutschen Sprachbereich den Malleolarfrakturen zugeteilt.

Im französischen Sprachraum gelten sie als Hauptverletzung, d. h. sie werden als Pilon-tibial-Frakturen aufgefaßt, da sie die tragende Gelenkfläche betreffen. Diese Nomenklatur kennt nur Bimalleolarfrakturen und Frakturen des Pilon tibial [29, 36, 37].

Artikuläre distale Tibiafrakturen sind charakterisiert durch die Verletzung der tragenden Gelenkfläche (Spaltungen, Impressionen) (Abb. 45). Die zusätzlichen Verletzungen der umgebenden Strukturen werden diesem Hauptmerkmal untergeordnet. Verletzungen der tibiofibularen Syndesmosenbänder sind selten (s. S. 51 ff.).

Wenn man sich an diesen Definitionen orientiert, so verbleiben nur 3 Befunde, welche bei der Unterscheidung dieser beiden Verletzungen Probleme hervorrufen: die Frakturen am anterolateralen Tubercule de Tillaux-Chaput, die Abscherungen des posterolateralen Kantendreieckes und die seltenen posteromedialen Tibiakantenabbrüche, welche den Innenknöchel einschließen und bei den Malleolarfrakturen in Hauptgruppe A3 eingeteilt sind (Abb. 71). Die letzteren sollen den Malleolarfrakturen zugeteilt werden, wenn sie mit einem Riß des fibulotalaren Bandapparates oder einer infraligamentären Abrißfraktur des Außenknöchels kombiniert sind.

Wie bereits auf S. 47 ausgeführt, werden kleine Abrißfrakturen am Tubercule de Tillaux-Chaput, welche beim Erwachsenen keinen Anteil an der Gelenkfläche aufweisen, analog den reinen extraartikulären Abrißfrakturen des hinteren Syndesmosenbandes, als Element einer Malleolarfraktur aufgefaßt und aus dieser Studie ausgeschlossen. Große, eindeutig artikuläre anterolaterale Frakturen werden hingegen integriert (Abb. 92).

Schwieriger sind die Verhältnisse bei der Zuteilung bestimmter posterolateraler Kantendreiecke: Wenn eine typische Fibulafraktur besteht (schräg intraligamentär oder diaphysär in Kombination mit einer kleinen Fraktur des Malleolus internus) und gleichzeitig ein Syndesmosenriß vorliegt, so ist deren Einteilung als Malleolarfraktur gegeben (Abb. 34a).

Impressionszonen an der Tibiagelenkfläche würden dagegen der Qualifikation einer Pilon-tibial-Fraktur entsprechen (Abb. 97). Sie sind aber im Unfallröntgenbild meistens nicht erkennbar [51] und werden daher in der Regel als Malleolarfraktur eingeteilt. Da sich in unserer Kasuistik keine solchen Fälle finden, ist ein Beispiel aus dem persönlichen Krankengut des Autors eingefügt (Abb. 100).

Vertikale, weit nach proximal gegen die Diaphyse reichende dorsale Fragmente teilen wir den artikulären Tibiafrakturen zu, insbesondere dann, wenn sie mehr dorsomedial liegen. Sie gleichen dann morphologisch ventralen Kantenfragmenten (Abb. 87).

Eindeutig ist auch die Zuteilung für diejenigen Fälle mit dorsalen Fragmenten, bei denen die Fibula intakt ist. Diese gehören nicht in den Formenkreis der Malleolarfraktur. Bei Berücksichtigung dieser Kriterien sind Grenzfälle selten (s. auch Abb. 46).

Zusammenfassend sprechen bei dorsalem Kantenfragment folgende Merkmale für die Einteilung als Malleolarfraktur: ein kurzes, schräges dorsolaterales Kantenfragment, typische intraligamentäre Fibulaschrägfraktur vom Malleolartyp B, Gabelsprengung und ein Riß des Lig. deltoideum.

Für die Einteilung als partielle artikuläre Tibiafraktur (B1) sprechen ein vertikales, weit nach proximal reichendes oder dorsomedial liegendes Kantenfragment, zusätzliche Spaltungen der tragenden Gelenkfläche in einer anderen Ebene, artikuläre Impression jeglicher Lokalisation (B2), intakte Fibula und horizontale Fraktur des Malleolus internus bei nicht diaphysärer Fibulafraktur.

> Malleolarfraktur: Torsionskräfte. Je höher die Fibulafraktur, desto ausgedehnter die tibiofibulare Bandläsion.

> Distale Tibiafraktur: Stauchungs- und Biegekräfte. Je höher die Fibulafraktur, desto stabiler die Gabel.

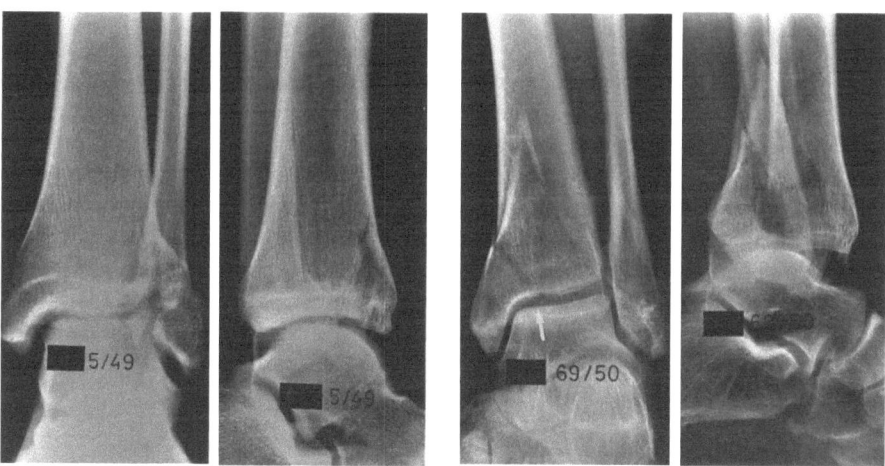

Abb. 45. Röntgenbeispiel zur Klassifikation. Grenzfall zwischen Malleolarfraktur und artikulärer Tibiafraktur: kurze, infraligamentäre Fibulaschrägfraktur, verbreiteter, medialer Gelenkspalt (Riß des Lig. deltoideum – einziger Fall in der Kasuistik), Impression der anterolateralen Gelenkfläche mit Spaltung. Fraktur der lateralen Taluskante. Das dominante Merkmal für die Klassifikation ist die artikuläre Impression mit Spaltung. Eingeteilt als B2.2

Abb. 46. Röntgenbeispiel zur Klassifikation. Grenzfall zwischen Malleolarfraktur und artikulärer Tibiafraktur. Lange Fibulaschrägfraktur, beginnend auf der Höhe der Syndesmose, spitz nach proximal auslaufend, morphologisch wie Malleolarfraktur vom Typ B; spitz nach proximal zulaufendes, eher dorsomedial lokalisiertes Kantenfragment. Zusätzlich sagittale Spaltung der medialen Gelenkfläche, außerhalb des Malleolus internus (*Pfeil*). Dominantes Merkmal für die Klassifizierung sind die 2 Spaltungen der Gelenkfläche und das mehr dorsomedial liegende dorsale Kantenfragment. Eingeteilt als B1.3

2 Kombination mit anderen Verletzungen

Kombinationen mit anderen Verletzungen sind bei distalen Tibiafrakturen nicht selten. Da beim Verunfallten eine bestimmte Schmerzlokalisation dominiert, besteht die Gefahr, daß der untersuchende Arzt zusätzliche Verletzungen übersieht.

Es muß daher besonders auf häufige Läsionen hingewiesen werden, welche sowohl in der Nachbarschaft als auch weit entfernt von der Schmerzstelle auftreten können und für die es in der Literatur Beispiele gibt.

Im untersuchten Krankengut treten diese nur unvollständig in Erscheinung, da sich deren Dokumentation auf die Tibia bzw. deren distales Segment konzentriert. Die Abb. 47 soll die Aufmerksamkeit auf die benachbarten Verletzungen an der gleichen Extremität lenken.

2.1 Proximale Tibiafrakturen

Die wohl häufigste zusätzliche Fraktur in der Umgebung ist die Tibiaschaftfraktur, also eine Fraktur am selben Knochen, aber in einem anderen Segment, welche getrennt kodifiziert werden muß. Sie ist am häufigsten beim artikulären partiellen Spaltbruch (B1), wird jedoch auch bei anderen artikulären Bruchformen gelegentlich beobachtet. Seltener ist eine gleichzeitige Tibiakopffraktur, die jedoch insofern besonders gravierend ist, als damit beide Gelenkflächen der Tibia verletzt sind. Selbstverständlich ist die Operationsindikation bei mehreren Frakturen am gleichen Knochen für beide Lokalisationen zwingend. Je nach Art der Fraktur finden wir im Bereich des Tibiaschaftes sowohl Marknagelungen (bei isolierter artikulärer Spaltung vom Typ B) als auch Plattenosteosynthesen, neuerdings auch den Fixateur externe (vgl. Anhang).

2.2 Begleitende Talusverletzungen

Begleitende Frakturen der Talusrolle betreffen nicht die Tibia. Sie können deshalb nicht in diesem Zusammenhang registriert und klassifiziert werden.

Trotzdem sind die Zusammenhänge mit der distalen Tibiafraktur wegen ihrer Bedeutung für die Behandlung und Prognose zu beachten. Weber [164] hat sie in eine eigene Gruppe von höherem Schweregrad eingeteilt.

Talusfrakturen müssen chirurgisch versorgt werden. Da bei der zentralen Fraktur die Gefahr einer Nekrose besteht, mag diese erhebliche Verschlechterung der Prognose dazu verleiten, entweder primär oder möglichst früh sekundär die Arthrodese der rekonstruktiven Chirurgie vorzuziehen.

Kantenabscherungen (sog. Flake-fragments), sind hochgradig arthrogen und verlangen eine anatomische Reposition und stabile Fixation, um einzuheilen.

Begleitende Talusfrakturen sind jedoch selten; nur 3 Autoren geben Zahlen an: Songis-Mortreux [147] berichtet über 6 Fälle von 106 Pilonfrakturen, Börner [8] über 4 Fälle von 102, und Hourlier [65] über 1 Fall von 84. In unserer Kasuistik finden wir nur 3 Fälle. Von den Kantenabscherungen gehören 2 zu den B-Frakturen; nur eine ist kombiniert mit einer schweren Pilonfraktur vom Typ C3 (s. auch Abb. 45, 49 und 121).

Bedeutend häufiger sind aber reine Knorpelschäden an der Talusrolle. Diese sind im Röntgendokument nicht erkennbar, haben aber eine erhebliche prognostische Bedeutung (Arthrose). Ihre Erfassung ist der Beobachtung des Operateurs in situ vorbehalten und sie sollten in jedem Fall im Operationsbericht beschrieben werden.

2.3 Distale Bandrisse

Risse des fibulotalaren Bandapparates sind selten. Börner [8] ist der einzige Autor, der 2 Fälle erwähnt. Bei Trojan u. Jahna [156] ist diese Verletzung erkennbar, aber nicht kommentiert, ebenso in der Ikonographie von Jahna et al. [66]. In unserem Krankengut sind solche Fälle nicht selten.

Es lassen sich 2 Morphologien unterscheiden:

- Die Diastase zwischen Fibulagelenkfläche und Talusrolle mit Subluxation des Talus nach medial (Abb. 48a).
- Die Dislokation der Fibulaspitze nach distal, infolge einer relativen Verlängerung bei nach proximal verschobener Tibiagelenkfläche. In diesen Fällen besteht keine fibulotalare Diastase (Abb. 48b).

Bei beiden Formen ist die Fibula entweder intakt oder zeigt eine nicht dislozierte diaphysäre Querfraktur (meist leichter Varus), welche den axialen Schub nicht verhindert (Abb. 151).

Eine Kombination mit Riß der Syndesmosenbänder besteht nicht. Laterale Tibiafragmente sind jeweils mit der Fibula in ligamentärer Verbindung (s. S. 51 ff. und Abb. 41, 49, 105 und 112).

Distale Bandrisse an der Fibula werden offensichtlich nur selten in situ festgestellt: Die Operationsberichte melden keine Bandnaht. Unsere Kasuistik enthält einen Fall mit Verschraubung einer kleinen Abrißfraktur.

Diese zusätzliche Verletzung heilt mit der Osteosynthese der proximalen Verletzung folgenlos aus. In unseren Nachkontrollen läßt sich nirgends ein Befund erheben, welcher auf diese initiale Verletzung hinweisen würde. Bei der konservativen Behandlung (Extension) bedeutet sie eine zusätzliche Instabilität und erschwert die Reposition.

2.4 Kalkaneusfrakturen

Im Gegensatz zur relativ seltenen Talusfraktur scheinen begleitende Kalkaneusfrakturen bei Pilon-tibial-Frakturen sehr häufig zu sein. Schon Böhler [7] erwähnt
diese Kombination. Kalkaneusfrakturen können zusätzlich zur Pilonfraktur an
der selben Extremität bestehen, oder aber auf der Gegenseite. Börner [8] berichtet
von einem Fall, Macek [88] von 3 Fällen, Hourlier [63] von 2 Fällen, Songis-Mortreux [147] von 6 Fällen am selben Bein und 7 auf der Gegenseite.

Auch in unserer Kasuistik finden sich solche Fälle, ihre genaue Anzahl läßt
sich jedoch nicht ermitteln (nicht zentrierte oder nicht den ganzen Fuß erfassende
Röntgenbilder).

2.5 Entfernte Verletzungen

Je nach Art des Unfalles (Sturz, Verkehrsunfall etc.) werden auch entfernte Verletzungen bei Pilon-tibial-Fraktur angegeben. Beim Sturz dominieren die Frakturen
der Wirbelsäule, auf die hier besonders hingewiesen werden muß, weil sie sich
nicht durch äußere Symptome manifestieren und deshalb nur bei systematischer
klinischer Untersuchung erkannt werden können. Beim Verkehrsunfall werden
mehr Femurfrakturen und Beckenfrakturen angegeben. Auch das Schädel-Hirn-
Trauma wird erwähnt.

Beispiele

Ein Röntgenbeispiel mit mehreren Kombinationsverletzungen ist abgebildet als
Abb. 49.

Weitere Beispiele mit zusätzlichen Talusfrakturen sind in Abb. 45 und 121
dargestellt.

Röntgenbeispiele mit Abriß bzw. Abrißfraktur des fibulotalaren Bandapparates finden sich in den Abb. 40, 41, 49, 105, 112 und 151.

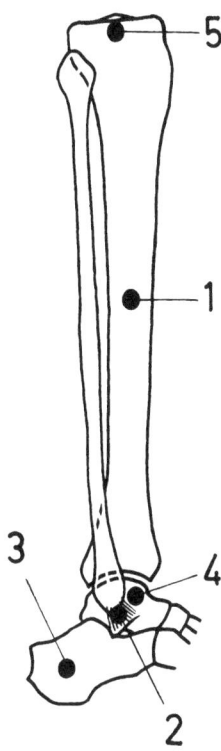

Abb. 47. Verletzungen in der Nachbarschaft des distalen Tibiasegmentes. Das Schema ist nach der Häufigkeit der Begleitverletzungen numeriert:
1 Tibiaschaftfrakturen
2 Distale fibulotalare Bandrisse
3 Kalkaneusfrakturen
4 Talusfrakturen
5 Tibiakopffrakturen

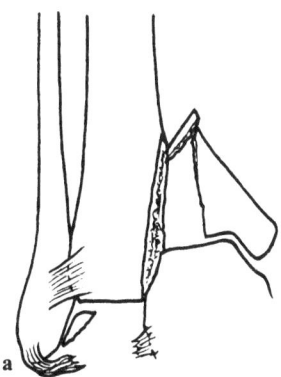

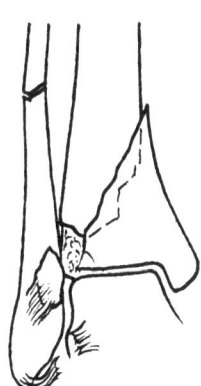

Abb. 48 a, b. Bandrisse zwischen Fibulaspitze und Fußskelett.
a Fibulotalare Diastase mit Riß der distalen Bandgruppe (Lig. fibulotalare anterius, Lig. fibulotalare posterius und Lig. fibulocalcaneare). Die Syndesmosenbänder bleiben intakt. Partielle
Fraktur der Gruppe B1 (vgl. auch Abb. 37)
b Abriß der fibulotalaren und fibulokalkanearen Bänder durch Dislokation der Fibulaspitze
nach distal bzw. Hochstauchen der Tibiagelenkfläche: keine fibulotalare Diastase. Anterolaterales Tibiafragment mit vorderem Syndesmosenband in Verbindung mit der Fibula. Intakte Fibula
oder wenig dislozierte diaphysäre Querfraktur. Vorwiegend vollständige Tibiafrakturen vom
Typ C

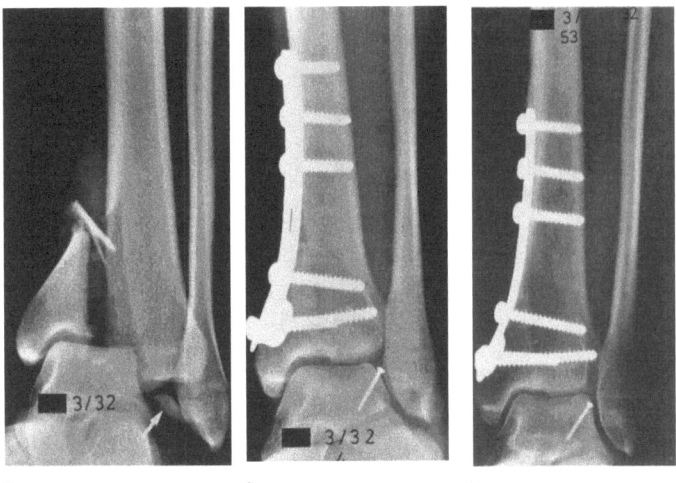

a   b   c

Abb. 49a–c. Röntgenbeispiel mit Nebenverletzungen.

a Partielle sagittale Spaltung der Gelenkfläche, Abscherung eines lateralen Taluskantenfragmentes (→), fibulotalare Diastase (distaler Bandriß) bei intakter Fibula. Suizidaler Sturz bei 26jähriger psychiatrischer Patientin. Geschlossene Fraktur. Zusatzverletzungen: distale Radiusfraktur, Kalkaneusfraktur der Gegenseite

b 4 Wochen nach notfallmäßiger Osteosynthese mit T-Platte und Verschraubung des Talusfragmentes

c Nach 1 Jahr: Gelenk arthrosefrei; feinste Unregelmäßigkeit nach osteochondralem Defekt mit Verdichtung medial. Das Talusfragment ist verheilt, das Osteosynthesematerial reizlos

3 Axiale Dislokationen

Während der Bearbeitung des Krankengutes wurden wir auf die Häufigkeit und Bedeutung axialer Dislokationen aufmerksam. Schon Böhler [7] hat darauf hingewiesen. Seither wurden ihnen aber unseres Wissens keine besondere Beachtung mehr geschenkt.

3.1 Dislokation bei frischer Fraktur

Axiale Dislokationen sind bei den meisten metaphysären und artikulären Impaktionsfrakturen nicht zu übersehen. Weil die Stellung der Extremität in diesen Fällen gewissermaßen fixiert ist, läßt sich der Befund gut erkennen. Er ist jedoch nicht konstant (vgl. auch Anhang, Untergruppen A2.1 und C2.1).

Wir haben bereits betont (s. S. 34), daß das zur Dokumentation abgegebene Röntgenbild nicht immer den unmittelbaren Zustand nach der Verletzung wiedergibt: Grobe Dislokationen werden am Unfallort zur Entlastung der Weichteile reponiert. Erste Röntgenbilder sind oft technisch unbefriedigend.

Bei einfachen Impressionsfrakturen gleitet der Talus häufig spontan in seine ursprüngliche Stellung zurück (Abb. 106).

Ohne Zweifel sind initiale axiale Dislokationen also viel häufiger, als dies aus unserer Dokumentation zu erkennen wäre. Hinweise darauf können neben Impressionen auch charakteristische Fibulafrakturen geben (s. S. 53 f.).

In der systematischen Analyse (s. Anhang, Abschn. 3) werden sie wie folgt registriert: VL: Valgus, VR: Varus, RK: Rekurvation, AK: Antekurvation (S. 248 ff.). Kombinationen sind häufig. Rekurvation und Antekurvation finden wir jedoch nur bei vollständigen Frakturen (Gruppe C).

Axiale Dislokationen sind am häufigsten bei Impaktionsfrakturen und metaphysären Trümmerbrüchen (A2.1, A2.2 sowie C2.1 und C2.2). Sie sind aber auch auffallend häufig bei den einfachen Schräg- und Keilfrakturen. Bei den partiellen Frakturen (Gruppe B) sind sie selten. Hier ist jedoch zu beachten, daß Türflügelimpressionen (s. S. 106 ff.) immer eine axiale Dislokation beim Unfall beweisen. Wenn der Talus in seine ursprüngliche Stellung zurückgeglitten ist, steht der Fuß dann allerdings wieder achsengerecht (Abb. 106).

Bei den langen, in die Diaphyse verlaufenden Brüchen sind sie weniger ausgeprägt. Bei Torsionsfrakturen sowie bei sehr komplexen artikulären Brüchen fehlen sie fast ganz (C3).

Im Vordergrund steht die Valgusdislokation (annähernd 200 Fälle oder ca. $^1/_5$ des gesamten Krankengutes), gefolgt von der Varusdislokation (beinahe 90 Fälle oder ca. $^1/_{10}$ des gesamten Krankengutes). Wir beschränken uns in der Folge auf die Analyse dieser 2 Dislokationen. Sie sind zwar oft mit Antekurvation oder Rekurvation kombiniert, dominieren jedoch eindeutig auch bezüglich der Ergebnisse der Spätkontrollen. Rekurvation und Antekurvation treten selten isoliert auf und führen, von seltenen Ausnahmen abgesehen (s. Abb. 155), zu keinen relevanten Spätfolgen.

Auffallend ist die häufige Kombination von Valgusdislokation mit offener Fraktur, also mit Weichteilschaden. Dies kann kein Zufall sein. Denn insbesondere in den Untergruppen, bei denen offene Frakturen sehr selten sind (z. B. bei den Impaktionsuntergruppen A2.1 und C2.1), finden wir offene Frakturen nur bei Valgusposition (s. S. 256, 280). Die Kombination Valgusdislokation und offene Fraktur ist auch besonders häufig bei den extraartikulären Keilfrakturen A2.2 und den artikulären Spaltbrüchen mit metaphysärer Trümmerzone (C2.2). In diesen Fällen ist der Weichteilschaden meistens medial lokalisiert.

Demgegenüber sind Frakturen in Varusstellung nur selten offen und werfen auch insgesamt weniger Probleme auf (vgl. Beispiele, S. 69).

3.2 Sekundäre Fehlstellungen

Unter den 601 Spätkontrollen wurden insgesamt 29 Fehlstellungen festgestellt (ca. 5%). Wir finden sie nie nach einfachen Frakturen, sondern nur nach Mehrfachbrüchen, und zwar v. a. nach komplexen Frakturen in der Metaphyse.

Dabei fallen folgende Regelmäßigkeiten auf:

3.2.1 Dominanz der Position beim Unfall

Es besteht eine konstante Übereinstimmung der Fehlstellung mit der Dislokation bei Unfall; eine sekundäre Fehlstellung geht *immer* in die Richtung der ursprünglichen Deviation: Valgus bei Unfall wird immer zu Valgusfehlstellung, Varus bei Unfall wird *immer* zu Varusfehlstellung. Die Ursache der Fehlstellung ist asymmetrisch verzögerte Frakturheilung in der Metaphyse. Man muß aber auch an einen Traktionseffekt der Weichteile (tiefe Vernarbung, evtl. muskuläre Kontraktur?) denken. Eine Ausnahme zeigt die nicht aus unserer Kasuistik stammende Abb. 178.

3.2.2 Fibula als lateraler Pfeiler (vgl. S. 149)

Eine gut abgestützte Fibulafraktur ist fast immer in der Lage, als „lateraler Pfeiler" [148] sekundäre Valgusfehlstellungen zu verhüten (Abb. 128). Dies zeigen einige frühsekundäre Fibulaosteosynthesen. Unsere Kasuistik enthält nur 2 Ausnahmen von dieser Regel.

Bei Varusstellung kommt dem lateralen Implantat ein Zuggurtungseffekt zu, sofern die Syndesmose intakt ist.

Die AO-Gruppe befürchtete anfänglich v. a. eine sekundäre Einsinterung der Tibia in Varusstellung [139]. In diesem Sinne wurde dem medialen Implantat eine reine Stützfunktion zugesprochen. Diese Auffassung muß im Hinblick auf die Bedeutung der Valgusfehlstellung ergänzt werden. Das mediale Implantat ist oft nur epimetaphysär umfassend und eine Verbindung zur Diaphyse im Sinne der Neutralisation [44] (vgl. S. 165 f. und Abb. 125).

Unter 29 sekundären Fehlstellungen sind 22 in Valgusstellung. Die Ursache dafür ist 10mal eine fehlende, einmal eine technisch ungenügende Fibulaosteosynthese. Die Ursachen der Fehlstellung bei 11 Fällen sind aus den Dokumenten nicht ersichtlich. Sie trat 2mal trotz technisch korrekter Fibulaosteosynthese auf. Eine zweite laterale Platte an der Tibia (2 Fälle) bzw. eine ventrale Tibiaplatte (1 Fall) konnte die sekundäre Fehlstellung nicht verhindern (Abb. 158).

6 Fälle von sekundärer Varusfehlstellung traten trotz medialer Platte auf (evtl. durch Devitalisation unter dem Implantat?) (Abb. 172).

Eine sekundäre Rekurvation besteht nur in einem Fall. Nach technisch einwandfreier Osteosynthese kam es in der Folge wieder zur ursprünglichen Stellung (Abb. 155).

Die klinische Relevanz solcher Fehlstellungen, insbesondere die Frage der dadurch hervorgerufenen Spätarthrosen, läßt sich aus unserem Krankengut nicht ermitteln. Dafür ist die Zeit zwischen Operation und Nachkontrolle (in den meisten Fällen ca. 1 Jahr) zu kurz.

Beispiele

Röntgenbeispiele typischer axialer Dislokationen finden sich dokumentiert für:

- A-Frakturen: Valgusposition in Abb. 59 und 60.
  Varusposition in Abb. 55 und 58.
- B-Frakturen: Valgusposition in Abb. 33.
  Varusposition in Abb. 89, 99, 101 und 119.
- C-Frakturen: Valgusposition in Abb. 43, 44, 107, 108, 112 und 154.
  Varusposition in Abb. 109, 110, 113 und 123.

4 Frakturen mit offener Epiphysenfuge

Da die ABC-Klassifikation nach der Lokalisation ausgerichtet ist und die AO-Dokumentation auch operierte Frakturen von Kindern und Adoleszenten einschließt, werden die Epiphysenfrakturen hier mitberücksichtigt. Die Einteilung deckt sich mit derjenigen im *Manual der Osteosynthese* [104].

Die Operationsindikationen artikulärer Frakturen, bei denen die exakte Reposition im Vordergrund steht, sind mit denjenigen des Erwachsenen identisch. Es ist daher anzunehmen, daß hier unser Krankengut den natürlichen Relationen zwischen Adoleszenten und Erwachsenen entspricht.

Extraartikuläre Frakturen des Adoleszenten werden mehrheitlich konservativ behandelt. Unser Krankengut schließt nur eine kleine Minorität derselben ein, und zwar diejenigen, welche irreponibel oder offen sind und deswegen operiert werden müssen.

Frakturen, die im Malleolus internus verlaufen und keinen Anteil an der tragenden Gelenkfläche aufweisen, sind nicht selten. Sie mußten aber, wie bereits auf S. 44 ausgeführt, konsequenterweise aus dieser Studie ausgeschlossen werden (Abb. 50a, b).

Supramalleoläre Epiphysenfrakturen mit fast vertikalem Verlauf in der Metaphyse (ausnahmsweise in die Diaphyse reichend) entsprechen den extraartikulären Schrägfrakturen und werden sinngemäß als A1.2 eingeteilt (Abb. 50c).

Die rein traumatische Epiphysenlösung entspricht biomechanisch einer extraartikulären Querfraktur und ist unter A1.3 erfaßt (Abb. 50d).

Einfache artikuläre Frakturen, die die tragende Gelenkfläche betreffen, sind häufig. Sie entsprechen partiellen Spaltbrüchen und werden als B1.2 eingeteilt. Die Dislokation ist entweder nach medial (Abb. 50f) oder nach lateral (Abb. 50g) orientiert. Die Interpretation als artikuläre Fraktur wird dann problematisch, wenn das laterale Fragment klein ist und, anstatt sicher Folge eines Abbruchs oder einer Abscherung zu sein, morphologisch einer tibialen Abrißfraktur des vorderen Syndesmosenbandes am Tubercule de Tillaux-Chaput gleicht. Eine saubere Unterscheidung kann in bestimmten Fällen schwierig sein.

Nicht selten verlaufen solche Verletzungen proximal und distal in verschiedenen Ebenen, so daß, zusammen mit der Epiphysenlösung – 3 Ebenen von der Läsion betroffen sind (sog. Triplane-fracture) (vgl. auch die Ausführungen bei den Verletzungen des Malleolus internus, S. 45, Abb. 50e [72a]).

Vollständige artikuläre Frakturen, welche mit einer traumatischen zirkulären Epiphysenlösung oder einem kleineren dorsalen Metaphysenfragment kombiniert sind, sind extrem selten. In unserer Kasuistik finden sich 2 derartige Fälle (Abb. 50i und 179). Diese Morphologie entspricht dem Typ C des Erwachsenen.

Beispiele

Röntgenbeispiele von Frakturen mit offenen Epiphysenfugen sind dokumentiert als Abb. 27, 54, 92, 93, 110 und 179.

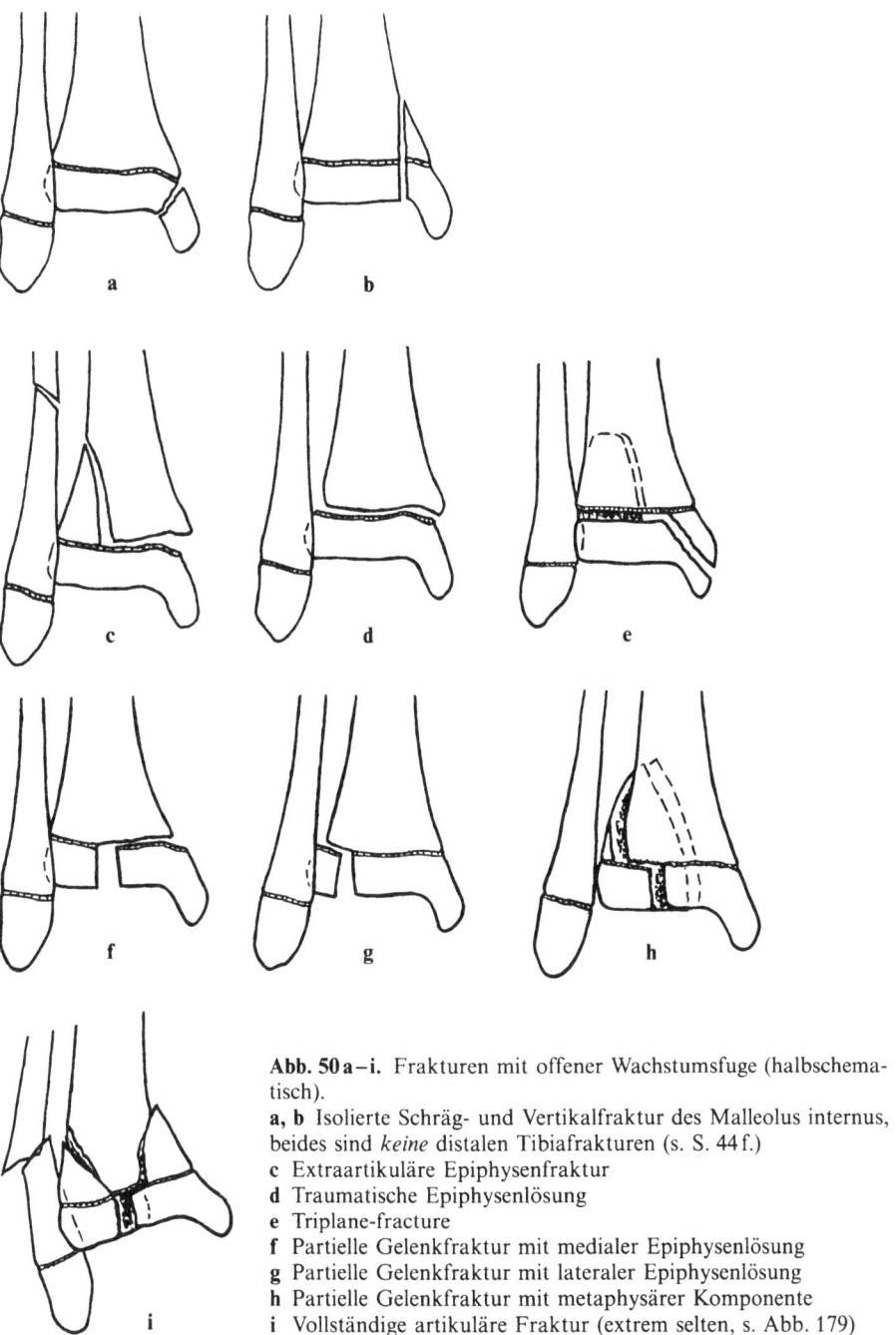

Abb. 50a–i. Frakturen mit offener Wachstumsfuge (halbschematisch).

a, b Isolierte Schräg- und Vertikalfraktur des Malleolus internus, beides sind *keine* distalen Tibiafrakturen (s. S. 44 f.)
c Extraartikuläre Epiphysenfraktur
d Traumatische Epiphysenlösung
e Triplane-fracture
f Partielle Gelenkfraktur mit medialer Epiphysenlösung
g Partielle Gelenkfraktur mit lateraler Epiphysenlösung
h Partielle Gelenkfraktur mit metaphysärer Komponente
i Vollständige artikuläre Fraktur (extrem selten, s. Abb. 179)

5 Frakturen der distalen Tibiametaphyse

Bei der Beurteilung der Frakturen der distalen Metaphyse muß auf Merkmale abgestellt werden, welche klinisch relevant und im gewöhnlichen Röntgenbild erkennbar sind.

Dabei kann die Einteilung übernommen werden, welche in der *Classification AO des fractures* [106] für alle Lokalisationen an den langen Röhrenknochen begründet und dargelegt worden ist:

- Bei den einfachen Frakturen wird unterschieden zwischen Torsions-, Schräg- und Querfraktur.
- Beim Mehrfachbruch erfolgt die Einteilung nach dem Bestehen oder dem Fehlen eines Kontaktes zwischen den Hauptfragmenten nach der Reposition.

5.1 Einfache Frakturen

Die Torsionsfrakturen sind alle geschlossen, zeigen also wenig Weichteilschaden (Abb. 51).

Die Schrägfrakturen sind am häufigsten. Wir treffen sie einerseits als Epiphysenfraktur des Adoleszenten an (Abb. 50c), andererseits als Schrägfraktur des Erwachsenen (Abb. 51).

Die Querfrakturen, bei welchen der Winkel zwischen der Fraktur und der Vertikalen auf die Tibiaachse in allen Ebenen weniger als 30° betragen soll, sind entsprechend seltener. Zu dieser Gruppe gehören auch die rein traumatischen Epiphysenlösungen des Adoleszenten.

5.2 Mehrfachbrüche

Bei diesen Frakturen sind an der distalen Tibia Besonderheiten zu beachten, welche für andere Lokalisationen an den langen Röhrenknochen nicht oder nur in Analogie bestehen.

Der sich nach distal gleichmäßig erweiternde, metaphysäre Konus endet bei der Tibia nicht, wie beim distalen Femur oder beim distalen Humerus, in 2 durch Pfeiler abgestützte und deutlich zu unterscheidende kondyläre Kompartimente. Der Querschnitt geht von der diaphysären Dreieckform über ein Oval in die rechteckige Gelenkfläche über (Abb. 2 und 6). Eine Orientierung der Frakturen nach der einen oder anderen Seite besteht deshalb nicht bzw. ist uncharakteristisch. Spaltungen, Verwerfungen und Impaktionen sind auf die ganze Zirkumferenz verteilt. Aus diesen Gründen kann eine Einteilung nach Ebenen, wie sie für distales Femur und proximale Tibia charakteristisch ist, bei der distalen Tibia nicht ohne weiteres verwendet werden.

Die typischen Morphologien sind die Keilbildung, die Impaktion und die multiple Fragmentation.

5.2.1 Keilfrakturen

Bei *Keilfrakturen* ist der Kontakt zwischen den Hauptfragmenten nach der Reposition an einer Stelle erhalten. Die Keilbildung kann einfach sein oder aus multiplen Fragmenten bestehen. Eine Ausdehnung in die Diaphyse ist relativ häufig und muß berücksichtigt werden. In diesen Fällen liegt ein Keilfragment größtenteils diaphysär.

Aus der Morphologie kann bei Keilfrakturen u. U. auf den Unfallmechanismus geschlossen werden. Böhler [7] hat die genetische Einteilung bevorzugt. Bei extraartikulären Frakturen ist der Torsionsmechanismus am deutlichsten bei langen, in die Diaphyse verlaufenden Bruchlinien erkennbar. Je kürzer die Fragmente sind, desto unsicherer wird die Interpretation.

5.2.2 Metaphysäre Impaktion

Diese Morphologie ist beim distalen Tibiasegment sowohl als rein extraartikuläre Form (Typ A) als auch mit zusätzlichen Spaltungen in das Gelenk (Typ C) gewissermaßen spezifisch.

Die metaphysäre Impaktion wird von M. E. Müller et al. [106] definiert als „Interpenetration von dünnen kortikalen Schalen in die Spongiosa". Neben dieser kortikospongiösen gibt es aber auch eine spongio-spongiöse Impaktion im mittleren und distalen Bereich der Metaphyse (Abb. 57). Solche Frakturen sind infolge der Einstauchung stabil, meist ad axin disloziert, jedoch nur wenig ad latus verschoben und demgemäß fast immer geschlossen. Man erkennt die Impaktion im Röntgenbild oft an einer typischen Verdichtung der spongiösen Struktur.

Wir kennen solche Einstauchungen an der rumpfnahen, proximalen Metaphyse von Femur und Humerus. Sie sind dem kugelig geformten Kopfanteil des Gelenkes benachbart. Die axialen Dislokationen wirken sich dort funktionell nur wenig aus.

Am distalen Segment von Radius und Tibia treten die Impaktionen in der unmittelbaren Nachbarschaft des pfannenartig gewölbten Anteils des Gelenkes auf. Sie führen zu störenden Deformationen und funktionellen Einschränkungen. Ähnliche Verletzungen finden wir auch an den Metaphysen der Mittelhand.

An den distalen Metaphysen von Femur und Humerus (Ellbogen, Knie), die eine kompartimentale Struktur in der Frontalebene aufweisen, entstehen durch die Einwirkung asymmetrischer Kräfte Pfeilerfrakturen von verschiedenartiger Morphologie, aber keine Einstauchungen.

Nun sind, bei unbestrittenen Ähnlichkeiten, zwischen distalem Radius und Tibiametaphyse doch 3 deutliche Unterschiede festzustellen:

- Die distale Tibia sieht einem Konus ähnlich. Die Form des Querschnittes verändert sich zwar von der viereckigen Gelenkfläche über das Oval der Metaphyse in das Dreieck der Diaphyse. Aber die Verjüngung, die Abnahme des Querschnittes von distal nach proximal (sofern man vom nicht tragenden Innenknöchel absieht), ist unbedeutend (Abb. 6, 15).
  Der distale Radius zeigt eine Trompetenform. Die Verjüngung von der breiten Gelenkfläche zur Diaphyse erfolgt abrupt, die Unterschiede im Querschnitt sind beträchtlich (Abb. 6, 15).
- Entsprechend der Morphologie ist die rein spongiöse Zone in der Tibiametaphyse breit, beim Radius schmal. Daher sind Impaktionen an der Tibia oft spongiospongiös, am Radius eher kortikospongiös (Abb. 15).
- Die ligamentäre Gelenkführung ist am OSG straff, scharnierartig, entsprechend der zylindrischen Form des Gewölbes. Das führt dazu, daß axiale Fehlstellungen, insbesondere Varus und Valgus, schlecht toleriert werden.
  Am Radius ist die ligamentäre Gelenkführung der Funktion und der Form des Gewölbes (Kuppel, Becher) angepaßt und gestattet Bewegungen in allen Ebenen. Demgemäß stören Fehlstellungen viel weniger.

Ein weiterer Unterschied zwischen distalem Radius und distaler Tibia scheint im Kausalzusammenhang zwischen Impaktion und Osteoporose zu bestehen: Am Radius ist die extraartikuläre Impaktion charakteristisch für Frauen in der Menopause. An der distalen Tibia überwiegt das weibliche Gechlecht nur wenig. Das Durchschnittsalter der Patienten beträgt 57 Jahre. Bei den Fällen mit einfacher Keilbildung ist das Durchschnittsalter 55 Jahre und das männliche Geschlecht ist etwas stärker vertreten. Bei Patienten mit multiplen Keilbildungen und bei solchen mit komplexen extraartikulären (A3) sowie artikulären Frakturen, welche mit Impaktion kombiniert sind (C2.1), ist das Durchschnittsalter signifikant niedriger (42 Jahre). Das männliche Geschlecht tritt immer mehr in den Vordergrund (vgl. Anhang).

Wird eine Impaktion durch Reposition beseitigt, so wird die Fraktur instabil und der spongiöse Defekt entfaltet sich. Wird dieser nicht ausgefüllt und abgestützt, kommt es zur sekundären Einsinterung.

Impaktionen an der distalen Tibia können den ganzen Querschnitt betreffen oder seltener nur einen Teil desselben. Sie sind oft mit Spaltungen kombiniert (Abb. 57).

Die Analyse des Krankengutes hat gezeigt, daß bei metaphysären Impaktionen immer ein Kontakt zwischen den Hauptfragmenten nach der Reposition bestehen bleibt. Da dieses Merkmal für die Klassifikation dominierend ist, gelten diese Frakturen also nicht als komplex und gehören demnach in die Gruppe A2, zusammen mit den Keilfrakturen.

5.2.3 Komplexe Frakturen

Definitionsgemäß besteht bei diesen Brüchen kein Kontakt zwischen den Hauptfragmenten. Es liegen demnach mindestens 4 Fragmente vor.

Wir unterscheiden 2 Morphologien:
- Frakturen mit wenigen, deutlichen Fragmenten, welche reponierbar sind;
- Brüche mit multiplen kleineren Fragmenten, welche nicht gut individualisiert werden können und der Reposition u. U. nicht zugänglich sind. Deren Vitalität ist zweifelhaft.
  Bei der Osteosynthese ist eine Spongiosaplastik erforderlich.
  Beide Morphologien zeigen einen erheblichen Anteil an offenen Frakturen.

5.2.4 Ausdehnung in die Diaphyse

Die *Ausdehnung* von komplexen und Keilfrakturen *in die Diaphyse* wurde als Nebenmerkmal für die Einteilung verwendet. Sie bedeutet ohne Zweifel eine vermehrte Instabilität und eine biologische Verschlechterung infolge der Beteiligung von 2 Gebieten mit getrennter Blutversorgung. Bei der operativen Versorgung entstehen deswegen auch zusätzliche technische Schwierigkeiten.

5.3 Zusammenfassung der Merkmale und Klassifikation

Zusammenfassend werden folgende Merkmale für die Klassifikation von Frakturen der distalen Tibiametaphyse verwendet:
1. einfache Fraktur
   - Torsion, Schrägbruch, Querbruch (A1, Abb. 51);
2. Mehrfachbruch mit erhaltenem Kontakt zwischen den Hauptfragmenten (A2, Abb. 56)
   - Impaktion, einfache oder mehrfache Keilbildung;
3. komplexe Fraktur (kein Kontakt zwischen den Hauptfragmenten) (A3, Abb. 62)
   - größere individualisierbare Fragmente, multiple kleine Fragmente (Devitalisation).

Der Frakturverlauf in die Diaphyse wird zur Bildung der dritten Untergruppe (.3) bei A2 und A3 verwendet. Für die Zuordnung muß ein Keilfragment mehrheitlich in die Diaphyse hineinreichen.

Nebenverletzungen werden als zusätzliche Indikatoren für den Schweregrad berücksichtigt, aber nicht zur Klassifikation verwendet, z. B. axiale Dislokationen, Fibulafrakturen, Frakturen des Malleolus internus.

Bezüglich Einzelheiten und zahlenmäßiger Verteilung vgl. auch Anhang, Abschn. 3.

Beispiele

Röntgenbeispiele von extraartikulären Frakturen sind dokumentiert als:
- einfache Frakturen: Abb. 52-55,
- Keil- und Impaktionsfrakturen: Abb. 58-61,
- komplexe Frakturen: Abb. 63-66.

Weitere Beispiele von extraartikulären Frakturen sind dokumentiert in Abb. 27, 28, 32 und 160.

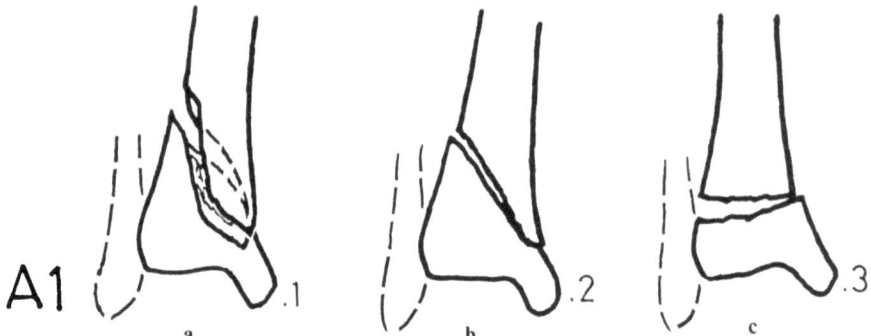

Abb. 51 a–c. Die typischen, einfachen metaphysären Frakturen (halbschematisch).
a *A1.1* Torsionsfraktur
b *A1.2* Schrägfraktur
c *A1.3* Querfraktur (Definitionen s. Text)

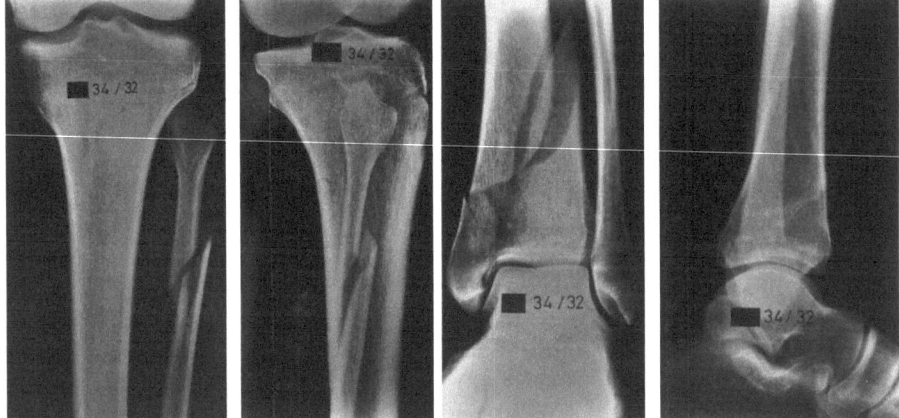

Abb. 52. Röntgenbeispiel zur Klassifikation. Metaphysäre Tibiatorsionsfraktur. Die Gelenkfläche ist nicht verletzt. Proximale Fibulatorsionsfraktur mit Verkürzung (ähnlich einer Maisonneuve-Malleolarfraktur). Keine Zeichen einer Gabelsprengung (Operationsbericht stumm). Vertikale Fraktur des Malleolus internus. Eingeteilt als A1.1

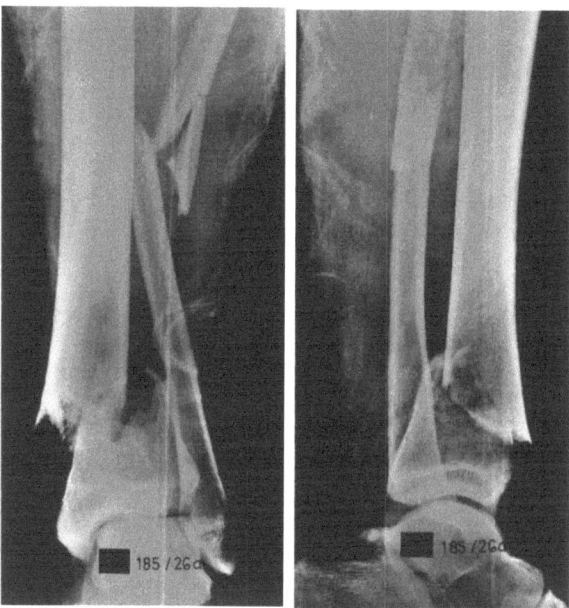

Abb. 53. Röntgenbeispiel zur Klassifikation. Einfache metaphysäre Schrägfraktur, erkennbar im seitlichen Röntgenbild. Eingeteilt als A1.2. Leichte Valgusstellung mit typischer, diaphysärer Fibulakeilfraktur

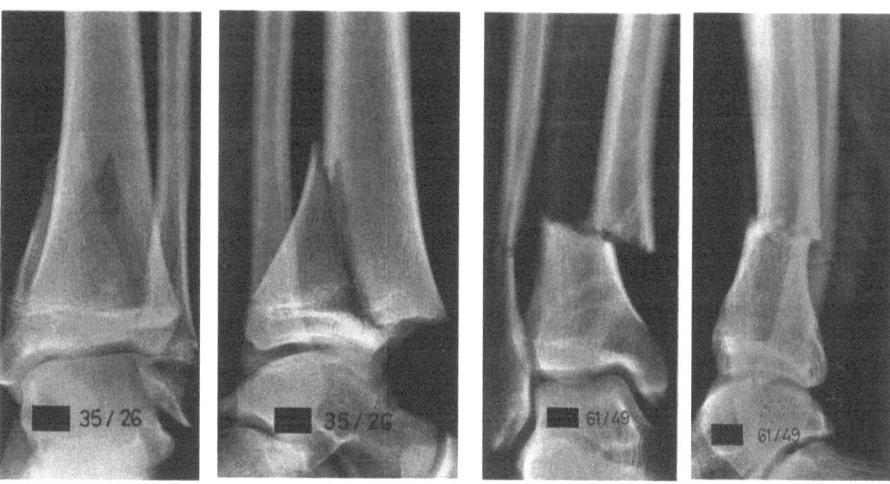

54   55

Abb. 54. Röntgenbeispiel zur Klassifikation. Extraartikuläre Epiphysenfraktur. Die Bruchlinie verläuft, von der partiellen ventralen Epiphysenlösung ausgehend, dorsomedial. Schrägfraktur, eingeteilt als A1.2

Abb. 55. Röntgenbeispiel zur Klassifikation. Metaphysäre Querfraktur. In keiner Ebene ist der Winkel zur Senkrechten auf die Tibiaachse größer als 30°. Eingeteilt als A1.3. Varusposition, diaphysäre Fibulafraktur mit kleinem Biegekeil

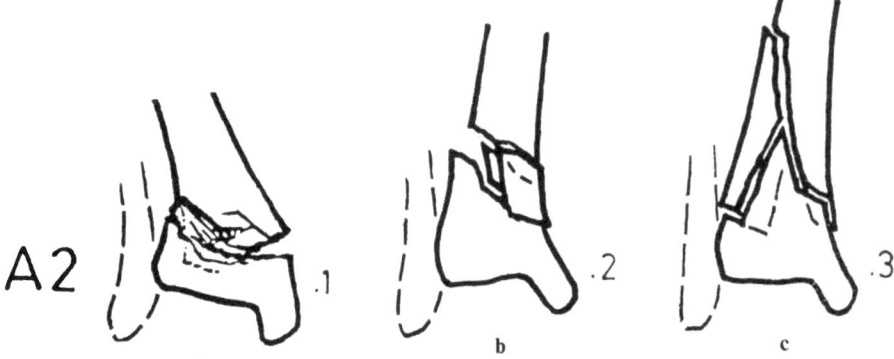

Abb. 56 a–c. Die typischen mehrfachen metaphysären Frakturen mit Kontakt zwischen den Hauptfragmenten (halbschematisch = A2).
a *A2.1* Impaktionsfraktur
b *A2.2* einfacher oder mehrfacher Keil
c *A2.3* Verlauf in die Diaphyse

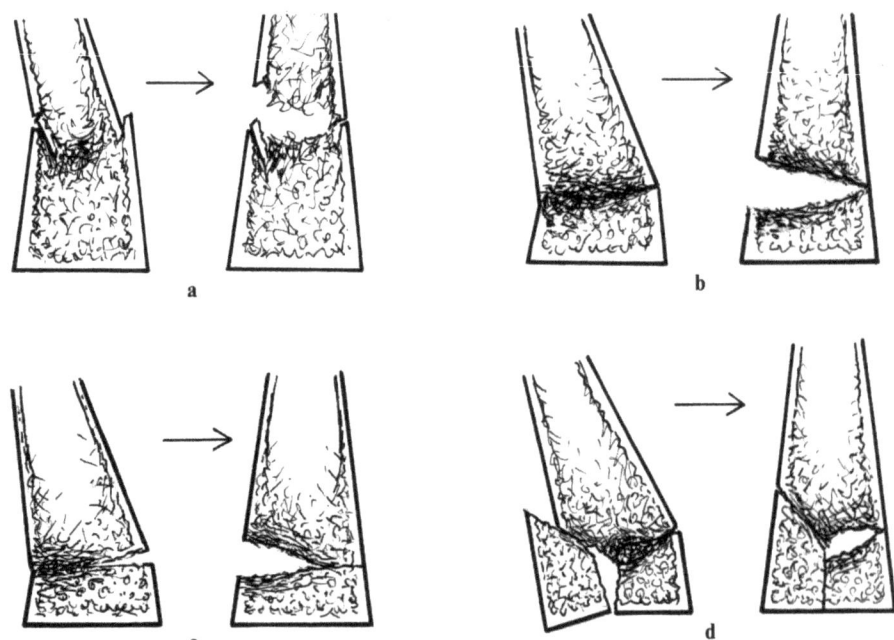

Abb. 57 a–d. Schematische Darstellung der metaphysären Impaktion. Bei der Reposition der axialen Dislokation entstehen Defekte.
a Kortikospongiöse Impaktion in der proximalen Metaphyse
b Spongio-spongiöse Impaktion in der ganzen Breite
c Partielle spongio-spongiöse Impaktion
d Partielle Impaktion mit Keilausbruch

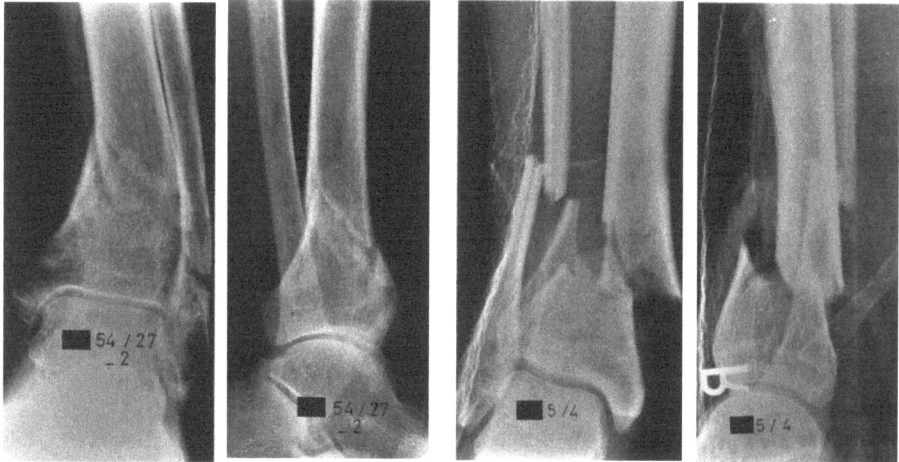

58   **59**

Abb. 58. Röntgenbeispiel zur Klassifikation. Extraartikuläre Impaktionsfraktur. Erhaltener Kontakt zwischen den Hauptfragmenten dorsomedial. Varusstellung mit typischer suprasyndesmaler Fibulaschrägfraktur. Eingeteilt als A2.1

Abb. 59. Röntgenbeispiel zur Klassifikation. Metaphysäre Schrägfraktur mit erheblicher Dislokation ad latus, großes laterales Keilfragment, Valgusstellung, und diaphysäre Fibulaschrägfraktur

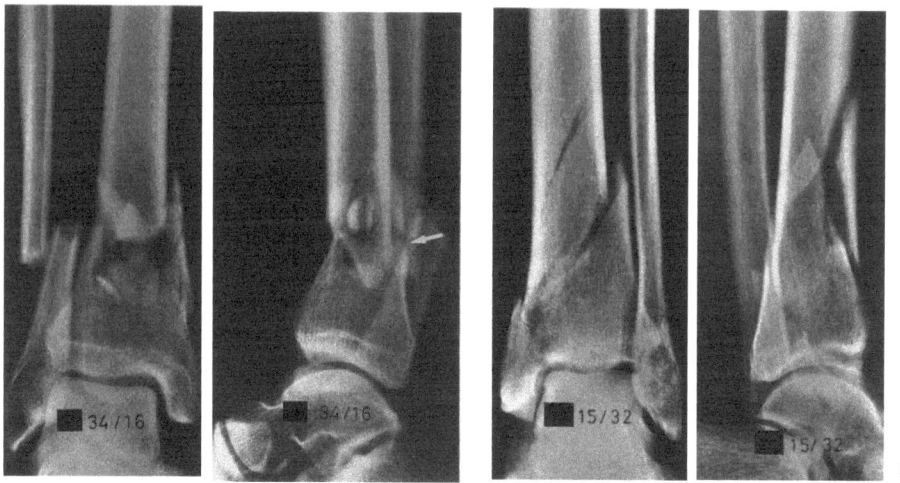

60   **61**

Abb. 60. Röntgenbeispiel zur Klassifikation. Extrembeispiel für die Gruppe A2: Multiple metaphysäre Keilbildungen mit Defekt. Kontakt zwischen den Hauptfragmenten dorsolateral erhalten (im seitlichen Röngenbild deutlich erkennbar, →). Wahrscheinlich bis in das Gelenk reichende Fissur. Diaphysäre Fibulaquerfraktur. Leichte Valgus- und Rekurvationsdislokation, geschlossene Fraktur. Eingeteilt als A2.2

Abb. 61. Röntgenbeispiel zur Klassifikation. Metaphysäre Torsionsfraktur. Das proximale Keilfragment liegt mehrheitlich in der Diaphyse. Distale Fibulaschrägfraktur auf Höhe der Syndesmose, keine Bandläsion im Operationsbericht angegeben. Leichte Aufstauchung der gesamten Gelenkfläche nach proximal, steile Schrägfraktur des Malleolus internus. Geschlossene Verletzung. Eingeteilt als A2.3

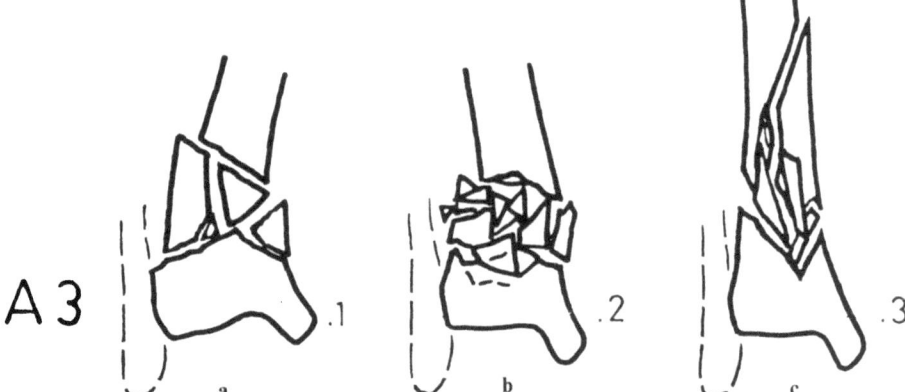

Abb. 62a–c. Die komplexen metaphysären Frakturen (halbschematisch). Es besteht nirgends ein Kontakt zwischen den Hauptfragmenten.
a Mehrere, deutlich zu unterscheidende Keilfragmente: *A3.1*
b Multiple kleinere Fragmente: *A3.2*
c Verlauf in die Diaphyse: *A3.3*

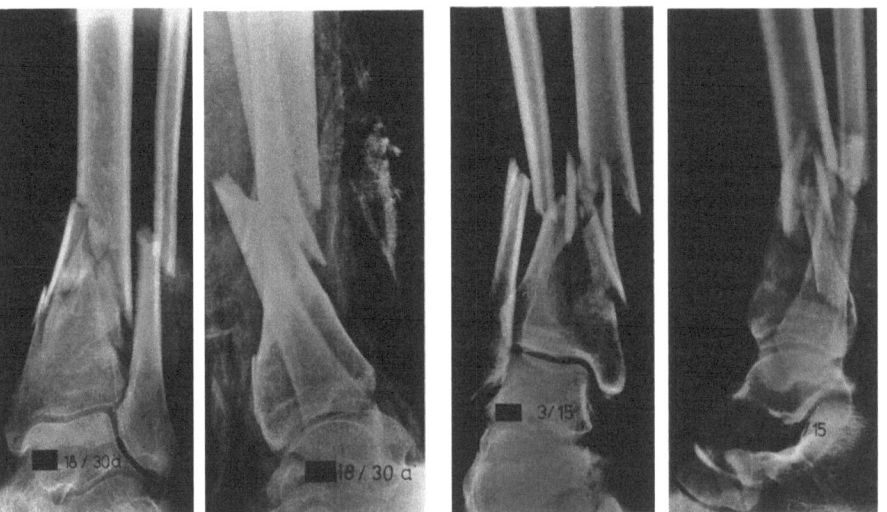

63   64

Abb. 63. Röntgenbeispiel zur Klassifikation. Metaphysäre Fraktur; multiple, größere Keilfragmente; kein Kontakt zwischen den Hauptfragmenten. Das anteromediale Fragment liegt mehrheitlich in der Metaphyse (Grenzfall). Diaphysäre Fibulaschrägfraktur. Keine Nebenverletzungen. Offene Fraktur 1. Grades nach Verkehrsunfall. Eingeteilt als A3.1

Abb. 64. Röntgenbeispiel zur Klassifikation. Komplexe extraartikuläre Fraktur, multiple Keilfragmente, kein Kontakt zwischen den Hauptfragmenten und Valgusstellung. Typ der diaphysären Fibulakeilfraktur. Eingeteilt als A3.2

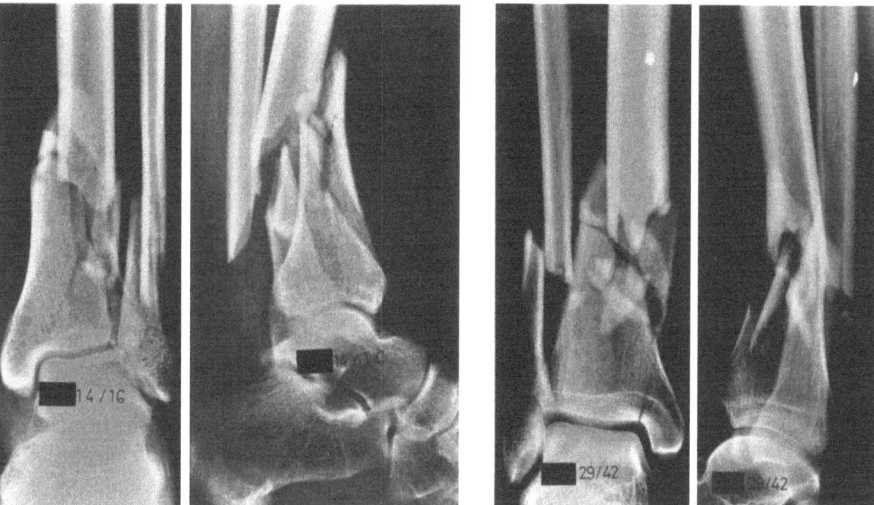

Abb. 65. Röntgenbeispiel zur Klassifikation. Extraartikuläre komplexe Fraktur vom Torsions-typ. Metaphysäre Trümmerfraktur ohne Kontakt der Hauptfragmente. Das große anteriore Keilfragment befindet sich mehrheitlich in der Diaphyse. Offene Fraktur 1. Grades. Eingeteilt als A3.3

Abb. 66. Röntgenbeispiel zur Klassifikation. Metaphysäre Trümmerfraktur ohne Kontakt der Hauptfragmente. 2 kleine Keilfragmente mehrheitlich in der Diaphyse; diaphysäre Fibula-schrägfraktur; Vertikalfraktur des Malleolus internus. Eingeteilt als A3.3

6 Pilon-tibial-Fraktur

Während die proximale Gelenkfläche der Tibia als Plateau bezeichnet wird, zeigt die distale Fläche, die mit der Talusrolle artikuliert, die Form eines Vierecks, das in der Sagittalebene gewölbt ist. Dafür wird gelegentlich der Begriff „Plafond" verwendet, was auf Französisch „Zimmerdecke" bedeutet. Die Fläche des tragenden Anteils wird mit ca. 17 cm^2 angegeben [164]. So wenig wie in der zylindrischen Metaphyse lassen sich an der Gelenkfläche Kompartimente unterscheiden.

6.1 Begriff, Definitionen

Das distale Tibiaende wird im französischen Sprachgebrauch als „Pilon" bezeichnet. Das Substantiv „Pilon" bedeutet „Kolben, Keule, Mörserkolben", das Verb „pilonner" bedeutet „stampfen, stauchen".

Bei den Frakturen sind stets nur diejenigen Verletzungen gemeint, die die tragende Gelenkfläche betreffen. Der Innenknöchel gehört nicht dazu (S. 43 ff.).

Der Begriff Pilon-tibial-Fraktur wurde zuerst durch den Röntgenologen Destot aus Lyon in seinem wegweisenden, 1911 erschienenen Buch *Traumatismes du pied et rayons X* verwendet [30]. Er unterschied dabei zwischen den Malleolarfrakturen, die die tibiale Gelenkfläche nicht betreffen, und den Läsionen der tragenden Gelenkfläche. Für diese Frakturen wurde im deutschen Sprachbereich, ausgehend vom Unfallmechanismus, zunächst der Begriff „Stauchung" verwendet [7, 65, 156]. Im französischen Sprachbereich wird von „éclatement" gesprochen [25, 73]. Auf englisch hieß es zunächst deskriptiv „fractures of the lower end of the tibia involving the ankle joint" [135]. Später wird „explosion" verwendet [13, 91]. Neuerdings erscheint der Begriff „fractures of the tibial ‚plafond'" [116].

Aus dieser Gegenüberstellung geht deutlich hervor, um wieviel zutreffender und präziser der französische Begriff „pilon tibial" ist, sowohl für die Entstehungsweise als auch die Eigenart dieser Verletzung. Diesem Umstand ist es zuzuschreiben, daß er sich in letzter Zeit allgemein durchsetzt. Besonders sei hier aber auf die Orthographie verwiesen, da diese nur selten fehlerfrei aus dem Französischen übernommen wird.

Die erste Beschreibung der Verletzung und zugleich die ersten 2 Osteosynthesen verdanken wir Albin Lambotte [73]. Er hat 2 derartige Frakturen operiert: die eine mit einer Cerclage allein, die andere mit einer zusätzlichen Schraube für den artikulären Spalt. Er nennt sie „fractures de l'épiphyse" (Abb. 67).

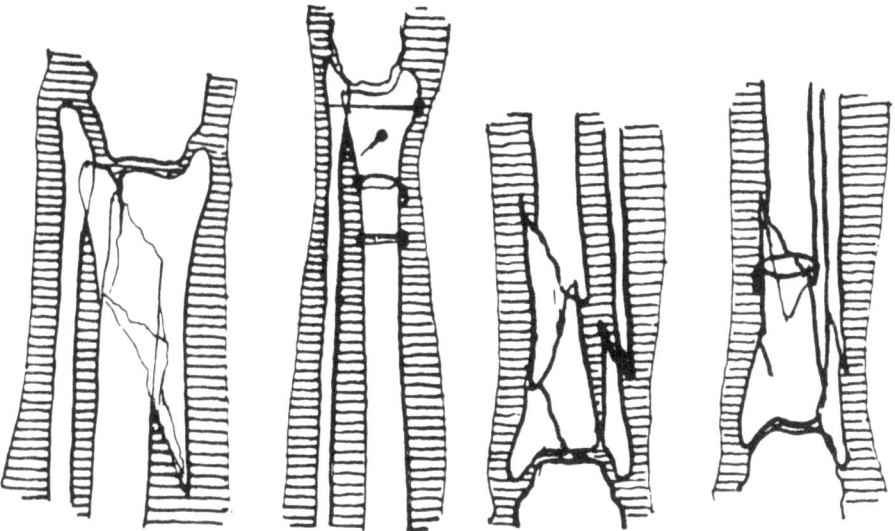

Abb. 67. Zeichnungen von artikulären Frakturen und Osteosynthesen von Albin Lambotte aus den Jahren 1905 und 1906 [73]. Er nennt die abgebildete Verletzung „Y-Fraktur der Epiphyse". Nach unserer Nomenklatur würde sie unter C1.3 eingeteilt. Die Fixation erfolgt mittels Verschraubung der artikulären Komponente und diaphysärer Cerclage

Pilon-tibial-Frakturen sind nicht häufig. Sie wurden früher als Folgen eines Arbeitsunfalles (Sturz aus der Höhe) beobachtet [7]. Reimers [124] schätzte 1953 ihren Anteil auf 1,7% aller Tibiafrakturen. Seit Ende der 50er Jahre nahmen sie im Zusammenhang mit der Popularisierung des alpinen Skisportes zu und beschäftigten als solche die Traumatologen im Alpengebiet, insbesondere die junge Gruppe der Arbeitsgemeinschaft für Osteosynthese (AO). Ihr Anteil an den Tibiafrakturen wird von Rüedi et al. [139] mit ca. 5%, von Heim u. Näser [54] mit 15% und von Rüter [141] mit ca. 10% angegeben. Seit etwa 1975 ist ihre Zahl beim Skiunfall infolge der Verbesserung der Ausrüstung rückläufig. In vermehrtem Maße werden nun diese Frakturen wiederum beim Sturz aus der Höhe (u. a. beim Suizidversuch) und v. a. als Folge eines Verkehrsunfalles beobachtet. Neuerdings wird deren Anteil von Möller [99] mit 2,6% der Tibiafrakturen, von Bourne et al. [13] mit 7% und von Bone [10] mit 5% angegeben.

6.2 Bisherige Klassifikationen und Behandlungskonzepte

Lorenz Böhler widmet den Frakturen des distalen Unterschenkelendes in seiner *Technik der Knochenbruchbehandlung* [7] 2 ausführliche Kapitel: Die extraartikulären (S. 1896–1903) und die intraartikulären Brüche (S. 1910–1934) werden getrennt analysiert.

Die Darstellung richtet sich weitgehend nach dem Unfallmechanismus. Die Einteilungen erfolgen, entsprechend den Erfordernissen der damals vorherr-

schenden konservativen Therapie, mehr nach der Entstehung, also nach genetischen Gesichtspunkten (Drehung, Abscherung, Stauchung, Biegung) als nach der
Morphologie. Bezüglich der Achsenknickungen wird bei den extraartikulären
Brüchen v. a. Valgus und Rekurvation hervorgehoben, bei den artikulären Formen v. a. Varus.

Therapeutisch stehen die Reposition im Streckverband und die spätere Gipsfixation im Vordergrund. Bei besonders schweren Formen werden Dauerzug oder
Doppeldrahtgips verwendet.

Bei größeren Keilen jedoch, besonders wenn diese dorsal oder lateral liegen,
wird die Verschraubung empfohlen, bei irreponiblen diaphysären Komponenten
die Cerclage.

Bei den Röntgenbeispielen dominieren die damals vorherrschenden Spaltbrüche. Partielle Frakturen sind häufig, nur vereinzelt finden wir komplexe Verletzungen der Gelenkfläche selbst. Böhler hat nachträglich (1955) von ihm persönlich hergestellte Schemazeichnungen und Umrißzeichnungen von Röntgenbildern angefertigt, welche in Nachdrucke eingefügt wurden. Es schien uns unerläßlich, diese hier unverändert wiederzugeben, da durch sie die Beobachtungsgabe
des Altmeisters am besten gewürdigt werden kann (Abb. 68 und 69).

Böhler kannte und zeichnete bereits die Impression, schien ihr aber, wie später
sein Schüler Jahna [66], keinen besonderen Wert beizumessen.

Besonders hinweisen müssen wir hier auf die Abb. 68 a, die das Schema von
Gay u. Evrard [36] vorwegnimmt, welches später von Weber [164] und Rüedi et
al. [139] übernommen wurde. Die darin eingezeichneten Risse von Kapseln und
Bändern sind unwahrscheinlich. Sie würden Fragmentnekrosen hervorrufen, eine
nur bei operativer Behandlung diskutierte Komplikation (S. 198).

Seit 1956 haben verschiedene Autorengruppen begonnen, die Morphologie der
Pilon-tibial-Fraktur zu analysieren, um aufgrund neuer therapeutischer Konzepte
deren Prognose zu verbessern.

Das Team Trojan u. Jahna [156] hat schon 1956 die Osteosynthese als therapeutische Alternative bei Torsionsfrakturen angegeben. Die Autoren erkannten
den Tiefstand der Fibula und das anterolaterale Tibiafragment und verschraubten dieses von lateral her (vgl. auch S. 63 und Abb. 48 b).

Rienau u. Gay [133] empfahlen 1956 die alleinige Osteosynthese der Fibulafraktur durch Markdrahtung zur Stabilisierung und Reposition der Tibiafraktur.
Sie kombinierten diese mit einer Gipsfixation.

Decoulx u. Razemon [29] widmen 1961 der Pilon-tibial-Fraktur eine einge-
hende Studie anhand von 48 Fällen. Darin sind aber 15 Fälle von posterolateralem Kantendreieck bei Malleolarfraktur eingeschlossen. Der Begriff der Sprengung („éclatement") wird verwendet für Trümmerbrüche und Torsionsfrakturen.
Eine operative Behandlung wird in den Fällen vorgeschlagen, bei denen die anatomischen Verhältnisse dies gestatten (größere Fragmente, Gelenkstufen).

Gay u. Evrard [36] haben 1963 die neuere Literatur zusammengefaßt und eine
Klassifikation publiziert, die im französischen Sprachraum gebräuchlich ist. Sie
unterscheiden die Brüche vorwiegend nach morphologischen Gesichtspunkten.
Ihre Statistik beruht auf 241 Fällen, darin sind allerdings auch 159 artikuläre
posterolaterale Kantenfragmente eingeschlossen. Mit Ausnahme von 6 schrägen
Spaltbrüchen müssen wir diese den Malleolarfrakturen zuteilen. In der Statistik

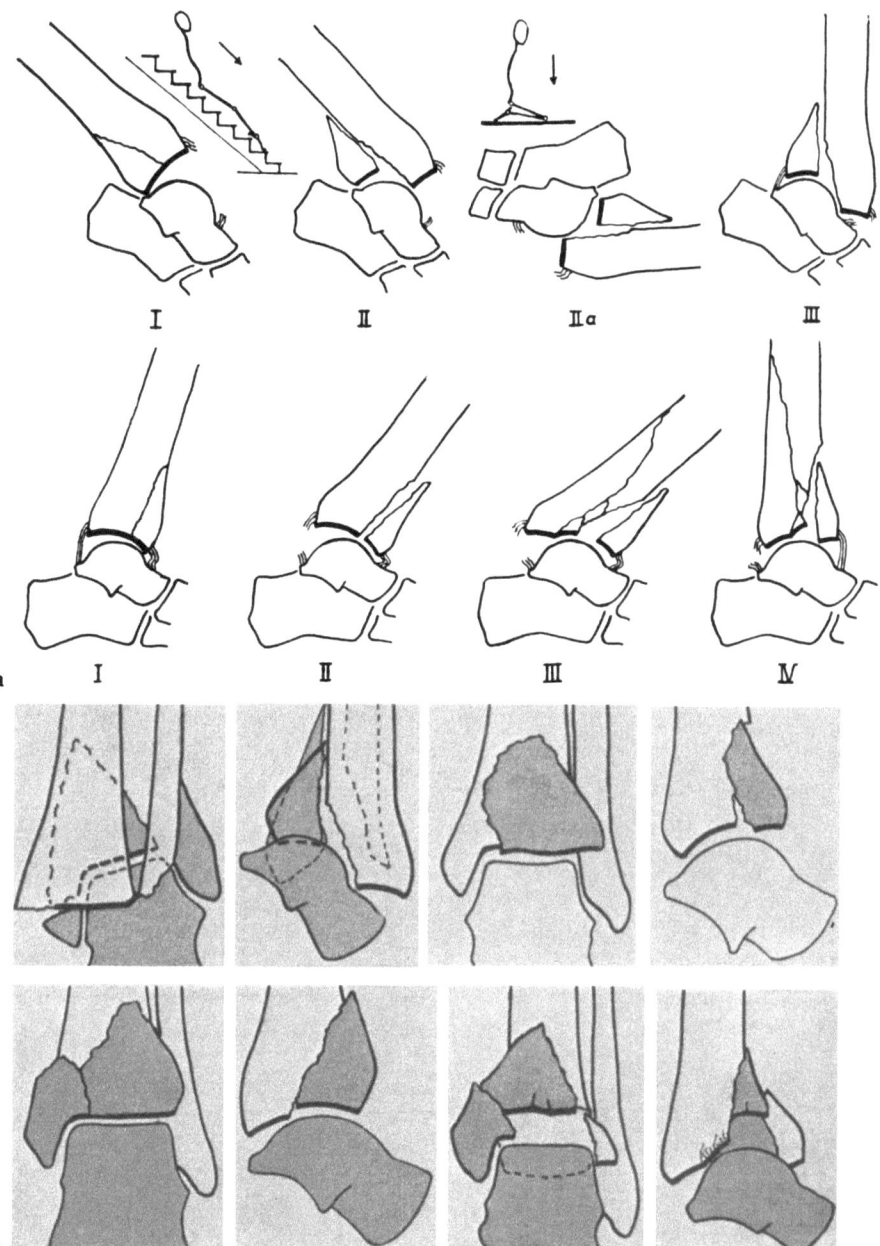

Abb. 68 a, b. Die Zeichnungen von Lorenz Böhler zur Genese und Morphologie der „Stauchungs- und Abscherungsbrüche des distalen Schienbeinendes" aus dem Jahr 1955 ([7], Abb. 2521–2526). Im Vordergrund stehen partielle Frakturen in beiden Ebenen. Die Impressionen sind beschrieben und abgebildet. Es dominiert die Varusdislokation. Eine intakte Fibula wird immer in Zusammenhang mit einem Tibiafragment (Syndesmose) dargestellt.
a Abscherungsbrüche in der Frontalebene. Die Zeichnungen sind fast identisch mit den späteren Schemata von Gay u. Evrard [36], Weber [164] und Rüedi [139]. Die eingezeichneten Kapselbandrisse sind wohl nicht bioptisch verifiziert
b Brüche durch Stauchung und Abscherung in der Frontalebene

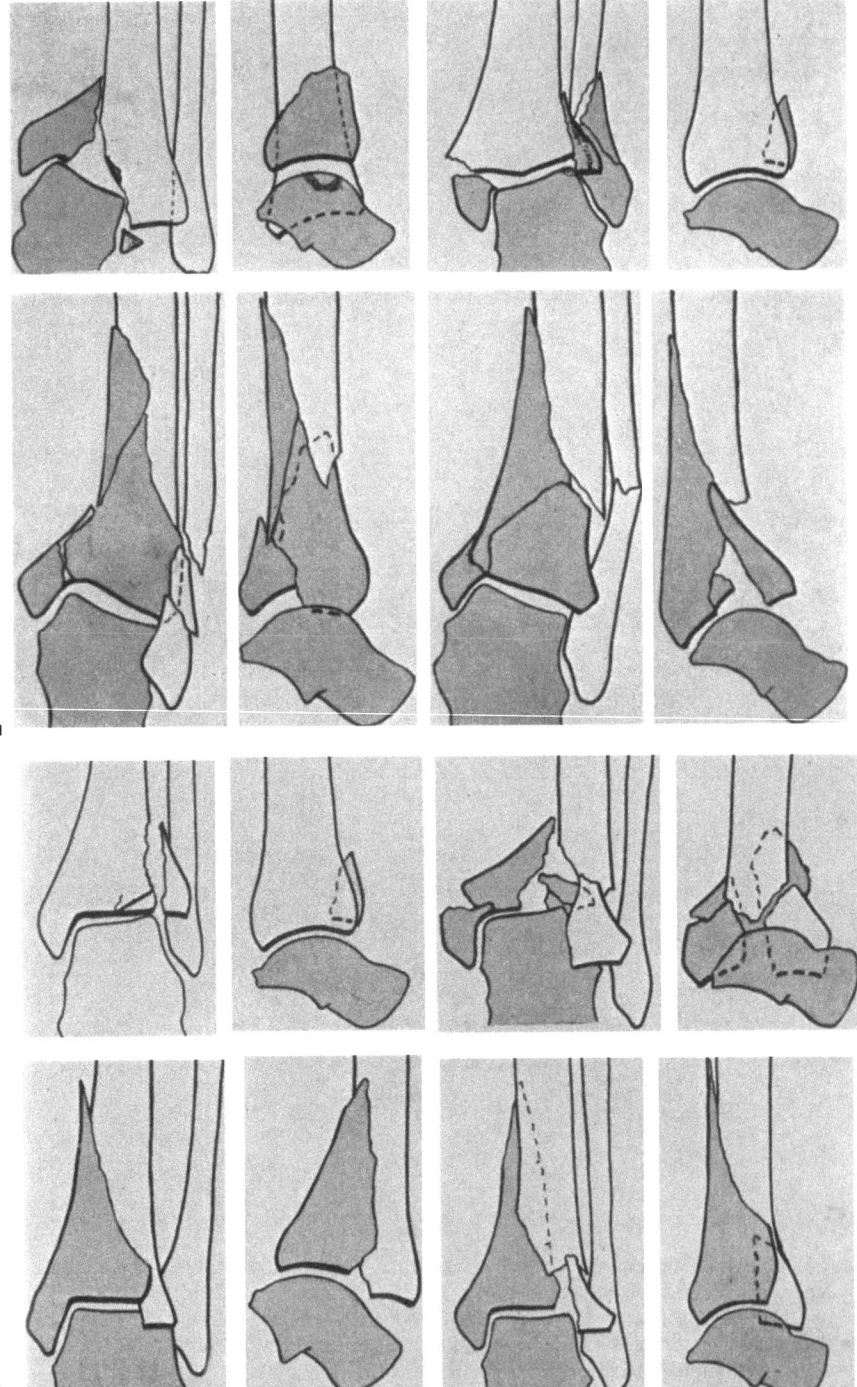

Abb. 69. a Brüche durch Stauchung und Abscherung in der Sagittalebene
b Stauchungsbrüche mit Absprengung eines ventral-lateralen Schienbeinkeiles. (Vgl. auch Legende zu Abb. 68)

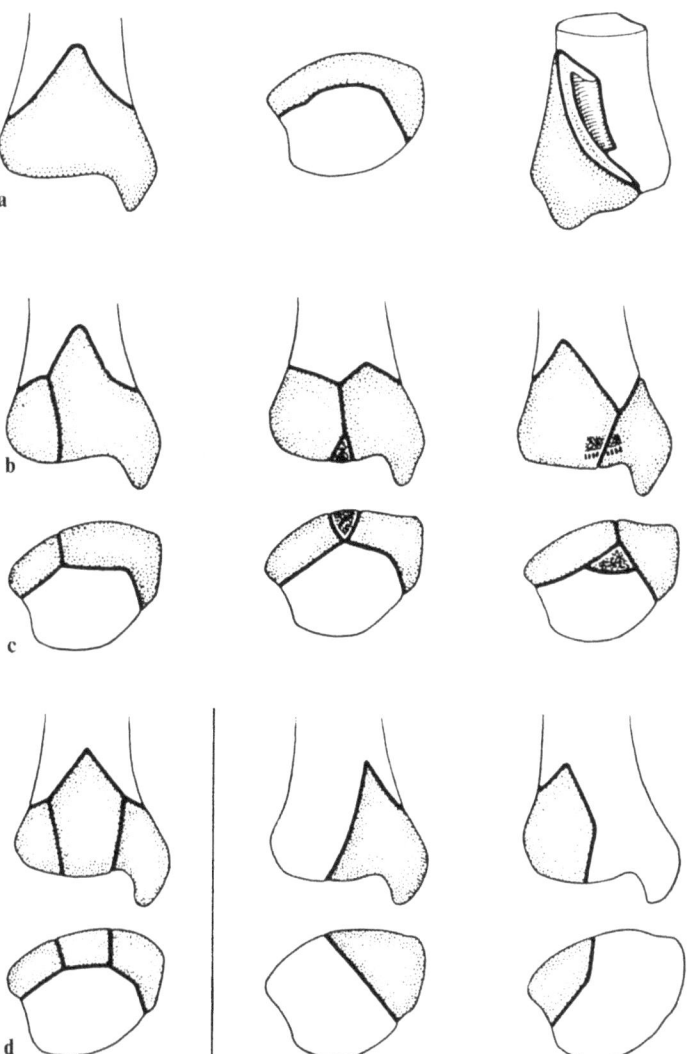

Abb. 70a–d. Schemazeichnungen von Gay u. Evrard [36]. Ventrale randständige Frakturen verschiedener Morphologie; Impressionen sind angedeutet. Bei schrägem oder halbmondförmigem Verlauf ist der Innenknöchel eingeschlossen

verbleiben dann noch 88 Fälle, wozu 5 „isolierte" dorsale Keilfragmente hinzuzuzählen sind.

Die Einteilung der nicht die dorsale Kante allein betreffenden 82 Frakturen in dieser Statistik erfolgt nach Hauptmerkmalen in 4 Gruppen:

– ventrale Kantenbrüche („fractures marginales antérieures"), 33 Fälle (Abb. 70);
– Kombination von vorderen und hinteren Kantenfragmenten („fractures bimarginales"), 24 Fälle (Abb. 73);

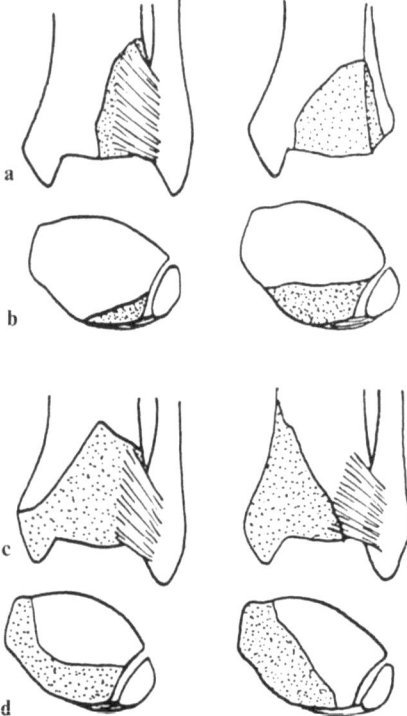

Abb. 71 a–d. Schemazeichnungen von Gay u. Evrard [36]. Randständige dorsale Frakturen verschiedener Morphologie. Auch bei diesen Brüchen kann der Innenknöchel in die Bruchlinie eingeschlossen sein

– supramalleoläre Frakturen mit Verlauf in die Gelenkfläche („fractures supra-malléolaires à propagation articulaire"), 22 Fälle;
– rein sagittale Frakturen, welche im a.-p.-Röntgenbild zur Darstellung kommen, 3 Fälle.

Die Mehrfach- und Trümmerbrüche werden auf diese Hauptmerkmale verteilt, die in allen Gruppen vorhanden sind. Eine nähere Analyse wird nicht versucht.

Bei den zeichnerischen und radiologischen Illustrationen dominiert die seitliche Ansicht, die das tragende Gewölbe (Plafond) abbildet. Die Darstellung ist restriktiv, wirkt stilisiert und unrealistisch (Abb. 73). Die Analyse der Morphologie und der Begleitverletzungen (speziell der Fibulafraktur) ist sehr detailliert. Ein Anhang gilt Experimenten an Leichenknochen. Darin wird die verschiedene Morphologie der Frakturen auf die beim Aufprall bestehende Stellung des Fußes zurückgeführt (Abb. 72). Diese Interpretation finden wir schon bei Böhler [7].

Die therapeutischen und prognostischen Aussagen aus der Sammelstatistik von Gay u. Evrard bleiben jedoch beschränkt. Die operative Behandlung wird bei größeren, dislozierten artikulären Fragmenten empfohlen, jedoch nicht bei komplexen Frakturen.

In der 1963 von der AO-Gruppe verfaßten *Technik der operativen Frakturenbehandlung* wird von M. Allgöwer das taktische Vorgehen und die Operationstechnik in ihren einzelnen Schritten beschrieben und erstmals auf den durch autologe Spongiosa auszufüllenden metaphysären Defekt hingewiesen [1, 103].

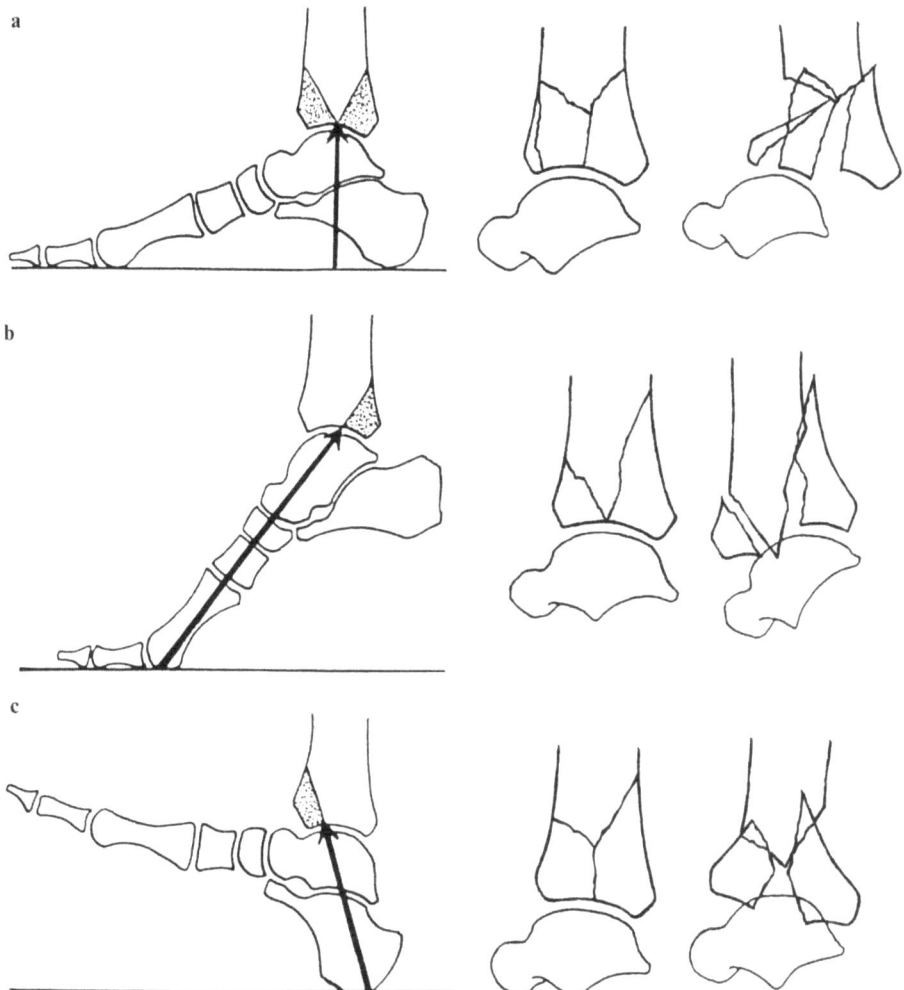

72   73

Abb. 72 a–c. Schema von Gay u. Evrard [36] zur Erklärung des Entstehungsmechanismus der verschiedenen Frakturformen aufgrund der Stellung des Fußes beim Aufprall. Starke Anlehnung an Böhler (Abb. 68). Das Schema wurde später von Weber unverändert übernommen.
a Vollständige, sog. „bimarginale" Brüche
b Dorsale Kantenfrakturen
c Ventrale Kantenfrakturen

Abb. 73. Halbschematische Zeichnungen vollständiger Pilon-tibial-Frakturen nach Gay u. Evrard [36] (*links* Bruchlinien; *rechts* Dislokationen). Die Zeichnungen geben ausschließlich die Umrisse von Röntgenbildern im seitlichen Strahlengang wieder. Die Einteilung der vollständigen Frakturen beruht bei Gay u. Evrard ganz auf dieser Ansicht und ist aus diesem Grunde unrealistisch

Weber hat 1966 in seiner Monographie *Die Verletzungen des oberen Sprungge-lenkes* [164] 3 Formen der intraartikulären Stauchungsbrüche der distalen Tibia unterschieden und abgebildet (Abb. 36).

Er unterscheidet die Kombination von Tibia- und Fibulafraktur mit intakter Syndesmose und Talus. Die zusätzliche Fraktur des Talus gilt als Sonderform. Als 3. Form wird die Fraktur mit intakter Fibula ausgeschieden, wobei infolge meta-physärer Einstauchung die Syndesmose zerrissen sei. Die Abb. 36 konzentriert sich ganz auf die zerrissene Syndesmose und schließt damit an die Problematik der Malleolarfrakturen an, welcher die Monographie in erster Linie gewidmet ist.

Rüedi, Matter und Allgöwer [139] haben 1968 die bereits 1963 formulierte Operationstaktik der AO kodifiziert und eine Beurteilung nach dem Schweregrad angegeben. Berücksichtigt werden folgende Kriterien: Klaffen und Dislokation der Fragmente, einfache Stufenbildung, mehrfache Stufenbildung, Verkürzung und Defekt der Tibia und Trümmerfrakturen der Fibula. Die Einteilung erfolgt in 3 Schweregraden nach einem Punktesystem. Die Autoren haben sich in der Zwischenzeit wieder von dieser Einteilung distanziert, da sie zu wenig geeignet ist, der Komplexität der Verletzung Rechnung zu tragen.

Die Arbeit analysiert die Spätergebnisse von 82 operierten Frakturen. Es handelt sich um die erste international beachtete Publikation über die systematische Osteosynthese komplexer Frakturen dieser Lokalisation.

Im *Manual der Osteosynthese* (1. Auflage 1969) [104] wird die Operationstaktik der AO bei Trümmerfrakturen mit supramalleolärem Defekt rekapituliert.

Bandi hat 1970 die Pilon-tibial-Fraktur des Skifahrers nach biomechanischen Gesichtspunkten analysiert [2]. Er erklärt die Entstehung der supramalleolären Impaktion bei der brüsken Dezeleration als eine Folge der Kombination von Stauchung, Biegung und Torsion unter dem Einfluß des Zuggurtungseffektes der Wadenmuskulatur (Abb. 74).

Heim hat 1972 [44] die morphologischen Merkmale der Pilontrümmerfraktur im Hinblick auf die operative Behandlung beschrieben (Abb. 75): ein großes Fragment des Malleolus internus, eine ventrale Einstauchung mit spongiöser Impaktion in der distalen Metaphyse und ein anterolaterales Tibiafragment, welches über dem vorderen Syndesmosenband in Verbindung mit der Fibula verbleibt, sofern diese gebrochen ist. Wenn eine Frakturlinie die dorsale Tibiawand betrifft, entsteht eine Rekurvation. Diese Elemente finden wir in zahlreichen Frakturen der Typen C2 und C3 unserer Analyse (s. S. 279 ff.).

Heim u. Pfeiffer [56] haben auch 1972 die anteromediale Einstauchung der Gelenkfläche in Kombination mit dem vertikalen Spaltbruch des Malleolus internus in *Periphere Osteosynthesen* beschrieben (Abb. 77). Die Reposition und Auffüllung des entstandenen spongiösen Defektes mit lokal entnommener Spongiosa sowie die Fixation mit horizontalen Schrauben ist abgebildet, ebenso ein entsprechendes klinisch-radiologisches Beispiel

Vichard u. Watelet [160] haben 1973 die prognostische Bedeutung der isolierten partiellen Einstauchung der Gelenkfläche hervorgehoben und deren operative Behandlung gefordert. Sie sehen diese vorwiegend medial-ventral und benützen dafür den Begriff „fracture de transition", welcher von Stampfel u. Mähring 1977 [148] als „Übergangsfraktur" bezeichnet wird (eine Übergangsform zwischen Malleolarfraktur und komplexer Pilon-tibial-Fraktur). Stampfel weist al-

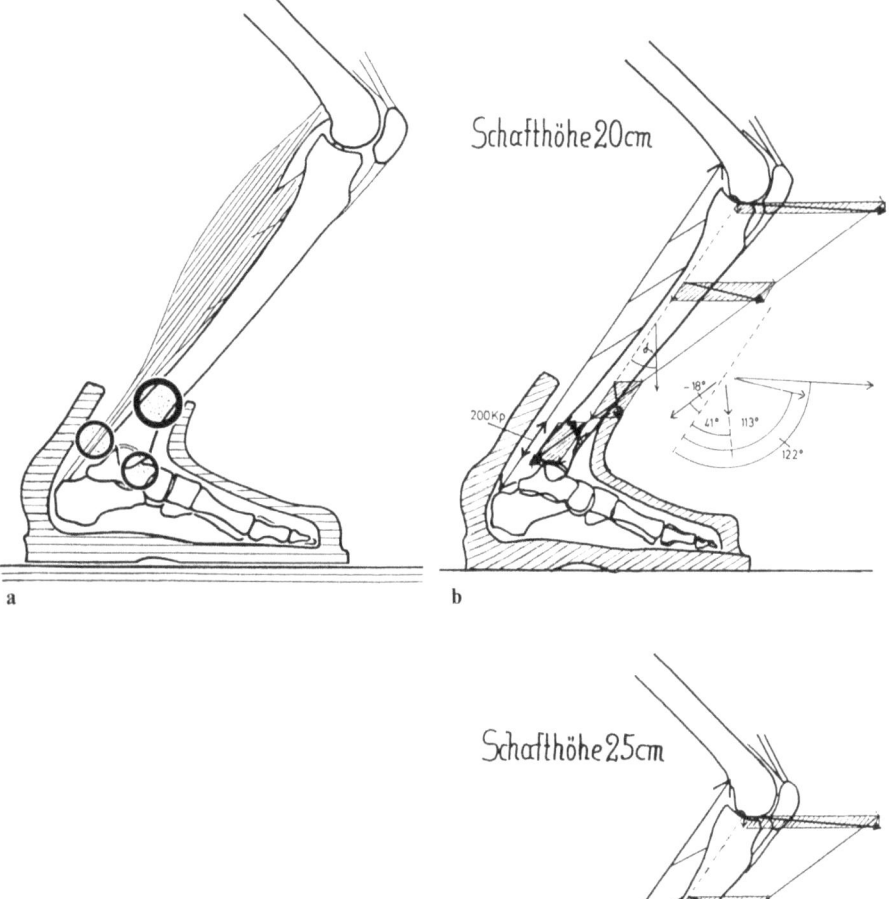

Abb. 74a–c. Schema von Bandi 1970 [1a]. Berechnung der kritischen Überlastungszonen am distalen Unterschenkel und Sprunggelenk bei plötzlichem Stop der Fahrt eines Skifahrers an einem Hindernis. Unter Einwirkung des Zuggurtungseffektes der Wadenmuskulatur drehen sich die Kraftvektoren beim Stop nach unten und bewirken Kompression und Abscherung im Frakturbereich.
a Kritische Überlastungszonen
b Berechnung bei Schuhrandhöhe 20 cm über der Sohle
c Berechnung bei Schuhrandhöhe 25 cm über der Sohle: Keine wesentliche Änderung der Gewalteinwirkung auf das distale Schienbein. Die wahrscheinliche Frakturzone wird um wenige Zentimeter nach proximal verlagert

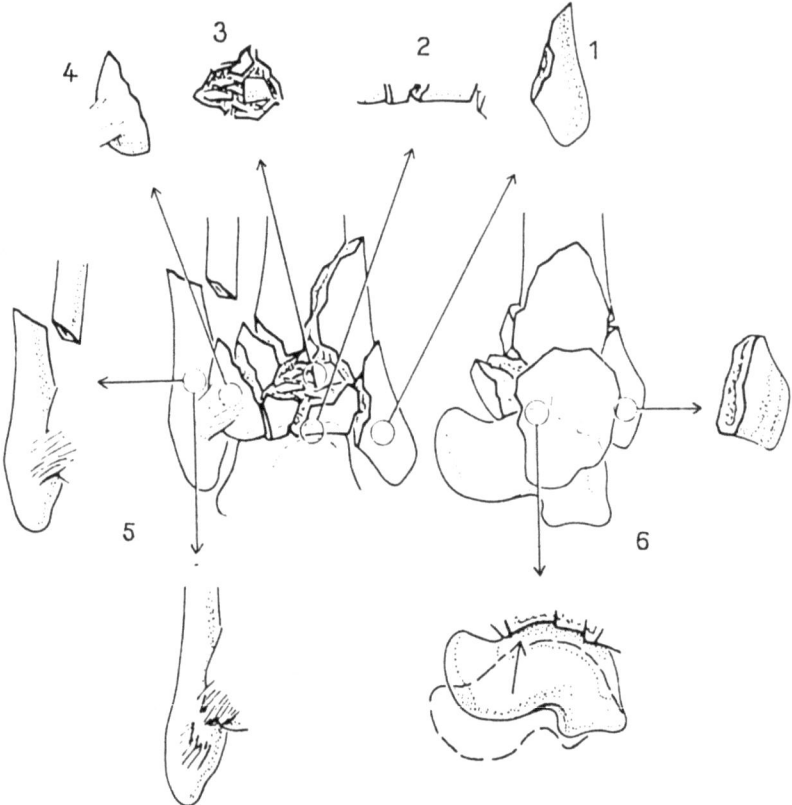

Abb. 75. Schema von Heim 1972 [44]. Die typischen Elemente der schweren Pilon-tibial-Fraktur des Skifahrers.

1 Fraktur des Malleolus internus
2 Komplexe Impressionszone des ventralen
  Tibiarandes
3 Metaphysäre Trümmerzone

4 Anterolaterales Tibiafragment
5 Fraktur der Fibula
6 Fraktur der dorsalen Tibiawand

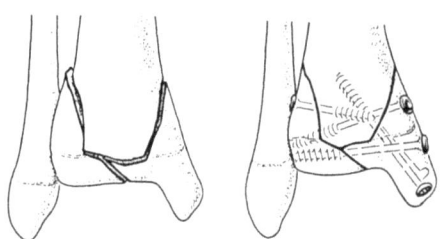

Abb. 76. Verschraubung einer einfachen vollständigen Pilon-tibial-Fraktur. Halbschematische Zeichnung aus *Periphere Osteosynthesen* 1972 [56]

lerdings darauf hin, daß solche Impressionen der Gelenkfläche an allen Randzonen zu beobachten sind (Abb. 78). Diese Formen entsprechen unseren unter B2 eingeteilten partiellen Impressionsfrakturen.

Rüedi u. Allgöwer [137] haben 1978 eine neue Einteilung der Pilonfrakturen angegeben, die seither international häufig verwendet wird. Sie berücksichtigt nur

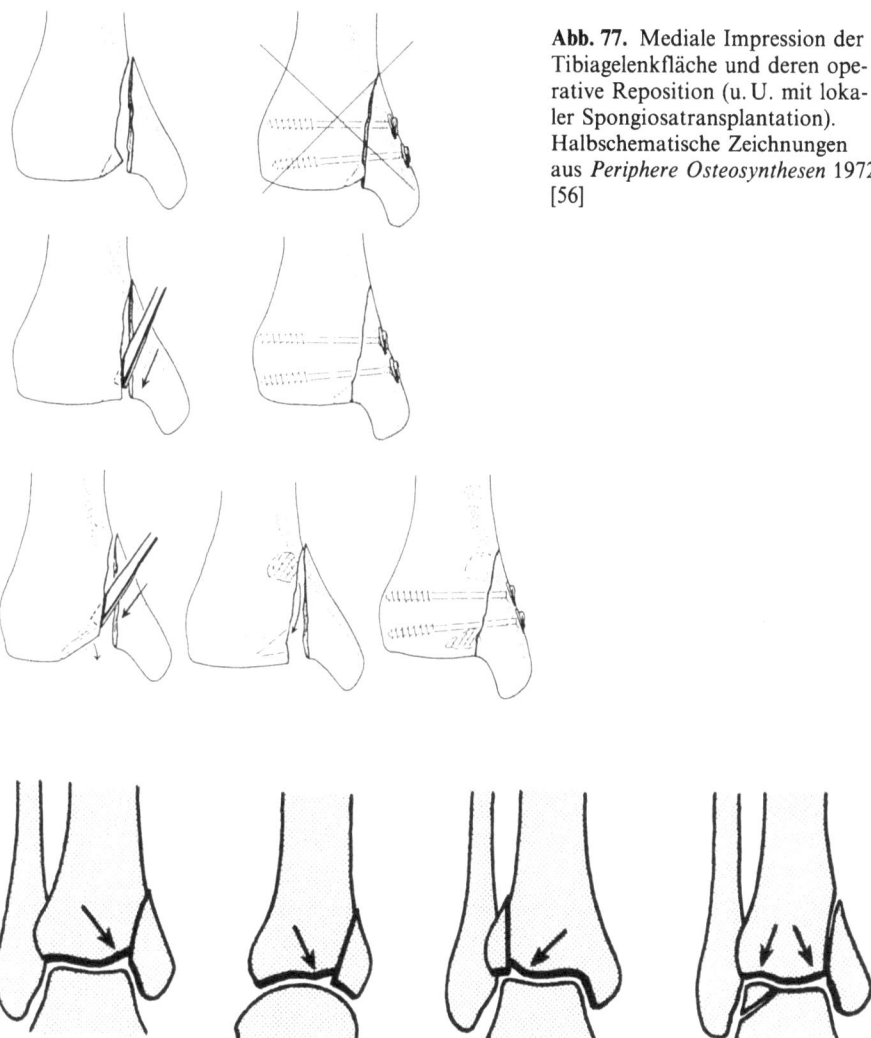

Abb. 77. Mediale Impression der Tibiagelenkfläche und deren operative Reposition (u. U. mit lokaler Spongiosatransplantation). Halbschematische Zeichnungen aus *Periphere Osteosynthesen* 1972 [56]

Abb. 78a–d. Übergang zur Pilon-tibial-Fraktur. Schemazeichnungen von Stampfel und Mähring 1977 [148], in welchen die verschiedenen lokalisierten Impressionen der Gelenkfläche dargestellt werden: Sie werden bezeichnet als **a** Luxationsfraktur „Typ A", **b** hinterer Keil, **c** Luxationsfraktur „Typ C", **d** atypische Formen

vollständige Frakturen und unterscheidet den Spaltbruch ohne wesentliche Verwerfung (Typ I), den Spaltbruch mit wesentlicher Gelenkinkongruenz (Typ II) und die komplexe Fraktur der Gelenkfläche selbst mit metaphysärer Trümmerzone (Typ III) (Abb. 79). Diese Einteilung figuriert auch in der 2. Auflage des *Manuals der Osteosynthese* [104, 105].

Jahna, Wittich und Hartenstein [66] haben 1979 in ihrer Monographie *Der distale Stauchungsbruch der Tibia* eine Statistik über 583 behandelte Fälle veröffentlicht, die auf langjähriger Erfahrung der Böhler-Schule beruht. Dabei sind

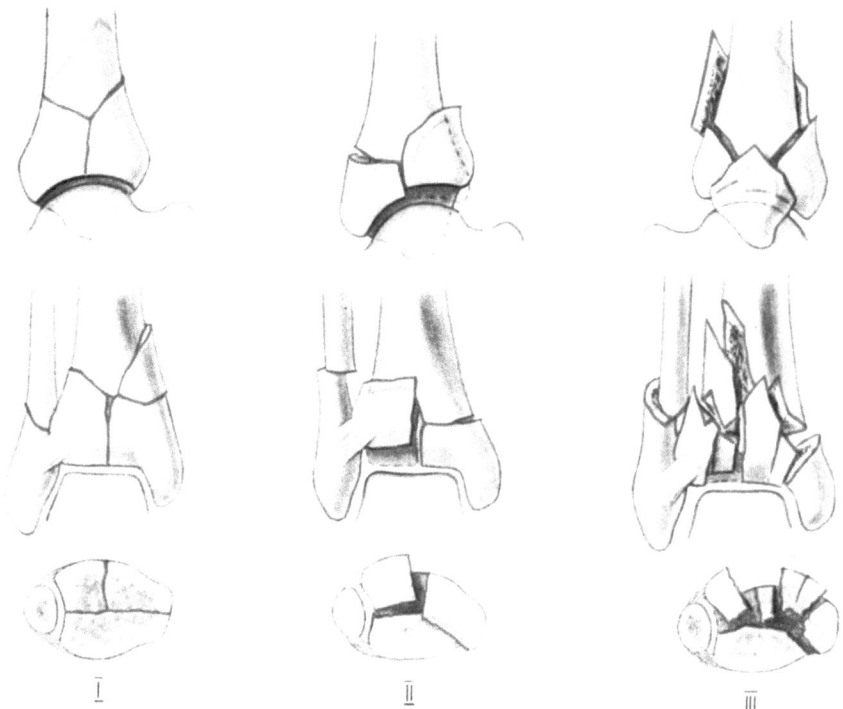

Abb. 79. Halbschematische Zeichnungen vollständiger Pilon-tibial-Frakturen aus dem *Manual der Osteosynthese* 1977 [104].
Typ I Zirkuläre, t-förmige Fraktur ohne Dislokation
Typ II Frakturschema unverändert, jedoch Dislokation artikulärer Elemente als Stufe
Typ III Komplexe Fraktur der Gelenkfläche selbst mit metaphysärer Trümmerzone

posterolaterale Kantendreiecke den Malleolarfrakturen zugeteilt und von der Studie ausgeschlossen worden. Eine operative Behandlung wird v. a. beim dislozierten Spaltbruch und bei bestimmten Elementen von Trümmerbrüchen (Reposition von Einstauchungen) durchgeführt. Die Autoren betonen die ungünstige prognostische Bedeutung der primären Seitenverschiebung (Gabelinstabilität) in ihrem Krankengut.

Ihre Einteilung nach morphologischen Gesichtspunkten erfaßt folgende Kriterien: Fissuren im Gelenk, vordere Schienbeinkeile, vordere laterale Keile mit ventraler Subluxation, Bruch der vorderen und hinteren Schienbeinhälfte, Varus- oder Supinationsbrüche und regellose Trümmerbrüche.

Die Einteilung erfolgt in 3 Schweregrade:

- keine Stufe: Schweregrad I
- Stufe ohne Subluxation: Schweregrad II
- Stufe mit „Subluxation und starke Verwerfung oder Zertrümmerung": Schweregrad III

Kleine Impressionen werden als unbedeutend aufgefaßt und nicht weiter berücksichtigt.

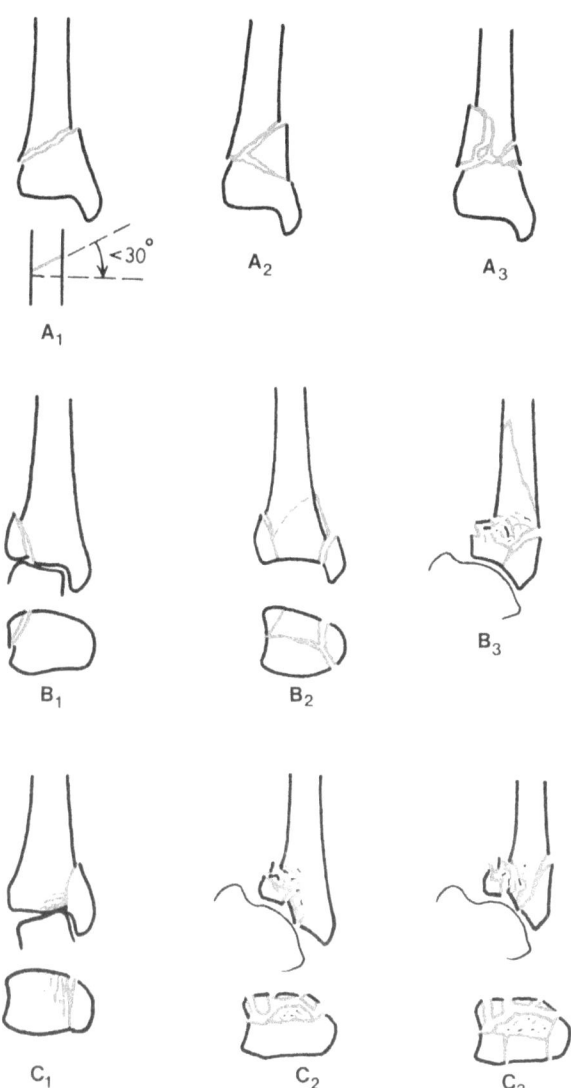

Abb. 80. Schema der Einteilung der Frakturen des distalen Tibiasegmentes von Heim u. Rüedi aus dem *Arbeitsbuch Chirurgie* 1982 [102].
A Extraartikuläre Frakturen, *B* artikuläre Spaltbrüche, *C* artikuläre Impressionsfrakturen. Die partiellen artikulären Frakturen finden sich als B1 und C1, die vollständigen artikulären Spaltbrüche als B2 und B3, die partiellen komplexen Frakturen als C2 und die vollständigen komplexen Frakturen als C3. Dieses Schema diente als Grundlage für die AO-Dokumentation 1980–1987

Die Behandlung erfolgt mit gezieltem Kalkaneusbohrdraht, Dauerextension und anschließender Gipsfixation. Daraus ergibt sich eine lange Immobilisations- und Hospitalisationsdauer. Die Operationsindikationen entsprechen denen von Böhler [7]. Größere dislozierte Keilfragmente werden verschraubt.

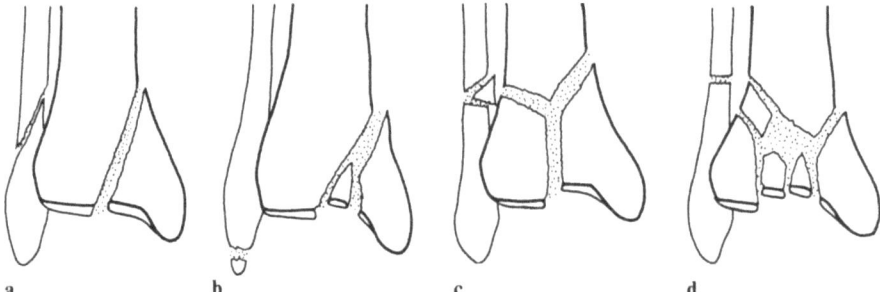

Abb. 81 a–d. Einteilung der Pilon-tibial-Frakturen nach Vivès et al. (1984) [161], Ansicht von ventral.
a Partielle einfache Fraktur
b Partielle komplexe Fraktur
c Vollständige einfache artikuläre Fraktur
d Komplexe artikuläre Fraktur

Wir haben den Eindruck, daß die Bedeutung einer Subluxation der Talusrolle überwertet wird. Sehr oft zeigt sich bei Beispielen, welche als Schweregrad III angegeben werden, daß es sich in der Extension um einfache Spaltbrüche mit relativ großer Dislokation gehandelt hat.

Eine durch distale laterale Bandrisse vermehrte Instabilität erschwert nur die Reposition in Extension (u. U. Diastase des Gelenkspaltes). Sie beeinflußt das Resultat einer Osteosynthese nicht (S. 63).

Das therapeutische Konzept der Autoren deckt sich zwar nicht mit unseren heutigen, stark operativ orientierten Tendenzen, aber die dokumentierten Erfolge mit dieser im Prinzip konservativen Behandlung sind beeindruckend und in ihrer Art sicher einmalig.

Es handelt sich auch um die bisher einzige monographische Darstellung über die Pilon-tibial-Frakturen. Das Krankengut ist eingehend durchgearbeitet. Wir gewinnen daraus sehr wertvolle Informationen und Anregungen, auf die wir nachstehend wiederholt zurückkommen werden.

Da fast alle Fälle nach vielen Jahren nachkontrolliert wurden, sind besonders die Ausführungen zum Problem der Arthrose von eminenter Bedeutung. Diese stimmen im übrigen weitgehend mit der großen postoperativen Serie von Rüedi u. Allgöwer [137] überein (vgl. auch S. 201).

Im *Arbeitsbuch Chirurgie* [102] wird im Abschnitt „Verletzungen des Halte- und Bewegungsapparates" von M. E. Müller und P. Engelhardt eine Einteilung der distalen Tibiafrakturen veröffentlicht, welche 1980 von U. Heim und Th.

Abb. 82. Vorschlag der Einteilung vollständiger Pilon-tibial-Frakturen nach Ovadia u. Beals (1986) [116]:
I Nicht dislozierte Frakturen
II Minimal dislozierte Frakturen
III Dislozierte Frakturen mit mehreren großen Fragmenten
IV Dislozierte Frakturen mit mehreren großen Fragmenten und zusätzlichem metaphysärem Defekt
V Artikuläre dislozierte Trümmerfrakturen

I.

II.

III.

IV.

V.

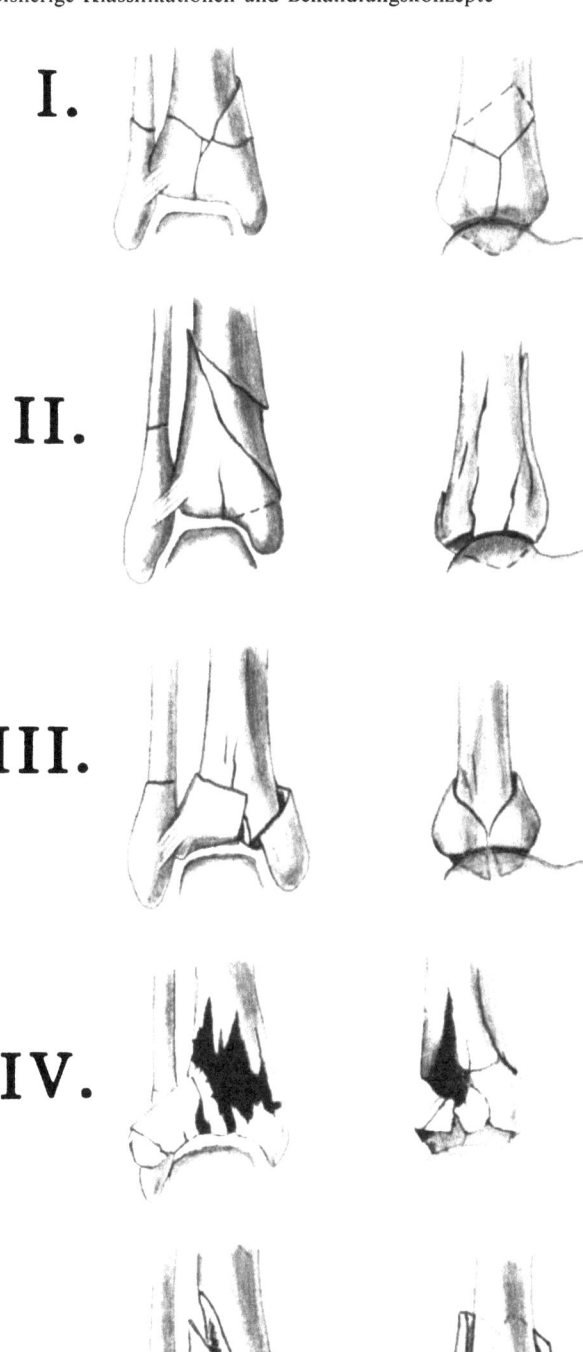

Rüedi für AO-internen Gebrauch, v.a. für die Dokumentation, erarbeitet, aber damals nicht publiziert wurde. Die Gliederung erfolgt nach dem ABC-Prinzip der AO. Diese Einteilungsform wurde auch 1984 von Rüedi publiziert [136].

Die Einteilung schließt auch die metaphysären extraartikulären Frakturen als Typ A ein. Unter B werden alle artikulären Spaltbrüche einschließlich der metaphysären Impaktion eingeteilt, unter C alle artikulären Impressionsfrakturen (Abb. 80). Frakturen mit komplexer Fibulafraktur sind in einer eigenen Untergruppe zusammengefaßt. Erstmals erfolgt eine Trennung zwischen partiellen und vollständigen artikulären Frakturen. Diese Einteilung ist ein Vorläufer für die vorliegende Studie. Bezüglich der Fibulafraktur verweisen wir auf die Ausführungen auf S. 51.

Vivès et al. [161] haben 1984 eine vereinfachte Klassifikation im Hinblick auf die operative Versorgung angegeben. Sie berücksichtigt die Ansicht von ventral und unterscheidet ebenfalls zwischen partiellen und vollständigen Frakturen, jeweils als einfache und komplexe Form (Abb. 81).

Ovadia u. Beals haben 1986 [116] eine Sammelstatistik verschiedener Kliniken über 169 Frakturen veröffentlicht. Sie verwenden den Begriff „Tibial plafond". Die Klassifikation erfolgt angelehnt an Rüedi u. Allgöwer 1977 [137]. Die Autoren unterscheiden jedoch bei den dislozierten artikulären Frakturen zwischen solchen, bei denen der metaphysäre Defekt ausgeprägt ist (Typ IV), und solchen, bei denen die komplexe Morphologie der Gelenkfläche selbst dominiert (Typ V) (Abb. 82).

M. E. Müller et al. [106] haben 1987 die *Classification AO des fractures* unter Mitarbeit von U. Heim veröffentlicht. Diese erfaßt sämtliche langen Röhrenknochen. Sie beruht auf der Morphologie und ist nach dem ABC-Prinzip unter einer Aufgabelung nach der Zahl 3 geordnet. Bei den Frakturen des distalen Tibiasegmentes entsprechen die Hauptgruppen dieser Studie. Bei einzelnen Untergruppen entstanden aufgrund der Analyse geringfügige Veränderungen.

Alle diese Einteilungen und Klassifikationen manifestieren die Schwierigkeiten, denen man sich gegenübersieht, wenn man versucht, die komplexen Pilontibial-Frakturen näher zu differenzieren. Während frühere Arbeiten dazu v.a. den Unfallmechanismus heranzogen (unter Verwendung von Begriffen wie „Stauchung, Sprengung, éclatement, explosion"), steht jetzt die morphologische Betrachtungsweise im Vordergrund. Die vorliegende Studie soll u.a. versuchen, Begriffe wie „regellose Trümmerbrüche" [66, 156] „Trümmer-Defektfraktur" [43, 96] und ähnliche zu ordnen.

6.3 Frakturen der tragenden Gelenkfläche

Die Einteilung komplexer Frakturen dieses kleinflächigen Gelenks kann sich nicht auf Kompartimente oder Pfeiler abstützen. Erschwerend wirkt sich aus, daß die axiale Dislokation und die Verletzungen der umgebenden Strukturen (Fibulafraktur, Malleolus internus) zwar als Nebenmerkmale Beachtung verdienen, aber für die Klassifikation an sich nicht beigezogen werden können.

In mancher Hinsicht sind Ähnlichkeiten mit den artikulären Frakturen des distalen Radiussegmentes vorhanden. Die Gelenkfläche ist dort aber becher- bzw. kuppelförmig, d.h. in beiden Ebenen gewölbt. Sie geht kontinuierlich in den funktionell stark belasteten Processus styloideus radii über. Dieser Fortsatz kann deshalb sowohl anatomisch, v.a. aber auch funktionell, nicht mit dem Malleolus internus gleichgesetzt werden (Abb. 15 und S. 43). Auch die ligamentäre Gelenkführung ist – entsprechend der unterschiedlichen Funktion und Beweglichkeit des Karpus – vom oberen Sprunggelenk völlig verschieden. Auf die Unterschiede in der Metaphyse haben wir bereits auf S. 74 hingewiesen.

Die Unfallmechanismen sind komplex und eine Interpretation derselben aus dem Röntgendokument nur selten zuverlässig. Dies veranlaßte uns, analog dem Vorgehen bei anderen Lokalisationen des menschlichen Skelettes, die Einteilung nach rein morphologischen Kriterien vorzunehmen.

Die tragende Tibiagelenkfläche zeigt 2 grundlegende Elemente der Verletzung: die Spaltung und die Impression.

Es bestand ursprünglich die Absicht, die Einteilung der artikulären Frakturen nach diesen beiden Grundformen vorzunehmen. Es wären dann die Spaltbrüche (B) den Impressionsbrüchen (C) gegenübergestellt worden. Auf diese Vorstudie aus dem Jahre 1980, welche nachträglich publiziert wurde [102], haben wir bereits hingewiesen.

Wir sind dann wieder von dieser Einteilungsart abgerückt, damit das allgemeine und logische Schema, welches in der *Classification AO des Fractures* [106] gewählt wurde, eingehalten werden kann. Danach sind die Gelenkfrakturen in 2 große Gruppen einzuteilen:

Partielle (B) und vollständige bzw. zirkumferentielle (C) Frakturen. Auf diese beiden Typen sind die grundlegenden Merkmale, Spaltung und Impression, sinngemäß zu verteilen. Wenn mit ihnen als Grundverletzung noch die typischen Frakturmorphologien der Metaphyse – die Impaktion und die Trümmerzone – kombiniert werden (s. S. 74 ff.), so erhalten wir einen homogenen und konsequent strukturierten Aufbau für das ganze distale Tibiasegment.

Zunächst muß aber eine detaillierte Analyse der Morphologie dieser artikulären Verletzungen vorangehen,

6.3.1 Spaltung

Der Spaltbruch (engl. „split", franz. „séparation") kann durch verschiedenste Mechanismen hervorgerufen werden. Seine Dislokationen bestehen in einer Stufenbildung, evtl. einem Klaffen, seltener in einer Verwerfung (Drehung in der Achse). Diese 3 grundlegenden Dislokationen sind in Abb. 83 als Schema abgebildet.

Diese Dislokationen können, sofern keine Interposition vorliegt, im Prinzip durch äußere Repositionsmanöver beseitigt werden: Es sind dies der Zug am Bandapparat – welcher hier ja intakt bleibt – die sog. „Ligamentotaxis", oder aber Schub und Druck. Sofern an der Gelenkfläche keine Inkongruenz zurückbleibt, führt die Spaltung nicht zur posttraumatischen Arthrose, denn der Knorpelschaden ist bei ihr unbedeutend. Randständige Gelenkfragmente sind, sofern

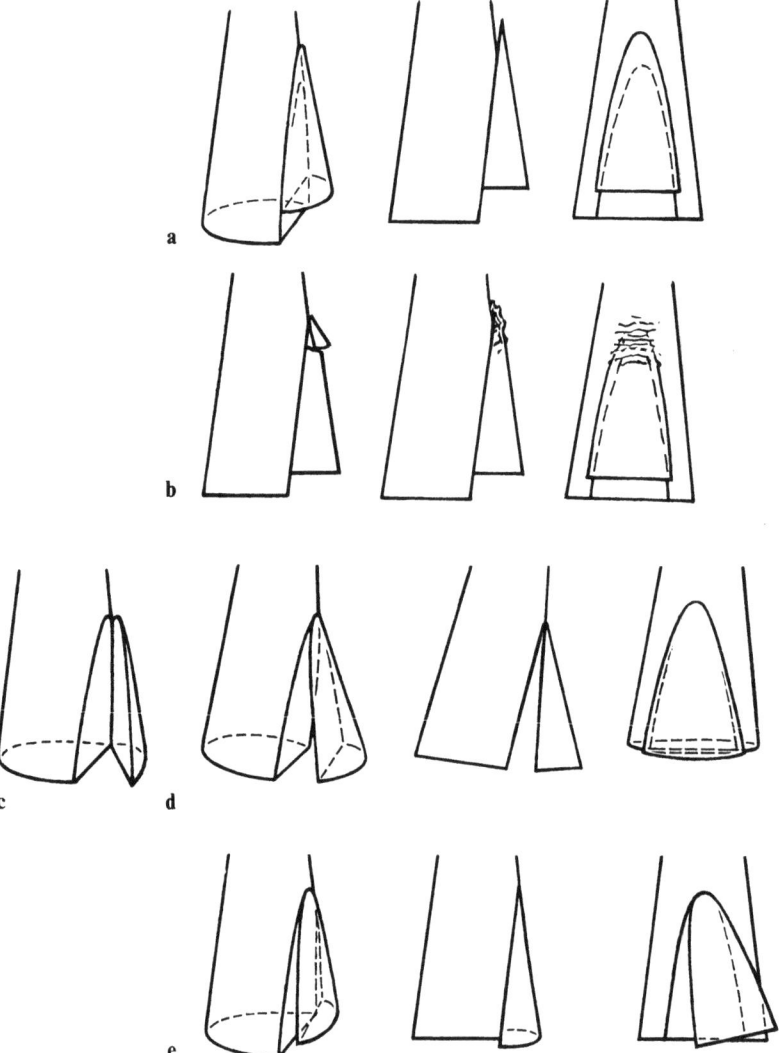

Abb. 83 a–e. Schema der Dislokationen einer Spaltung an einem Konus in der Ansicht von verschiedenen Seiten.
a Stufe mit Verschiebung der ganzen Spaltung
b Proximale Impaktion der Spaltung
c Einseitiges Klaffen (Aufklappen)
d Diastase mit beidseitigem Klaffen
e Verwerfung

nicht grob disloziert, nicht aus ihrem periostalen und kapsuloligamentären Zusammenhang herausgerissen. Sie sind daher nicht devitalisiert. Verschiebungen, die als Stufe imponieren, bedeuten daher u. E. im Gegensatz zu Gay u. Evrard [36], der ersten Einteilung von Rüedi et al. [139] und derjenigen von Jahna et al. [66], nicht von vornherein einen erhöhten Schweregrad oder eine Verschlechterung der Prognose.

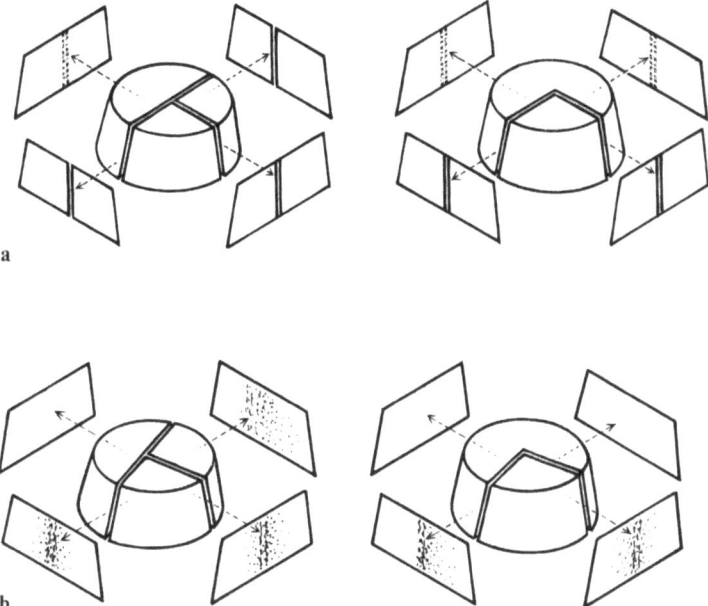

Abb. 84a, b. Schema zur Erklärung der verschiedenartigen Ablichtung von Spaltungen im Röntgenbild am Beispiel eines Konusstumpfes.
a Bei koaxialem Strahlengang scharfe Ablichtung der dem Film naheliegenden Spaltung. Undeutliches Bild auf dem Film der Gegenseite
b Wenn Strahl und Spalt nicht koaxial sind, wird das Bild unscharf oder negativ und die Interpretation unsicher

Spaltungen können sowohl in der frontalen Ebene (im seitlichen Röntgenbild erkennbar) als auch in der sagittalen Ebene (im a.-p.-Röntgenbild erkennbar) bestehen. Sie können auch schräg verlaufen oder abgewinkelt sein. Dann sind sie u. U. wegen Überlagerungen undeutlich oder unscharf, oder aber gleichzeitig in verschiedenen Röntgenbildern zu erkennen.

Auch die Frage, ob ein einfacher oder ein mehrfacher Spalt vorliegt, kann nicht immer sicher beantwortet werden, insbesondere wenn die Spaltung schräg oder abgewinkelt verläuft. Wir haben versucht, diese Probleme mit Hilfe eines einfachen Schemas zu erklären (Abb. 84). Diese Unterscheidungen sind aber auch mit Tomogramm oder CT nicht immer ganz einfach. Da wir aus praktischen Gründen mit Hilfe einfacher Dokumente klassifizieren müssen, tritt diese Frage in den Hintergrund. Es ist weitgehend irrelevant, ob eine doppelte oder T-förmige Spaltung in der Gelenkfläche vorliegt, sofern sie nur fissural, d. h. nicht disloziert, ist. Wichtig ist deren Unterscheidung von der Impression bzw. von einer dislozierten komplexen Fraktur. In der Praxis ist die Differenzierung nicht schwierig.

Entscheidend für die Zuteilung in die Gruppen ist das Merkmal Spaltung, im Gegensatz zur Impression. Isolierte Spaltungen sind häufig.

Eine Berücksichtigung der Ebenen der Spaltung ist nur bei den partiellen Frakturen (B) realistisch. Dort ist ein Teil der Gelenkfläche intakt und bleibt im Zusammenhang mit der Diaphyse. Die Ebene der Spaltung kann dann aus der

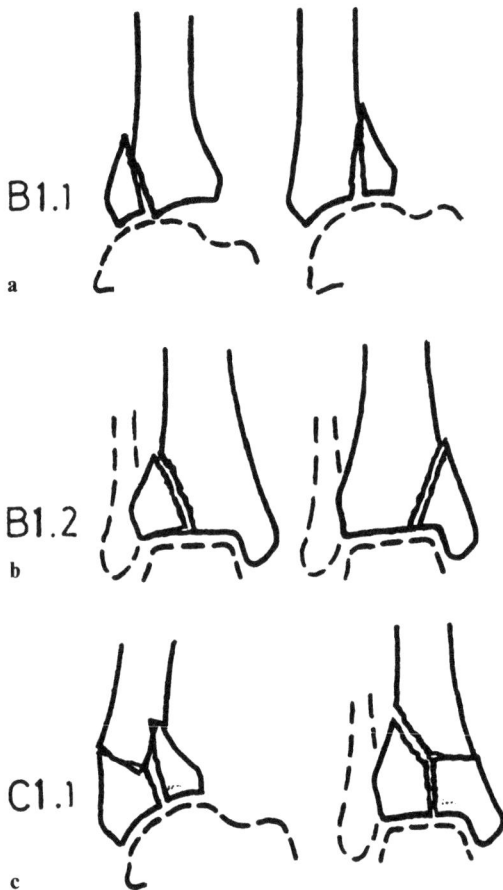

Abb. 85 a–c. Die Einteilung einfacher Spaltungen, halbschematisch.
a Spaltungen in der Frontalebene, dorsal oder ventral (Untergruppe .1)
b Spaltungen in der Sagittalebene, lateral bzw. medial (Untergruppe .2)
c Spaltungen bei vollständigen Frakturen (Y- und T-Form). Der Spalt kann sich in der frontalen oder in der sagittalen Ebene befinden. Wegen der zirkulären Natur der Fraktur ist eine Unterteilung nach Ebenen unrealistisch

Lage des intakten Gelenkanteils abgeleitet werden. Dies ist besonders dann nützlich, wenn die Fraktur komplex oder sonstwie schwer zu interpretieren ist. Probleme treten allerdings auch hier bei schrägem Verlauf der Bruchlinien auf und die Entscheidung der Zuteilung zu bestimmten Untergruppen kann in einzelnen Fällen Schwierigkeiten bereiten.

Bei den partiellen Spaltbrüchen, eingeteilt als B1, unterscheiden wir demnach 2 Formen: Die Spaltungen in der Frontalebene (im seitlichen Röntgenbild besser erkennbar), bei denen sich der intakte Gelenkanteil dorsal oder ventral befindet (Abb. 85a). Die 2. Form umfaßt die Spaltungen in der sagittalen Ebene (im a.-p.-Röntgenbild besser erkennbar). Der intakte Gelenkanteil findet sich dann entweder lateral oder medial (Abb. 85b).

Bei partiellen Frakturen finden wir gelegentlich (vorwiegend in der Frontalebene) Kombinationen mit diaphysären Frakturen, welche als zweite Lokalisation in einem anderen Segment des selben Knochens getrennt erfaßt und kodifiziert werden müssen (vgl. auch Anhang, Abschn. 3, S. 265, 267). Witt hat schon 1960 [174] solche Fälle als „Doppelfraktur" beschrieben.

Bei den vollständigen zirkumferentiellen Frakturen (C) sind reine Spaltungen ebenfalls häufig. Sie können dort aber nicht mehr nach Ebenen unterteilt werden,

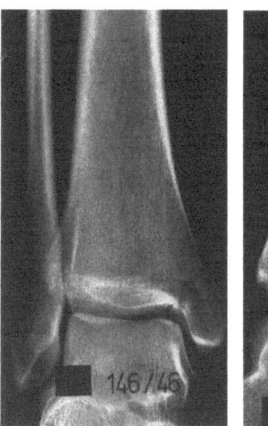 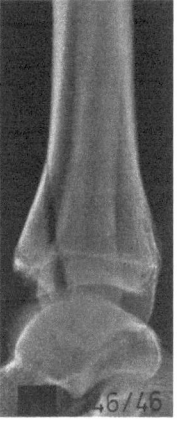 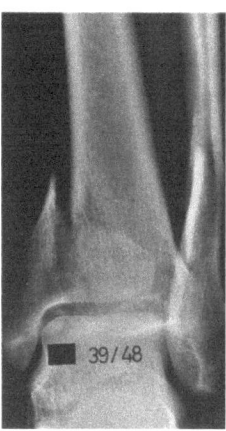 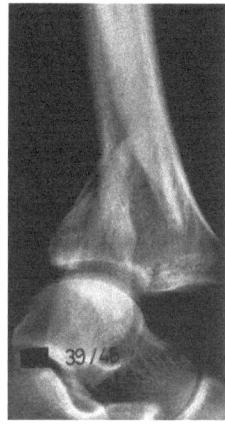

Abb. 86. Röntgenbeispiel zur Klassifikation. Partielle Gelenkfraktur, ventrale Spaltung (Frontalebene, im seitlichen Röntgenbild sichtbar). Diastase, keine Stufe, die Fibula ist intakt. Schrägfraktur des Malleolus internus. Eingeteilt als B1.1

Abb. 87. Röntgenbeispiel zur Klassifikation. Partielle artikuläre Fraktur. Dorsomediale, schräg verlaufende Spaltung, vorwiegend in der Frontalebene, unter Einschluß des Malleolus internus. Fibulaschrägfraktur in der distalen Diaphyse. Das seitliche Röntgenbild täuscht eine muldenförmige Impression vor, aber die postoperative Dokumentation läßt dies ausschließen (Abb. 147). Eingeteilt als B1.1

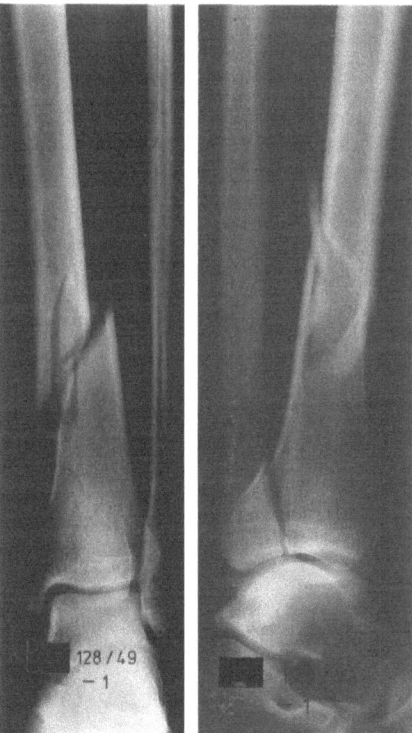 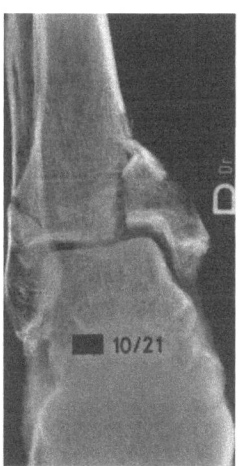 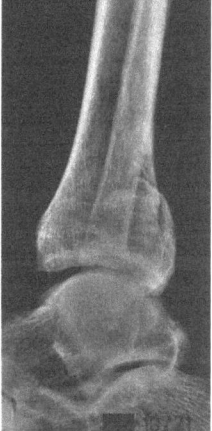

Abb. 89. Röntgenbeispiel zur Klassifikation. Partielle Gelenkfraktur, sagittale Spaltung und Stufe (im a.-p.-Röntgenbild deutlich) in der medialen Gelenkfläche; Varusstellung; typische Fibula-Schrägfraktur proximal der Syndesmose. Eingeteilt als B1.2

Abb. 88. Röntgenbeispiel zur Klassifikation. Kombination eines artikulären, partiellen Spaltbruches mit einer diaphysären Tibiafraktur (Segment 42, getrennt zu kodifizieren). Die dorsale Spaltung in der Frontalebene entspricht morphologisch einem posterolateralen Keilfragment (Volkmann). Es besteht hier keine Malleolarfraktur, die Fibula ist intakt. Eingeteilt als B1.1

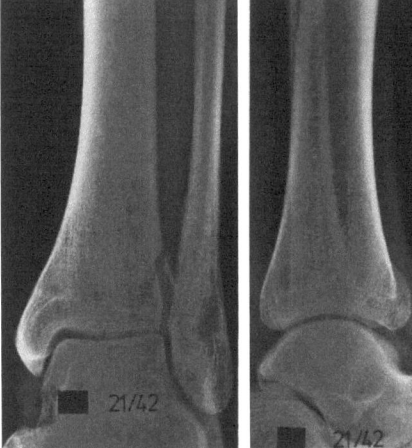 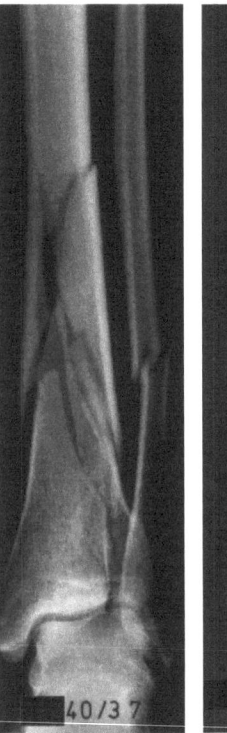 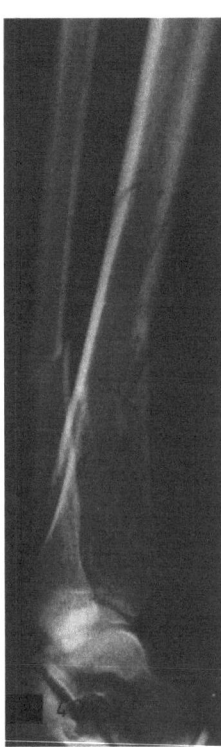

Abb. 90. Röntgenbeispiel zur Klassifikation.
Partielle Gelenkfraktur, anterolaterale Spaltung in der Sagittalebene. Fissur in der Fibula auf Höhe der Tibiafraktur. Eingeteilt
als B1.2

Abb. 91. Röngenbeispiel zur Klassifikation. Kombination einer artikulären Spaltung mit einer
diaphysären Tibiafraktur (Segment 42). Getrennte Kodifizierung. Partielle, laterale Spaltung in
der Sagittalebene, diaphysäre Fibulaschrägfraktur. Eingeteilt als B1.2. Der seltene Fall ist eine
Grenzsituation der Klassifikation. Es besteht eine Analogie zur dorsalen Spaltung B1.1, kombiniert mit diaphysärer Tibiafraktur (s. Abb. 88). Trotz des morphologischen und funktionellen
Zusammenhangs mit der diaphysären Fraktur wurde der Fall nicht als C1.3 eingeteilt, da in der
Diaphyse der Tibia ein eigenes komplexes Frakturzentrum besteht (s. auch Abb. 104)

weil eine Verbindung zwischen Gelenk und Diaphyse nicht mehr besteht. Einfache Spaltungen werden in die Gruppe C1 eingeteilt. Wenn zusätzlich eine
komplexe metaphysäre Komponente besteht (Impaktion oder Trümmerzone), so
werden diese Brüche – in Analogie zu den extraartikulären Frakturen – in die
Gruppe C2 eingeteilt.

Beispiele

Röntgenbeispiele einfacher artikulärer Spaltungen sind in Abb. 86–94 dokumentiert.

    Weitere Röntgenbeispiele:

– partielle Frakturen (B) in Abb. 33, 46 und 49;
– vollständige Frakturen (C) in Abb. 40 und 151.

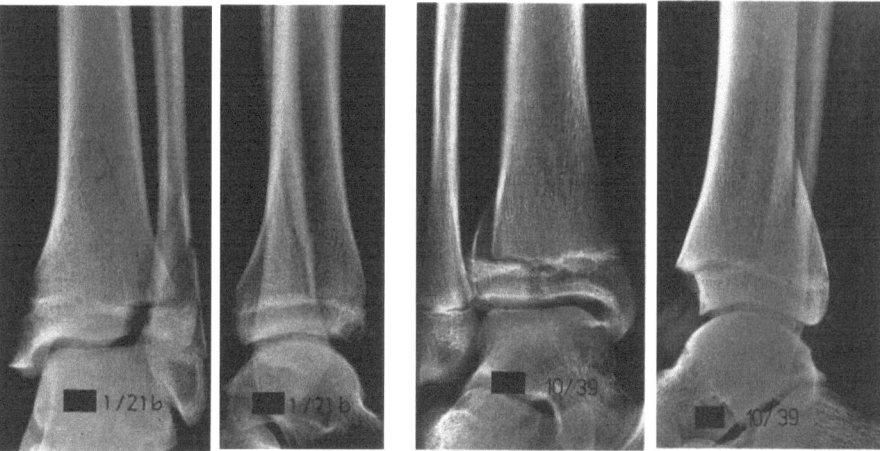

92 93

Abb. 92. Röntgenbeispiel zur Klassifikation. Partielle Gelenkfraktur beim Adoleszenten. Die anterolaterale Epiphysenfraktur ist winkelförmig, aber im a.-p.-Röntgenbild deutlich sichtbar; suprasyndesmale Fibulatorsionsfraktur. Eingeteilt als B1.2

Abb. 93. Röntgenbeispiel zur Klassifikation. Epiphysenfraktur des Adoleszenten. Sagittale, schräg verlaufende (daher unscharfe) Spaltung mit partieller, lateraler Epiphysenlösung und Fortsetzung als dorsale Spaltung in der Frontalebene (Triplane-Fraktur); die Fibula ist intakt; artikuläre Spaltung sichtbar im a.-p.-Röntgenbild, deshalb Einteilung als B1.2

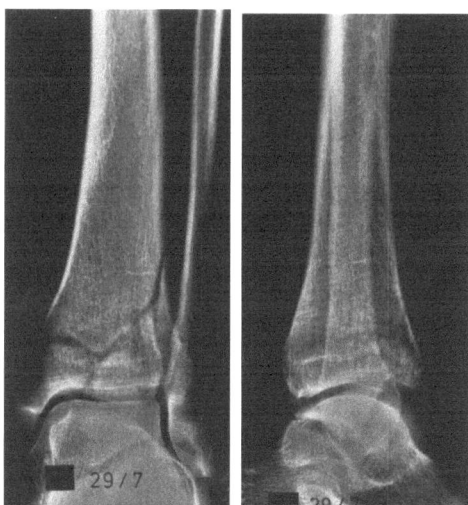

Abb. 94. Röntgenbeispiel zur Klassifikation. Artikulärer vollständiger Spaltbruch (wird in der Metaphyse in Form eines Y zirkulär). Artikulärer Bruchspalt im a.-p.-Röntgenbild, zusätzlich ist eine zweite laterale Spaltung angedeutet. Im seitlichen Röntgenbild ist der Befund unsicher; keine axiale Dislokation; Fibula intakt. Eingeteilt als C1.1

6.3.2 Artikuläre Impression

Allgemeines

Die Impression (engl. „depression", franz. „tassement") einer Gelenkfläche wird hervorgerufen durch den Einschlag eines Knochenendes in das andere. Das einschlagende Ende ist meist konvex geformt. Bei asymmetrischer Krafteinwirkung verletzen randständige Kanten.

Das imprimierte, gegenüberliegende Knochenende ist meist konkav, pfannenartig oder tellerartig geformt.

Das Imprimat besteht aus einem partiell oder vollständig aus der Umgebung ausgebrochenen Abschnitt der Gelenkfläche. Wenn es nach proximal gepreßt wird, zerdrückt es die darüberliegende Spongiosa, so daß ein Defekt entsteht, oder es drängt die umgebenden Fragmente auseinander und bleibt zwischen denselben eingeklemmt. Dadurch entsteht eine scheinbare Verbreiterung der Konturen (Abb. 96).

Diese Morphologie ist am bekanntesten beim Tibiakopfbruch. Die Impression ist dort vorwiegend unikompartimental lateral und mehrheitlich kombiniert mit einer Spaltung. Seltener finden wir sie medial oder isoliert, muldenförmig und zentral. Sie wird auch bei bestimmten basalen Frakturen der kurzen Röhrenknochen des Hand- und Fußskeletts beobachtet, oftmals bei partiellen Frakturen [58].

Die Vitalität eines imprimierten Abschnittes ist immer unsicher, Impression bedeutet auch immer Knorpelschaden.

Das Imprimat bleibt in seiner Position haften und kann nicht durch Zug (Ligamentotaxis) oder Druck von außen reponiert werden. Impressionen sind also zwingende Operationsindikationen. Operativ-technisch ist das Vorgehen von der Art der Impression abhängig (s. Kap. IV, S. 158 ff.).

Grundformen der Impression

Impressionen an der distalen Tibiagelenkfläche werfen diagnostische, operativ-technische und prognostische Probleme auf. Um deren Verständnis zu erleichtern, haben wir sie als geometrische Figuren abgebildet, welche von 2 verschiedenen Seiten bzw. Blickwinkeln her gesehen werden (Abb. 95). Wir möchten damit auf optische Täuschungen hinweisen, die das einfache Röntgenbild hervorrufen kann.

Grundsätzlich ist zwischen den häufigen Dreieck- oder Türflügelimpressionen einerseits und den selteneren Stempel- und Muldenimpressionen andererseits zu unterscheiden (Abb. 98).

Die *Dreieckimpression* besteht in einer winkelförmigen Aufstauchung. Sie ist breitbasis und mündet in einer Spitze. Die Basis des Dreiecks bleibt in Zusammenhang mit der umgebenden Gelenkfläche.

Die *Türflügelimpression* entspricht einem an 2 Seiten aufgestauchten Deckel. In einer Ebene erkennt man eine horizontale Linie, welche mit einer Stempelform verwechselt werden kann. Die Basis des Vierecks – eine Seite davon – bleibt jedoch in Zusammenhang mit der Umgebung, daher ist die Devitalisation einer Türflügelimpression nicht vollständig.

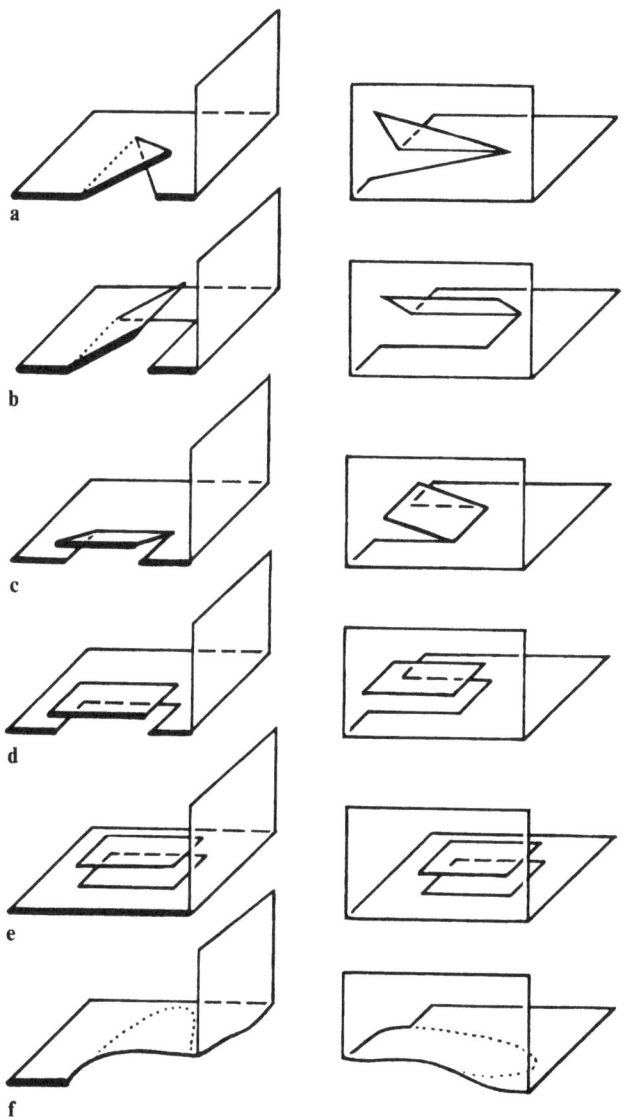

Abb. 95 a–f. Geometrische Zeichnungen von Aufwerfungen bzw. Abspaltungen aus einer Fläche mit einer Seitenwand, analog zu den einfachen Impressionen eines Gelenks. Die Figuren der *rechten* Bildhälfte sind identisch mit denjenigen der *linken* Hälte, jedoch um 90° gedreht. Dadurch entstehen optisch ganz andere Ansichten. Randständige Linien stehen im Vordergrund und sind daher *verstärkt*. Zentral liegende, entferntere und überlagerte Linien sind *schwächer* gezeichnet.

a Dreieck, verwechselbar mit Türflügel
b Türflügel
c Türflügel in der zweiten Ebene, verwechselbar mit Stempel
d Stempel randständig
e Stempel zentral
f Mulde

Die Schemata sollen verständlich machen, warum randständige Impressionen meist nur im Röntgenbild einer Ebene sichtbar sind. Sie sollen auch bei der Interpretation von Zentrierungsfehlern und Überlagerungen helfen. Echte Stempelimpressionen müssen in 2 Ebenen sichtbar sein

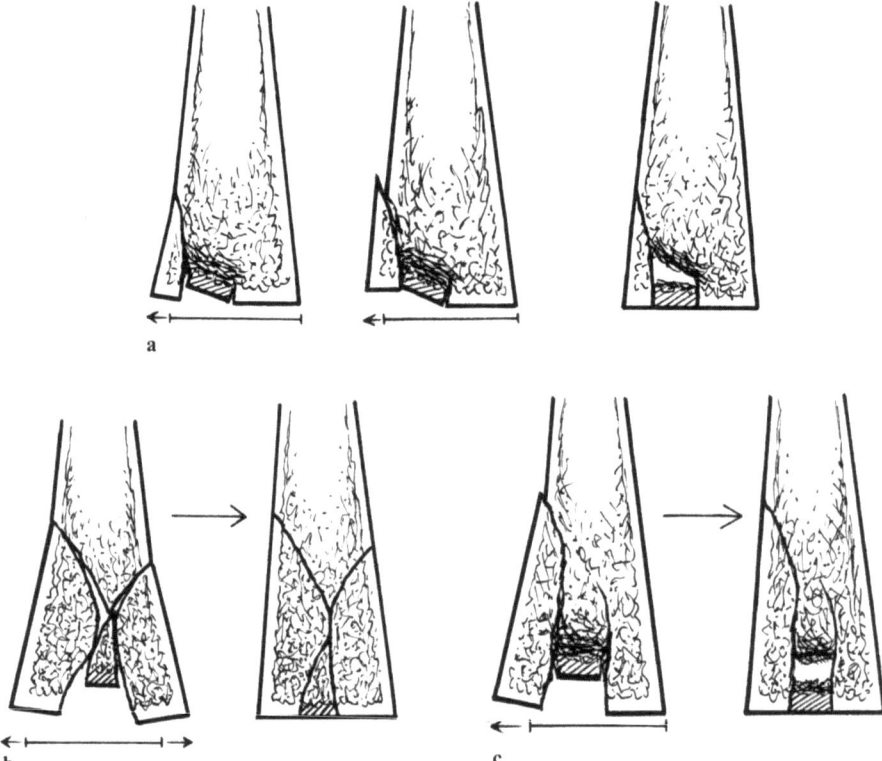

Abb. 96a–c. Schema der Impression mit Spaltung. Die Spaltung wird durch die Impression verdrängt, die Epiphyse verbreitert.
a Bei Türflügelform ist die Verdrängung gering, nach Reposition entsteht ein Defekt
b Die Stempelimpression mit kräftig gebautem Imprimat: ausgeprägte Verdrängung und Verbreiterung der Epiphyse. Nach Reposition verbleibt kein Defekt
c Stempelimpression mit Kompression der Spongiosa, wenig ausgeprägte Verdrängung und Verbreiterung der Epiphyse. Nach Reposition verbleibt ein Defekt, welcher ausgefüllt werden muß

Die *Stempelimpression* besteht in einem zirkulären Ausbruch aus der Umgebung. Dieser ist abgestoßen und hochgestaucht. Jeder Zusammenhang mit der knöchernen Umgebung ist unterbrochen. Oft wird eine Türflügelimpression, die in einer Ebene als horizontale Linie gesehen wird, fälschlicherweise als Stempelimpression interpretiert (s. Abb. 95c). Gesichert ist eine Stempelimpression nur dann, wenn sie in 2 Ebenen sichtbar oder tomographisch nachgewiesen ist.

Eine der Impression vorgelagerte Abspaltung bleibt in Zusammenhang mit der Gelenkkapsel und ist nicht devitalisiert. Die dahinter anschließende Impression ist operativ-technisch schwieriger darzustellen bzw. zu reponieren. Eine randständige Impression ist biologisch privilegiert, da sie mit der Gelenkkapsel in Verbindung bleibt.

Selten und schwer zu identifizieren sind muldenförmige Einstauchungen, die beim Tibiaplateau und beim Femurkopf bekannt sind. An der distalen Tibia wird sie im Röntgenbild oft durch Überlagerungen und Verwerfungen vorgetäuscht.

Häufigkeit und Entstehungsmechanismus an der distalen Tibia

Am Tibiagewölbe werden die Impressionen durch den Stauchungseffekt der gegenüberliegenden Talusrolle bzw. deren Kanten hervorgerufen.

Sie werden erstmals von Böhler [7] erwähnt und abgebildet (Abb. 68), aber nicht näher analysiert.

Bei Gay u. Evrard [36] werden sie angegeben und in 2 Schemazeichnungen angedeutet (Abb. 70). Heim u. Pfeiffer [56] haben sie im Zusammenhang mit den Frakturen des Malleolus internus dargestellt. Vichard u. Watelet [160] und nach ihm Stampfel u. Mähring [148] haben auf ihre Besonderheiten hingewiesen (Abb. 78).

Impressionen sind seltener als reine Spaltungen und können in jedem Abschnitt der Tibiagelenkfläche bestehen. Es sind ihr fast immer Spaltungen vorgelagert. Am häufigsten finden wir sie anteromedial und anterolateral. Unsere Kasuistik enthält insgesamt 117 Fälle, also etwas mehr als 10%.

Die Spaltung kann als erste Phase aufgefaßt werden, da sie die durch eine kortikale Wand abgestützte, also kräftigere Randzone des Gelenkes betrifft, welche gegen Stoß und Druck widerstandsfähiger ist. Ist diese einmal abgespalten, so sintern die dahinterliegenden, schwächeren, rein spongiösen Flächen leichter ein.

Es ist aber auch denkbar, daß an einigen Stellen die Abspaltung der Impression nachfolgt. Dies dürfte insbesondere für die an den Innenknöchel angrenzende Zone gelten, da dieser nicht trägt und deshalb die benachbarte Spongiosa kaum stützt. Die an dieser Stelle besonders häufigen Impressionen würden dann als erste Phase auftreten, und die Abspaltung des Innenknöchels (Vertikalform) würde infolge des zunehmenden Varusdrucks nachfolgen. Ein ähnlicher zweiphasiger Ablauf ist aber auch bei anderen Impressionen denkbar. Eine genaue Analyse der Unfallmechanismen ist also nicht möglich.

Warum in einem Fall nur eine Spaltung, im anderen zusätzlich eine Impression entsteht, ist unklar. Nichts spricht dafür, daß die Impression nur bei geschwächter Spongiosastruktur auftreten würde, also z. B. beim älteren Patienten: Beim Adoleszenten mit offenen Wachstumsfugen sind sowohl Impaktion als auch Impression extreme Raritäten. Vichard u. Watelet [160] haben einen solchen Fall beschrieben. Schon bald nach Abschluß des Wachstums sind diese beiden Morphologien aber in unserem Krankengut bereits häufig. Sowohl dei den partiellen Impressionsbrüchen (B2) als auch bei den vollständigen Frakturen (C1.2) finden wir mehrere Patienten im Alter von 17–23 Jahren. Auch das Durchschnittsalter der Patienten ist in diesen Gruppen niedrig. Bezüglich Details s. Anhang, Abschn. 3, S. 269 ff.

Operativ-technisch müssen Türflügel- und Stempelform verschieden behandelt werden (s. Abb. 137).

Röntgendiagnostik

Im Röntgenbild sind Imprimate dann deutlich als verdichtete Linien zu erkennen, wenn deren Fläche einigermaßen parallel zum Strahl liegt. Dies ist meistens nur in einer Ebene der Fall. Nur Stempelimpressionen können auch in der zweiten Ebene deutlich sichtbar sein. Liegen sie zentral, bleiben sie jedoch undeutlich, weil sie von schattengebenden Strukturen umgeben sind.

Türflügelartige Impressionen sind im Röntgenbild als scharfwinklige Abknik-
kung meist deutlich erkennbar. Wenn der Talus in seine ursprüngliche Lage
zurückgeglitten ist, entsteht eine asymmetrische Verbreiterung des Gelenkspaltes.
Paradoxerweise sind größere Impressionen, in welchen die Talusrolle subluxiert
bleibt, meist schlechter zu identifizieren. Durch Tomographie und CT lassen sich
Impressionen wesentlich besser erkennen und auch interpretieren.

Die Identifizierung einer Impression ist nur möglich, wenn die Umgebung
intakt ist oder aus großen Fragmenten besteht. Aus diesem Grund läßt sich die
einzelne Impression bei einer komplexen Verletzung der Gelenkfläche – der Dissoziation – nicht mehr sicher unterscheiden, obwohl sie infolge des Stauchungs-
mechanismus mit Sicherheit beteiligt ist.

Bedeutung und Prognose der Impression

Eine persistierende Gelenkinkongruenz infolge ausgebliebener oder unvollständiger Reposition führt zu einer Laxität der Gelenkführung, zur Instabilität und
damit zwangsweise zu Arthrose.

Nun ist aber bekannt, daß die funktionelle Beanspruchung nicht für alle Anteile der Tibiagelenkfläche identisch ist [164]. Die Prognose einer Impression wird
deshalb auch je nach Lage und Ausdehnung verschieden sein. Posterolaterale
Läsionen sind gravierender als posteromediale, anterolaterale scheinen weniger
ernsthaft zu sein als anteromediale [160].

Die Analyse unseres Krankengutes hat aber gezeigt, daß die Impression immer
eine schlechtere Prognose hat als die alleinige Spaltung (S. 203, 273, 278, 282 f.).

Die operative Behandlung muß hier deshalb einerseits besonders präzis, aus
biologischen Gründen aber auch besonders schonend sein.

Knorpelschaden bei Impression

Das Röntgenbild gestattet keine Beurteilung des Knorpelschadens. Die Morphologie gibt zwar Hinweise, entscheidend jedoch ist die Beobachtung des Operateurs
in situ. Die Beschreibung im Operationsbericht ist besonders wichtig bei komplexen Frakturen. Für die Prognose kann aber auch der Zustand des Knorpels der
Talusrolle entscheidend sein (s. S. 62).

Einteilung bei partiellen Impressionsfrakturen (Gruppe B2)

Bei diesen Brüchen, bei denen ein Gelenkanteil intakt bleibt, können Impressio-
nen, die mit Spaltung kombiniert sind, nach Ebenen eingeteilt werden, da der
Befund in der Regel in einem der beiden Röntgenbilder deutlicher zu erkennen ist.
Im Zweifelsfall erfolgt die Orientierung am intakten Gelenkanteil.

Wir unterscheiden zunächst Frakturen in der Frontalebene (im seitlichen
Röntgenbild besser sichtbar); sie werden zusammengefaßt in der Untergruppe
B2.1. Der intakte Gelenkanteil befindet sich dann dorsal (häufiger) oder ventral.

Dorsale Impressionen mit intaktem ventralem Gelenkanteil befinden sich
nicht in diesem Krankengut. Sie sind nicht selten bei Malleolarfrakturen zu beobachten (Volkmann-Dreieck mit zusätzlicher Impressionszone). Sie würden im
Prinzip in diese Gruppe gehören (vgl. auch S. 60, Abb. 34 und 97a).

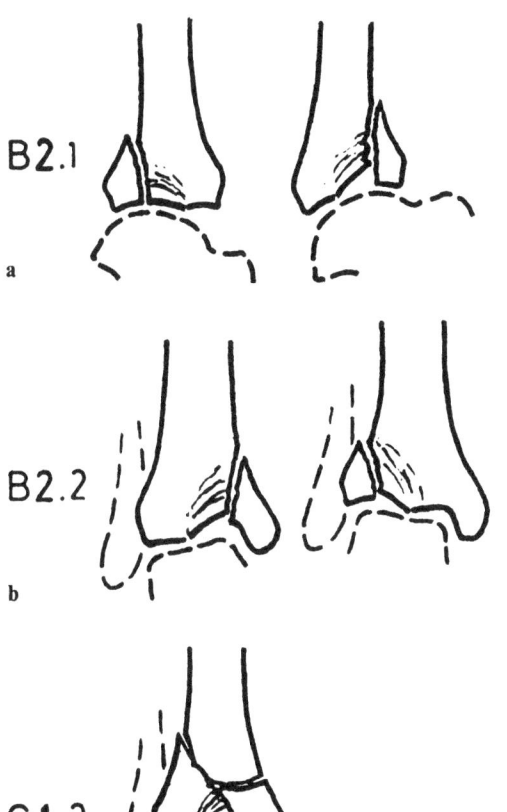

Abb. 97 a–c. Die Einteilung einfacher Impressionen, halbschematisch.

a Impressionen und Spaltungen bei partiellen Frakturen in der Frontalebene (im seitlichen Röntgenbild sichtbar) werden eingeteilt unter B2.1. Sie können dorsal oder ventral lokalisiert sein

b Impressionen mit Spaltung bei partiellen Frakturen, in der Sagittalebene (sichtbar im a.-p.-Röntgenbild) figurieren unter B2.2. Sie können lateral oder medial lokalisiert sein

c Einfache Impressionen mit Spaltung bei einfachen vollständigen (zirkulären) Frakturen werden unabhängig von der Ebene der Impression eingeteilt in eine eigene Untergruppe C1.2

Bei den Frakturen in der Sagittalebene (im a.-p.-Röntgenbild besser sichtbar) befindet sich der intakte Gelenkanteil lateral (häufiger) oder medial (Abb. 97 b). Sie werden zusammengefaßt in der Untergruppe B2.2.

Einteilung bei vollständigen Frakturen mit Impression

Auch bei diesen Brüchen sind Impressionen nicht selten. Infolge Fehlens eines intakten Gelenkanteiles ist die Unterteilung nach Frakturebenen nicht realistisch.

Bei den einfachen Frakturen sind sie häufig und in einer eigenen Untergruppe zusammengefaßt (C1.2) (Abb. 97 c) und den reinen einfachen artikulären Spaltbrüchen (C1.1) gegenübergestellt (s. Abb. 85 c).

Wir finden aber auch kleine Gelenkimpressionen, bei denen das Hauptmerkmal die metaphysäre Impaktion oder die metaphysäre Trümmerzone ist (C2.1 bzw. C2.2). Sie werden im Rahmen dieser Untergruppen speziell analysiert (s. Anhang, Abschn. 3, S. 279 ff.).

Seltener finden wir auch artikuläre Impressionen bei Frakturen, welche weit in die Diaphyse hineinreichen. Diese finden sich im Rahmen der Untergruppen C1.3 und C2.3 (s. S. 277 f., 284).

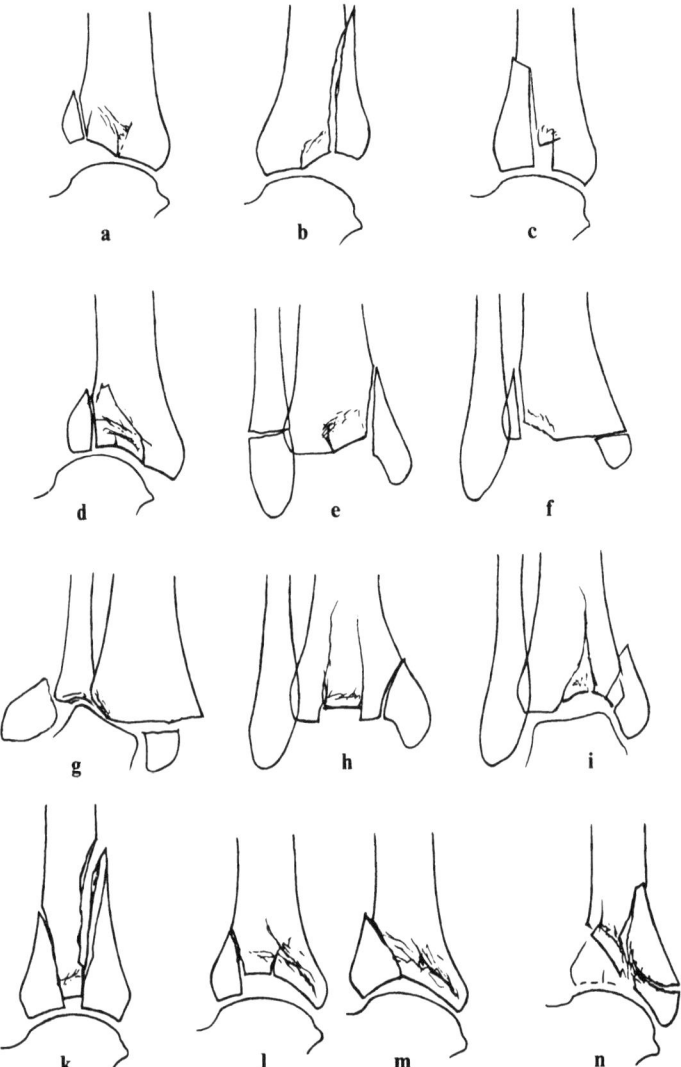

Abb. 98a–n. Zeichnungen zur Klassifikation von Impressionsfrakturen. Verschiedenartige, typische Formen von Impressionen; von Röntgenbildern abgezeichnet (partielle Frakturen **a–i**, vollständige Frakturen **k–n**).

a Ventrale Impression B2.1 (s. Abb. 99)

b Dorsale Impression B2. (s. Abb. 100)

c Zentrale Stempelimpression B2.1 (s. Abb. 150)

d Ventrale Muldenimpression B2.1

e Mediale Impression B2.2 (s. Abb. 101)

f Laterale Impression B2.2 (s. Abb. 44 und 45)

g Randständige, laterale Impression B2.2 (s. Abb. 149)

h Zentrale, sagittale Impression (Türflügel wahrscheinlich) B2.3 (s. Abb. 156)

i Mediale Muldenform B2.2

k Zentrale Stempelform C1.2 (s. Abb. 152)

l Kombination von Stempel und Mulde. Die nicht gebrochene dorsale Gelenkfläche ist impaktiert

m Wenn bei Impaktion in der dorsalen Wand keine zusätzliche Impression besteht, bildet sich die sog. „Faltdachform" [148]

n Dissoziation der Gelenkfläche: dorsale Wand nicht impaktiert, sondern frakturiert. Eine Entscheidung, ob Türflügel- oder Stempelimpression vorliegt, ist nicht möglich; C3.1 (s. Abb. 120)

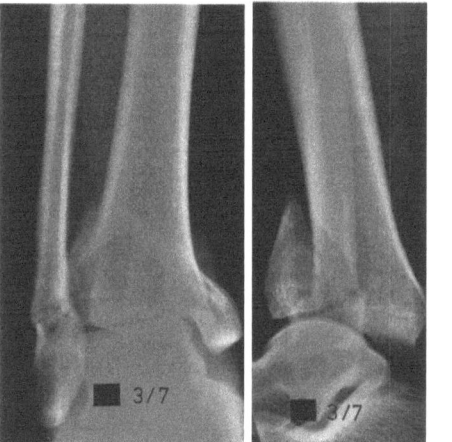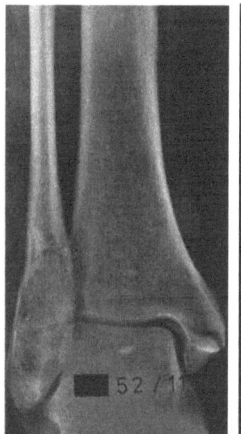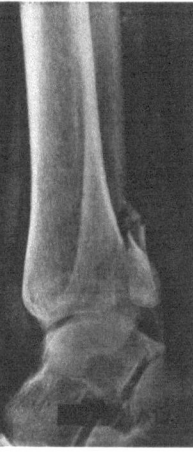

99

100

Abb. 99. Röntgenbeispiel zur Klassifikation. Partielle Fraktur mit Impression in der Frontalebene (sichtbar im seitlichen Röntgenbild) bei vorgelagerter Spaltung. Talussubluxation nach ventral; Varusstellung mit typischer intraligamentärer Fibulaschrägfraktur; Schrägfraktur des Malleolus internus. Eingeteilt als B2.1

Abb. 100. Röntgenbeispiel zur Klassifikation. Dorsale Impression der Tibiagelenkfläche in der Frontalebene (im seitlichen Röntgenbild sichtbar). Vorgelagert ist ein kleines posterolaterales Kantendreieck. Supraligamentäre Fibulaschrägfraktur, distale Querfraktur des Malleolus internus. Dieser Fall müßte unter B2.1 eingeteilt werden. Das Beispiel stammt nicht aus dieser Statistik, sondern aus der persönlichen Kasuistik des Autors. Die Dokumentation erfolgte unter Malleolarfraktur

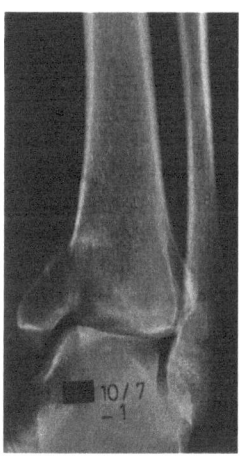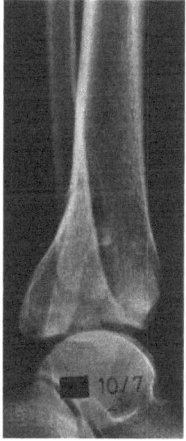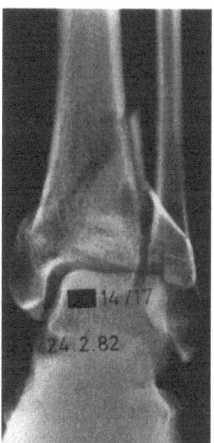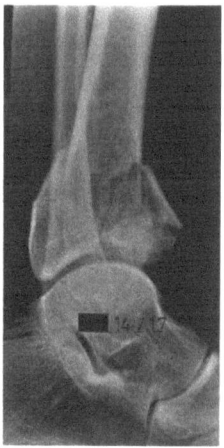

101

102

Abb. 101. Röntgenbeispiel zur Klassifikation. Partielle artikuläre Fraktur (Gelenk lateral intakt). Antero-mediale Impression in der Sagittalebene, besser sichtbar im a.-p.-Röntgenbild. Dorsomediale Spaltung; Varusstellung, typische intraligamentäre Fraktur der Fibula, Vertikalfraktur des Malleolus internus. Eingeteilt als B2.2

Abb. 102. Röntgenbeispiel zur Klassifikation. Vollständige (zirkuläre) artikuläre Fraktur, in der Metaphyse Y-förmig. Anteromediale Impression in der Frontalebene, im a.-p.-Röngenbild besser sichtbar. Die laterale Spaltung liegt in der Sagittalebene, das den Malleolus internus einschließende Fragment ist artikulär. Leichte Rekurvation, intakte Fibula. Eingeteilt als C1.2 (Grenzfall zu C3.1). Das Beispiel zeigt deutlich, daß bei vollständigen Frakturen eine Einteilung nach Bruchebenen ungeeignet ist

Beispiele

Röntgenbeispiele von artikulären Impressionen mit Spalt sind dokumentiert in Abb. 99–102.
Weitere Beispiele sind die Abb. 45, 149 und 168.

6.3.3 Morphologie der Gelenkfrakturen in Metaphyse und Diaphyse

Gelenkfrakturen reichen immer in die Metaphyse, manchmal auch bis in die Diaphyse. Die Überprüfung der weiter proximal liegenden Morphologie ergibt, daß dabei die typischen Merkmale, welche bei extraartikulären Frakturen festgestellt wurden, eine Differenzierung nach Schweregrad ermöglichen, welche mit der Klinik übereinstimmt (s. S. 75).

Bei der Untersuchung der extraartikulären Frakturen wurde für deren Einteilung auf die folgenden 4 Merkmale abgestellt:

– die metaphysäre Keilbildung,
– die metaphysäre Impaktion,
– die metaphysäre Trümmerzone,
– den Verlauf in die Diaphyse.

Bei Gelenkfrakturen besteht kein distales Hauptfragment. Definitionsgemäß existieren also Keilbildungen mit Kontakt zwischen Hauptfragmenten nicht. Mehrfache metaphysäre Anteile können daher nur bestehen in multiplen Spaltungen, Impaktionen und in einer Trümmerzone.

Mehrfache Frakturlinien in der Metaphyse

Diese bestehen auch bei partiellen artikulären Frakturen. Sie erschweren Reposition und Stabilisierung. Im Röntgenbild sind sie an der dünnen kortikalen Schale der Metaphyse relativ gut zu erkennen. Dieses Merkmal eignet sich deshalb für die Bildung eigener Untergruppen (.3) beim Typ B (Abb. 103a, b).

Weil bei partiellen Frakturen ein Teil der Gelenkfläche intakt ist, reichen diese Brüche nur selten weiter nach proximal. Entgegen den Verhältnissen bei anderen

--→

Abb. 103a–f. Mehrfache bzw. komplexe, metaphysäre und diaphysäre Morphologie einfacher Gelenkfrakturen.
a Partielle Fraktur, einfache artikuläre Spaltung, mehrfach in der Metaphyse (B1.3) abgebildet in der Frontalebene (seitliches Röntgenbild)
b Partielle Fraktur mit Impression, in der Metaphyse mehrfach (B2.3), abgebildet in der Sagittalebene (a.-p.-Röntgenbild)
c Vollständige Fraktur, artikulär einfach, metaphysäre Impaktion (C2.1), frontal und sagittal abgebildet
d Vollständige Fraktur artikulär einfach, metaphysäre Trümmerzone (C2.2)
e Vollständige Fraktur, artikulär einfach, Ausdehnung in die Diaphyse (C1.3)
f Vollständige Fraktur, artikulär einfach, metaphysäre Impaktion oder Trümmerzone, Ausdehnung in die Diaphyse (C2.3)

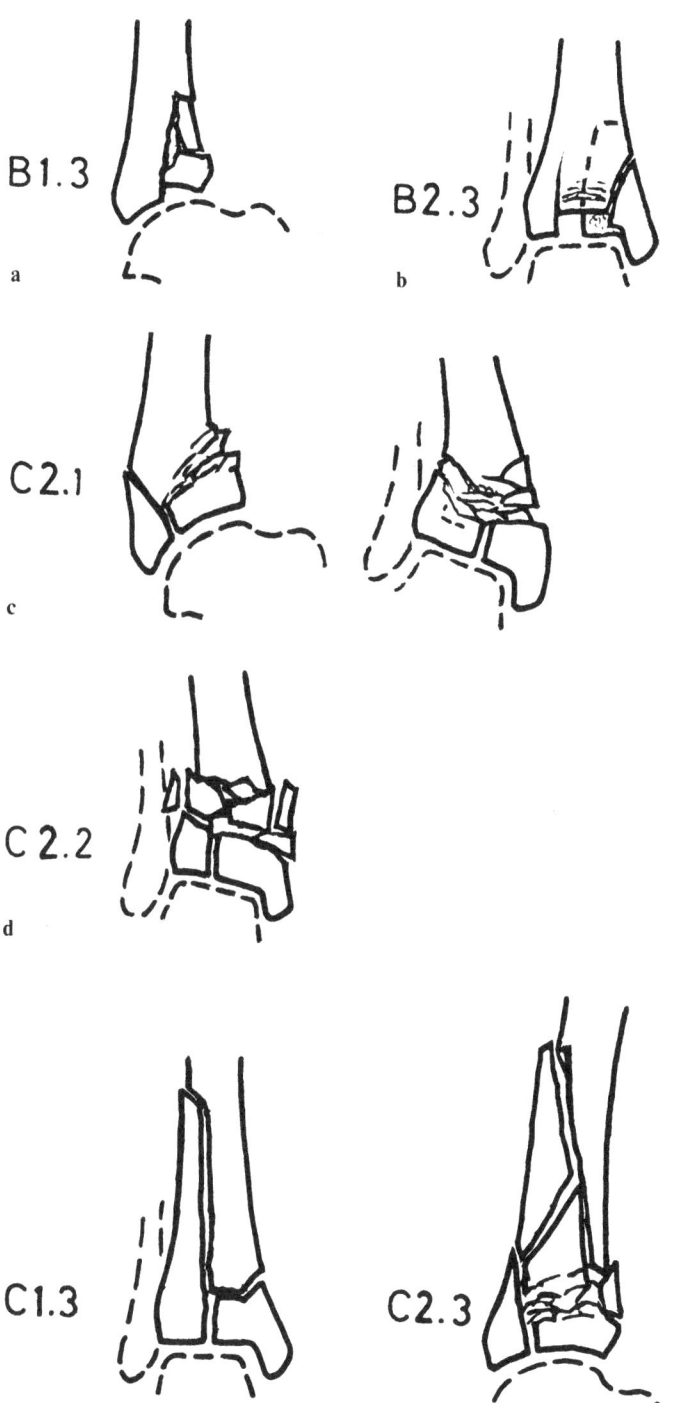

B1.3

a

B2.3

b

C2.1

c

C2.2

d

C1.3

e

C2.3

f

Gruppen ist deshalb die Verwendung des Merkmals der Ausdehnung in die Diaphyse zur Bildung eigener Untergruppen hier ungeeignet bzw. unrealistisch.

Vergleichbar ähnliche Morphologien finden wir bei den partiellen artikulären
Frakturen am distalen Humerus, distalen Radius und distalen Femur [106]. Auch
dort berücksichtigt die Klassifikation die mehrfache metaphysäre Spaltung für
die Bildung eigener Untergruppen, jedoch nicht die seltene Ausdehnung in die
Diaphyse.

Metaphysäre Impaktion

Die metaphysäre Impaktion ist ein spezifisches Merkmal der distalen Tibiafraktur. Bei den extraartikulären Formen haben wir festgestellt, daß nach Reposition
ein Kontakt zwischen den Hauptfragmenten bestehen bleibt. Bei Gelenkfrakturen, bei denen kein distales Hauptfragment existiert, fehlt dieses Merkmal.

Bei vollständigen zirkulären Gelenkfrakturen können Lage und Ebene der
Spaltung infolge ihrer Variabilität nicht zur Differenzierung in Untergruppen
verwendet werden (vgl. S. 102 ff.).

Bei den vollständigen artikulären Frakturen des Erwachsenen ist die Kombination von Spaltung und Impaktion besonders häufig (die größte Gruppe in
unserer Kasuistik) (Abb. 103 c).

Diese Form entspricht der klassischen Pilon-tibial-Fraktur des Skifahrers. Die
Standardisierung der AO-Operationstechnik beruht weitgehend auf diesem Modell. Die Impaktionsfraktur mit artikulärer Spaltung hat verschiedentlich zu einer
etwas stilisierten zeichnerischen Wiedergabe Anlaß gegeben [44]. Ihr Entstehungsmechanismus wurde 1970 von Bandi [2] analysiert (Abb. 74).

Bei den Fällen mit metaphysärer Impaktion und artikulärer Spaltbildung finden wir gelegentlich auch Impressionen im Gelenk selbst. Diese sind wenig ausgedehnt und nicht tief (Eindämmungseffekt der metaphysären Impaktion?). Sie
werden deshalb nicht als selbständige Untergruppe eingeteilt, sondern in die
Hauptmerkmale Spaltung und Impaktion integriert. Wir verweisen diesbezüglich
auf die Details der systematischen Analyse der Gruppe C2, S. 279 ff., dokumentiert in Abb. 111.

Es ist uns aufgefallen, daß bei der Kombination von artikulärer Spaltung mit
metaphysärer Impaktion die Patienten durchschnittlich jünger sind (43 Jahre) als
diejenigen mit rein extraartikulärer Impaktion (57 Jahre). Auch überwiegt das
männliche Geschlecht bei der artikulären Lokalisation beträchtlich (s. S. 255 f.,
280 ff.).

Metaphysäre Trümmerzone

Diese ist bei den extraartikulären Frakturen als eigene Form erkannt und eingeteilt worden. Sie ist auch bei artikulären Frakturen häufig. Es handelt sich dann
um die Kombination einer artikulären Spaltung mit einer metaphysären Trümmerzone (Abb. 103 d).

Die Unterscheidung von der mehrfachen Spaltung, wie sie bei partiellen artikulären Frakturen (B) beschrieben worden ist, bereitet keine Schwierigkeiten.
Denn wir haben es hier, wie bei der Impaktion, mit einer vollständigen zirkulären

Fraktur zu tun, bei der Fragmentierung und Dislokation der metaphysären Elemente ganz andere Dimensionen angenommen haben.

Diese Frakturen weisen auch einen ganz anderen Schweregrad auf als die Impaktionsbrüche. Sie sind meist Folge eines Verkehrsunfalls oder eines Sturzes aus der Höhe. Offene Frakturen sind häufig (über ⅓ der Fälle), die technischen Probleme der Osteosynthese und die Prognose sind sehr verschieden von den Verhältnissen bei der Impaktion. Das Durchschnittsalter der Patienten beträgt 45 Jahre, das männliche Geschlecht überwiegt stark (s. auch S. 283).

Auch bei dieser Form finden wir gelegentlich kleine artikuläre Impressionen, welche and die Spaltbildung angrenzen. Dieser Befund wird als Nebenmerkmal aufgefaßt und in den Hauptbefund Spaltung mit metaphysärer Zertrümmerung integriert. In der Detailanalyse (s. S. 283) hat sich allerdings gezeigt, daß die Prognose dieser Fälle schlechter ist als bei einfacher Spaltung. Die Zahlen sind aber klein. Möglicherweise ist die Arthrose darauf zurückzuführen, daß der Operateur diesen Nebenbefund unter dem Eindruck der dominierenden metaphysären Verletzung übersehen hat.

Ausdehnung der Fraktur in die Diaphyse

Die Ausdehnung der Fraktur in die Diaphyse ist die 4. Morphologie, die wir aus den metaphysären Frakturen übernehmen und hier mit den Gelenkbrüchen zu kombinieren haben. Dieser Befund besteht auch bei vielen endständigen Frakturen anderer Röhrenknochen. Dort werden mit diesem Merkmal teilweise eigene Untergruppen gebildet (Humerus distal: C3.3, Femur distal: C3.3, Radius distal C2.3 und C3.3). Bei anderen Lokalisationen wird die diaphysäre Ausdehnung als sog. Zusatzzahl kodifiziert (Tibia proximal, Radius proximal) [106].

Bei vollständigen artikulären Tibiafrakturen ist eine Ausdehnung in die Diaphyse häufig. Das Merkmal dient der Bildung eigener Untergruppen: Bei einfacher artikulärer Spaltung gabelt sich die Frakturlinie und wird erst in der Diaphyse zirkulär (Abb. 103 e und 104). Die bildet dann die Untergruppe C1.3.

Bei komplexer metaphysärer Morphologie (Impaktion, Trümmerzone) besteht die diaphysäre Komponente in einem oder mehreren Fragmenten, welche

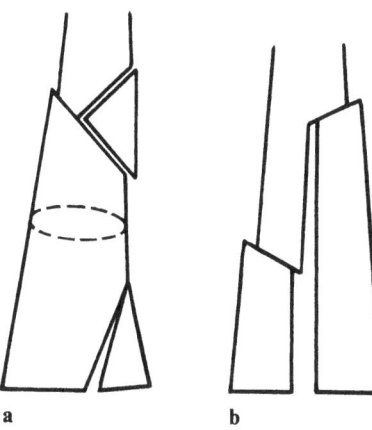

a   b

Abb. 104a–b. Schemazeichnung zur Unterscheidung einer partiellen, artikulären Fraktur mit unabhängiger diaphysärer Fraktur (Untergruppe B1.1, Abb. 88) und einer vollständigen einfachen artikulären Fraktur, welche erst in der Diaphyse zirkulär wird (Untergruppe C1.3, Abb. 113 und 114).
a Bei der partiellen Fraktur besteht in der Diaphyse ein eigenes Frakturzentrum (S. 102ff.). Der tibiale Zylinder zeigt in der proximalen Metaphyse einen intakten Abschnitt (u. U. Fissur)
b Bei der vollständigen Fraktur geht die dislozierte artikuläre Spaltung kontinuierlich durch das Zentrum des Zylinders hindurch in die Diaphyse über

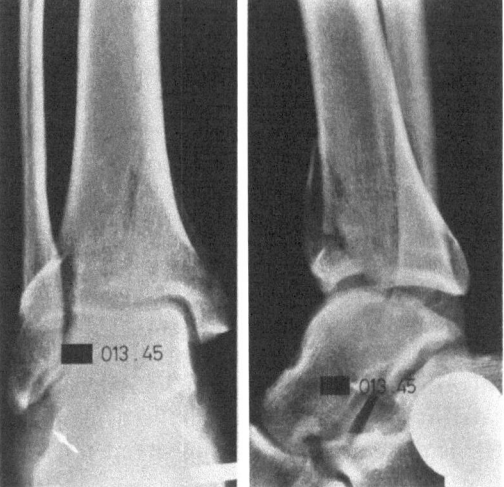

Abb. 105. Röntgenbeispiel zur Klassifikation. Partielle artikuläre Fraktur (dorsale Wand intakt). Röntgenbild in Extension. Anteromediale Spaltung unter Einschluß des Malleolus internus (seitliches Röntgenbild, Frontalebene). Zweite anterolaterale Spaltung (sagittale Ebene, a.-p.-Röntgenbild). Fibula intakt, Spitze nach distal disloziert mit kleiner talarer Abrißfraktur des distalen Bandapparates (*Pfeil*). Eingeteilt als B1.3

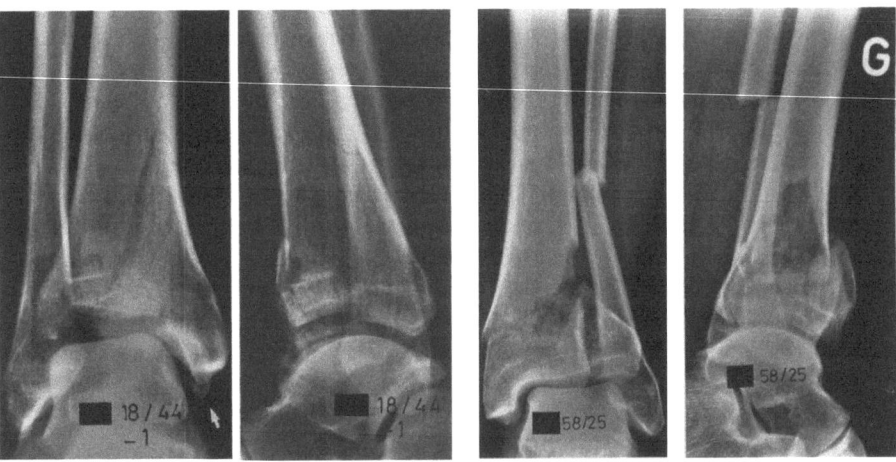

106   **107**

Abb. 106. Röntgenbeispiel zur Klassifikation. Partielle artikuläre Fraktur (laterodorsale Wand intakt). Große randständige ventrale Stempelimpression (sichtbar in beiden Röntgenaufnahmen). Laterale und mediale Spaltung in der Sagittalebene (besser sichtbar im a.-p.-Röntgenbild), großes posteromediales Fragment unter Einschluß des Malleolus internus. Kleiner Abriß an dessen Spitze (Pfeil), Fibula intakt. Eingeteilt als B2.3. Das Beispiel zeigt deutlich den erhöhten Schweregrad der Verletzung gegenüber der Impression bei Abb. 101. Bei diesem Fall wird die Einteilung nach Frakturebenen bereits problematisch. Die Orientierung erfolgt an der schmalen intakten posterolateralen Wand

Abb. 107. Röntgenbeispiel zur Klassifikation. Artikuläre Spaltung lateral mit partieller metaphysärer Impaktion medial; Valgusstellung, diaphysäre Fibulaquerfraktur. Eingeteilt unter C2.1

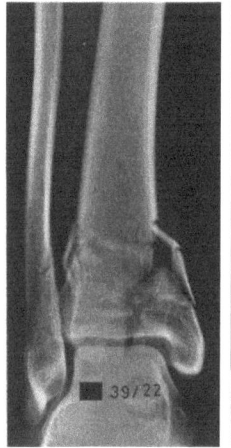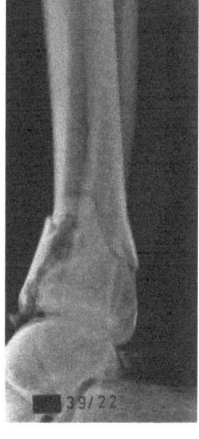

108

109

Abb. 108. Röntgenbeispiel zur Klassifikation. Klaffende, artikuläre Spaltung (seitliches Röntgenbild), anterolaterale Impaktion. Valgusstellung, Antekurvation und diaphysäre Fibulaschrägfraktur. Eingeteilt als C2.1. Auch als Beispiel zur Operationstechnik, Verlauf und Ergebnis dokumentiert als Abb. 158

Abb. 109. Röntgenbeispiel zur Klassifikation. Artikuläre Spaltung (sagittal) und metaphysäre Impaktion, Rekurvation, distale diaphysäre Fibulaschrägfraktur. Aus der artikulären Spaltung und der Fibulafraktur kann eine initiale Varusstellung abgeleitet werden. Eingeteilt als C2.1. Auch als Beispiel zu Operationstechnik, Verlauf und Ergebnis dokumentiert als Abb. 155

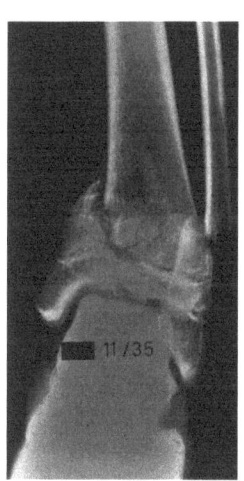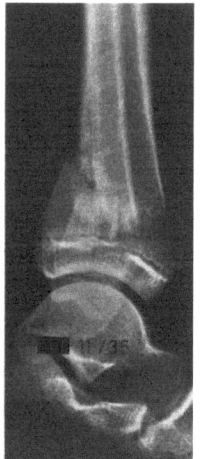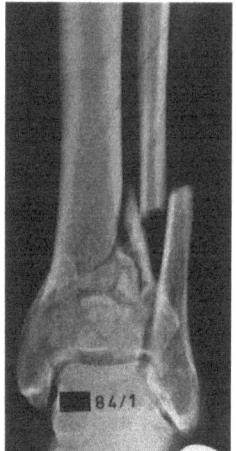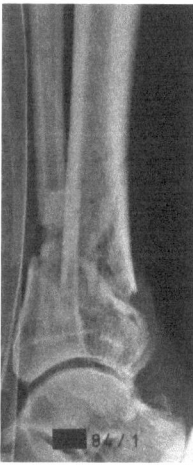

110

111

Abb. 110. Röntgenbeispiel zur Klassifikation. Einziger Fall einer vollständigen artikulären Fraktur bei offener Epiphysenfuge. 14jähriger Knabe, häuslicher Unfall, geschlossene Verletzung. Schräge (unscharf abgebildete) sagittale Gelenkspaltung, die in der Metaphyse Y-förmig verläuft, partielle Impaktion medial mit Spongiosadefekt (aus dem Verlauf ableitbar, s. auch Abb. 179). Varusstellung, typische suprasyndesmale Fibulaschrägfraktur. Eingeteilt als C2.1

Abb. 111. Röntgenbeispiel zur Klassifikation. Kombination von artikulärer Spaltung, metaphysärer Impaktion und kleiner Impression. Die „Unfallaufnahmen" sind in Extension aufgenommen. Die artikuläre Spaltbildung verläuft schräg (im Seitenbild verbreiterte Epiphyse). Die Impression ist ventral zentral, die Impaktion partiell, vorwiegend anteromedial. Daneben besteht lateral eine Trümmerzone; diaphysäre Fibulaschrägfraktur; Fissur im Malleolus internus. Vermutlich Status nach primärer Valgusstellung. Eingeteilt als C2.1, Unterabteilung Impression (S. 282)

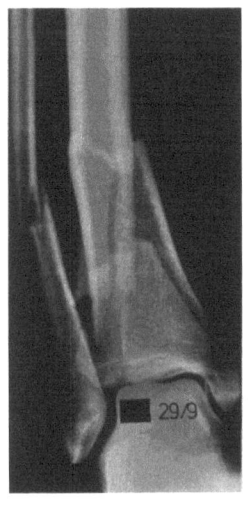
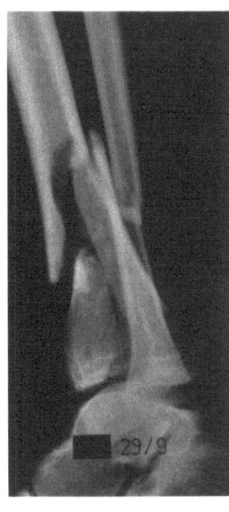

112
113

Abb. 112. Röntgenbeispiel zur Klassifikation. Artikuläre Impression mit metaphysärer Trümmerzone. Artikuläre Spaltung mit Impression lateral (im a.-p.-Bild) und ventral (im seitlichen Bild). Metaphysäre Trümmerzone mit großem posterolateralem Ausbruch, deutlich zu unterscheiden von Impaktion. Valgusstellung; diaphysäre Fibulafraktur mit kleinen Trümmern; Schrägfissur im Malleolus internus. Eingeteilt als C2.2. Grenzfall zu C3.2. Offene Fraktur 2. Grades, 36jährige Patientin

Abb. 113. Röntgenbeispiel zur Klassifikation. Einfache artikuläre Spaltung mit Verlauf in die Diaphyse (Abb. 104). Klaffende artikuläre Spaltung in der Frontalebene (seitliches Röntgenbild). Die Fraktur wird zirkulär am Übergang von Metaphyse zu Diaphyse; 2 Keilbildungen. Varusstellung, typische diaphysäre Fibulaschrägfraktur. Eingeteilt als C1.3

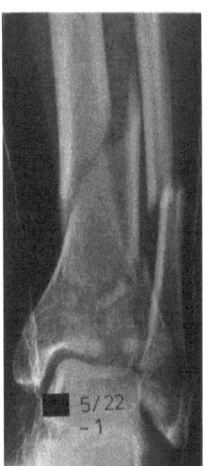
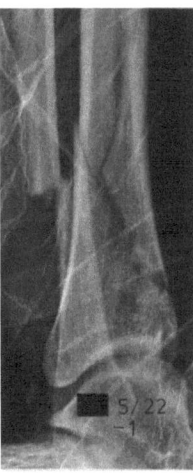
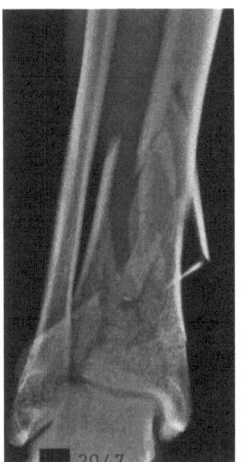
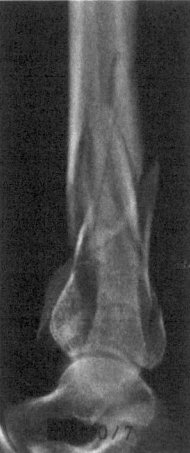

114
115

Abb. 114. Röntgenbeispiel zur Klassifikation. Vollständige artikuläre Fraktur. Spaltung mit zusätzlicher anterolateraler Stempelimpression, Frakturverlauf in die Diaphyse, und Torsionskomponente mit scheinbarer Varusstellung im Transportverband. Eingeteilt als C1.3, Unterabteilung Impression. Auch als Beispiel für Operationstechnik, Verlauf und Ergebnis dokumentiert in Abb. 152

Abb. 115. Röntgenbeispiel zur Klassifikation. Artikuläre Spaltung lateral (a.-p.-Bild), dorsale Spaltung frontal (seitliches Bild). In der Metaphyse zirkuläre Trümmerzone; Verlauf in die Diaphyse. Kaum dislozierte Fibulaquerfraktur distal. Im Röntgenbild nicht abgebildet ist die 2. Fibulafraktur in der proximalen Metaphyse (Arbeitsunfall). Eingeteilt als C2.3

sich mehrheitlich weiter proximal befinden. Daraus wird die Untergruppe C2.3 gebildet (Abb. 103 f). Bei komplexer Fraktur der Gelenkfläche selbst (C3) wird die Ausdehnung in die Diaphyse dazu dienen, die Untergruppe C3.3 zu bilden (S. 122).

Auch bei den in die Diaphyse reichenden Untergrupen C1.3 und C2.3 finden wir einzelne Fälle mit zusätzlichen Impressionen an der Gelenkfläche (Abb. 114) (vgl. Anhang, S. 278, 284).

Beispiele

Röntgenbeispiele für die metaphysäre und diaphysäre Morphologie einfacher Gelenkfrakturen sind in den Abb. 105–115 dokumentiert.

Weitere Beispiele finden sich:

- für mehrfache metaphysäre Spaltungen bei partiellen Frakturen (B1.3 und B2.3) in Abb. 46, 150 und 156;
- für metaphysäre Impaktion (C2.1) in Abb. 43, 44 und 158;
- für metaphysäre Trümmerzone (C2.2) in Abb. 154;
- für die diaphysäre Ausdehnung (C1.3 und C2.3) in Abb. 41 und 151

6.3.4 Dissoziation der Gelenkfläche

Unter diesem Begriff verstehen wir die komplexe Verletzung der tragenden Gelenkfläche selbst; er ist bewußt deskriptiv und einschränkend.

In der Literatur sind die Bezeichnungen meist unpräzise und lassen nicht erkennen, ob unter der schweren Pilon-tibial-Fraktur nur komplexe Verletzungen der Metaphyse (Impaktion, Trümmerzonen) gemeint sind. Die artikuläre Komponente könnte dann durchaus nur in einer Spaltung bestehen. Das Problem wird verdeutlicht durch die in den verschiedenen Sprachen verwendeten Bezeichnungen:

- Trümmer- bzw. Trümmerdefektfraktur [7, 43, 115, 128, 139, 141, 169],
- Comminution [15, 99, 118, 138],
- Complexe [36, 161].

Klarer ist der von K. H. Müller erstmals verwendete Begriff der „Zermörselung der Gelenkpfanne" [96, 101]. Was genau damit gemeint ist, wird erst deutlich, wenn gleichzeitig Abbildungen vorliegen, so z. B. Typ III nach Rüedi u. Allgöwer [137], auch im *Manual der Osteosynthese* [104] abgebildet, sowie „complexe" nach Vivès et al. [161].

Die „Classification AO des fractures" [106] verwendet den Begriff „complexe" nur für Diaphyse und Metaphyse. Die schwere Verletzung der Gelenkflächen wird als „plurifragmentaire" (auf Englisch „multifragmentary") bezeichnet. Dies kommt unseres Erachtens der Morphologie der schweren Pilon-tibial-Fraktur nicht genügend entgegen.

Wenn wir hier den Begriff der Dissoziation verwenden, so meinen wir, daß die Gelenkfläche dann aus multiplen, voneinander getrennten, dislozierten Elementen besteht. Es handelt sich um eine Kombination multipler Spaltungen und

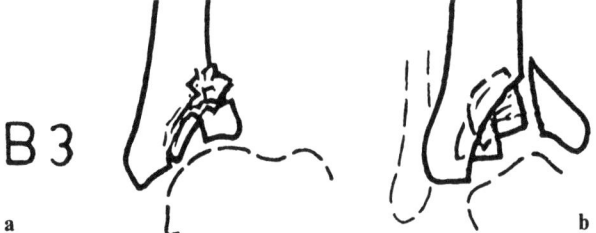

Abb. 116a, b. Die Dissoziation der Gelenkfläche bei partieller Fraktur (halbschematisch): komplexe Frakturierung eines großen Teils der Gelenkfläche (Dissoziation) bei partiellen Frakturen.
a Dorsale Wand intakt, Fraktur vorwiegend in der Frontalebene: B3.1
b Laterale Wand intakt, Fraktur vorwiegend in der Sagittalebene: B3.2

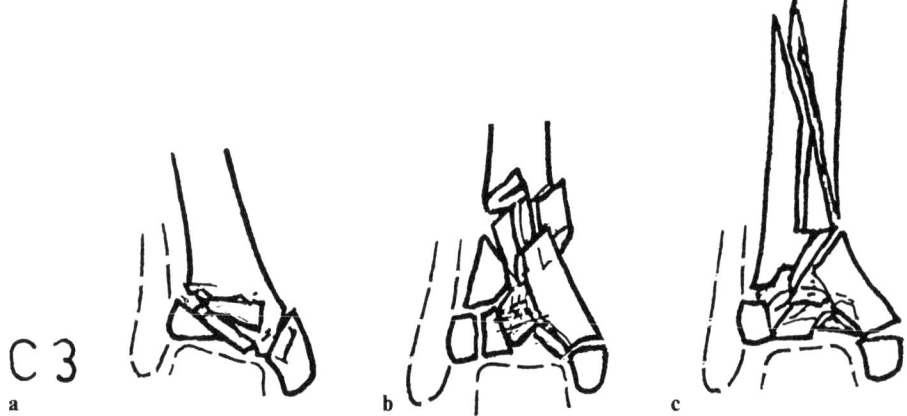

Abb. 117a–c. Dissoziation bei vollständiger artikulärer Fraktur (halbschematisch):
a Verletzung beschränkt auf Epiphyse und distale Metaphyse: C3.1
b Die Verletzung erfaßt die proximale Metaphyse: C3.2
c Die Verletzung reicht in die Diaphyse: C3.3

Impressionen, wobei letztere – da an keinen intakten Abschnitt mehr anschließend – als solche nicht mehr identifiziert werden können.

Daß dabei eine erhebliche Devitalisation bestehen muß, läßt sich aus der Morphologie ableiten. Die operative Rekonstruktion ist in solchen Fällen entweder ungewöhnlich schwierig oder mag sogar gelegentlich unmöglich erscheinen, so daß man darauf verzichtet. Daß die Prognose in diesen Fällen am ungünstigsten ist, geht auch aus den Spätkontrollen des Krankengutes hervor (s. S. 272 ff., 285 ff.).

Die Unterscheidung einer artikulären Dissoziation von den einfacheren artikulären Spalt- und Impressionsfrakturen kann gelegentlich Schwierigkeiten bereiten. Sie erfordert die genaue Betrachtung der Röntgenbilder in verschiedenen Ebenen, um Überlagerungen nicht mit Impressionen oder Trümmerzonen zu verwechseln. Meistens handelt es sich um Fälle mit axialer Dislokation oder Impaktion. In einigen Fällen, d. h. dann, wenn präoperativ keine Tomographie oder CT-Untersuchung möglich ist, wird die definitive Unterscheidung dem Operateur in situ vorbehalten bleiben. Für die Klassifikation anhand unseres Mate-

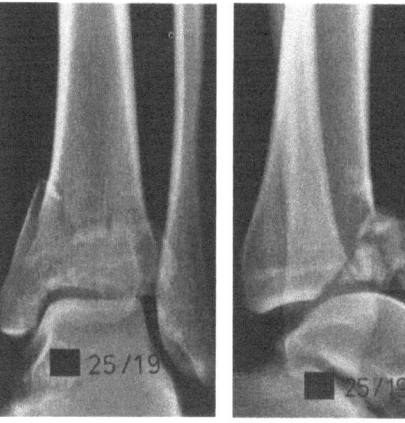 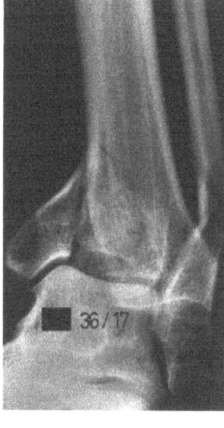 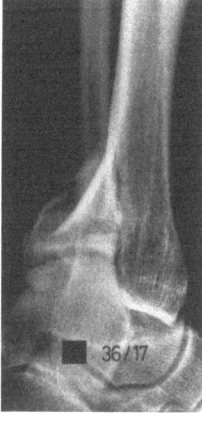

118   119

Abb. 118. Röntgenbeispiel zur Klassifikation. Partielle komplexe Gelenkfraktur. Die ventralen Gelenkanteile sind ausgebrochen und derart zergliedert, daß Details nicht zu erkennen sind. Dorsale Tibiawand und Fibula intakt; Vertikalfraktur des Malleolus internus. Eingeteilt als B3.1

Abb. 119. Röntgenbeispiel zur Klassifikation. Partielle Fraktur mit Dissoziation der Gelenkfläche. Fraktur vorwiegend in der Sagittalebene; multiple dorsomediale Fragmente, anterolateraler Gelenkanteil intakt. Varusstellung; typische suprasyndesmale Fibulaschrägfraktur, Vertikalfraktur des Malleolus internus. Eingeteilt als B3.2

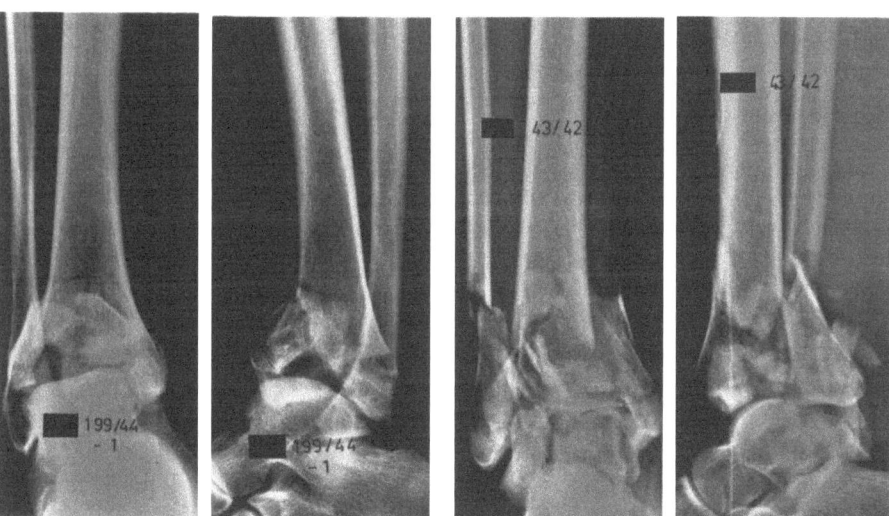

120   121

Abb. 120. Röntgenbeispiel zur Klassifikation. Vollständige komplexe artikuläre Fraktur, Ausdehnung auf distale Metaphyse beschränkt. Kombination von multipler Fragmentierung und Impression der Gelenkfläche. Details nicht identifizierbar. Varusrekurvation, transsyndesmale Fibulaquerfraktur. Aufgrund des Defektes Verdacht auf initiale Valgusposition. Eingeteilt als C3.1

Abb. 121. Röntgenbeispiel zur Klassifikation. Dissoziation der Gelenkfläche. Größeres dorsomediales Fragment, gespaltener Malleolus internus, kleineres anterolaterales Fragment. Zentrale stempelförmige Impression; metaphysäre Trümmerzone, die bis Übergang mittlere proximale Metaphyse reicht. Fibulaschrägfraktur am Übergang Diaphyse/Metaphyse. Sagittale klaffende Spaltung in der Talusrolle. Eingeteilt als C3.1

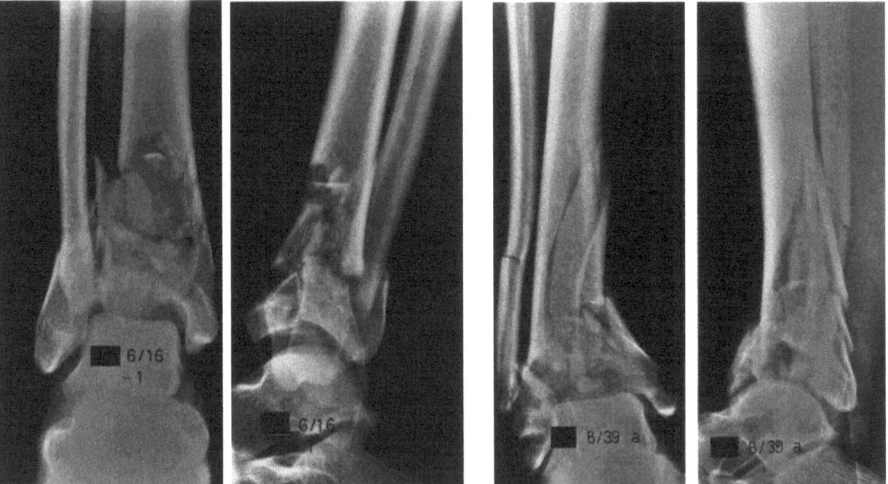

122   123

Abb. 122. Röntgenbeispiel zur Klassifikation. Komplexe artikuläre Fraktur, welche 3 größere Elemente erkennen läßt: ein großes posteromediales Fragment mit Einschluß des Malleolus internus, ein kleineres anterolaterales Fragment, dazwischen eine Trümmerzone mit einem größeren, randbildenden, ventralen Fragment; die Trümmerzone liegt in der Metaphyse. Leichte Valgusstellung, metaphysäre Fibulaschrägfraktur. Aufnahme in Extension: auffallend klaffender Gelenkspalt (Bandriß?). Die Destruktion der Tibiagelenkfläche ist nicht so schwerwiegend wie in Abb. 121, kann aber trotzdem nicht als Impression mit Spalt bezeichnet werden. Möglicherweise ist eine Impaktion durch die Extension beseitigt. Eingeteilt als C3.2. Geschlossene Verletzung. Nach geregelter Osteosynthese günstiger Verlauf mit nur geringer Arthrose

Abb. 123. Röntgenbeispiel zur Klassifikation. Komplexe artikuläre Fraktur mit Verlauf in die Diaphyse. Artikuläre Kombination von Zertrümmerung und Impression. Das einzig größere Element bildet ein den Malleolus internus einschließendes dorsomediales Fragment. Keilbildungen in die Diaphyse, Varusposition, Fibulaetagenfraktur. Geschlossene Verletzung; 55jähriger Patient, häuslicher Unfall. Eingeteilt als C3.3

rials wurde in solchen Fällen stets die postoperative Röntgenkontrolle und möglichst die Verlaufs- bzw. Spätkontrollen mitberücksichtigt.

Die Dissoziation der Gelenkfläche ist keine häufige Verletzung, aber infolge ihrer spektakulären Morphologie besonders eindrücklich.

Bei den partiellen Frakturen (B) sind Dissoziationen gemäß Definition selten. Die Gruppe B3 macht in unserem Krankengut 16 Fälle oder 1,3% aus. Der frakturierte Abschnitt der Gelenkfläche ist dann komplex. Die Unterteilung in Untergruppen wird aufgrund des intakten Gelenkanteils vorgenommen. Auffallend ist, daß die ventrale Tibiawand immer frakturiert ist (vgl. auch Anhang, Abschn. 3, S. 272, und Abb. 116).

Vollständige artikuläre Frakturen mit Dissoziation der Gelenkfläche (C3) sind häufiger (45 Fälle = 4%). Die Unterteilung in Untergruppen erfolgt aufgrund der Ausdehnung der Dissoziation: Die Fälle, bei denen die Verletzung auf Epiphyse und distale Metaphyse beschränkt bleibt, lassen sich von denjenigen unterscheiden, bei welchen sich die Verletzung auch auf die proximale Metaphyse erstreckt. Von diesen wiederum können die Brüche unterschieden werden, welche mit einzelnen Elementen in die Diaphyse hineinreichen (Abb. 117).

Beispiele

Röntgenbeispiele zur Dissoziation der Gelenkfläche sind in den Abb. 118–123 dokumentiert.

Zusätzliche Beispiele finden sich für:

- partielle Frakturen (B3) in Abb. 159,
- vollständige Frakturen (C) in Abb. 42 und 163.

6.4 Unterscheidungsmerkmale der Pilon-tibial-Frakturen für die Klassifikation

Aus den vorangegangenen Ausführungen läßt sich eine logische und klinisch relevante Klassifikation der Pilon-tibial-Frakturen ableiten.

B-Frakturen sind partielle artikuläre Frakturen, bei welchen ein Teil der Gelenkfläche intakt ist bzw. mit der Diaphyse in Verbindung bleibt.

Gruppe B1 enthält die Spaltbrüche. Sie werden nach Ebenen eingeteilt in:

B1.1: partieller artikulärer Spaltbruch in der Frontalebene (dorsal oder ventral), sichtbar im seitlichen Röntgenbild (Abb. 85 a).

B1.2: Spaltungen in der Sagittalebene (lateral oder medial), besser sichtbar im a.-p.-Röntgenbild (Abb. 85 b).

Sind Spaltungen in beiden Ebenen sichtbar (abgewinkelte oder doppelte Bruchlinie), entscheidet man sich nach dem intakten Gelenkanteil. Fälle, bei denen die Zuteilung Schwierigkeiten bereitet, sind selten.

Bestehen bei reinem artikulärem Spaltbruch multiple Frakturlinien in der Metaphyse, so werden diese Fälle eingeteilt als B1.3. Nur selten verlaufen Bruchlinien bis in die Diaphyse (Abb. 103 a).

In der *Gruppe B2* figurieren alle einfachen Impressionen, welche mit Spaltung kombiniert sind:

B2.1: Impressionen mit Spalt in der Frontalebene (dorsal oder ventral), besser sichtbar im seitlichen Röntgenbild (Abb. 97 a).

B2.2: Impressionen mit Spalt in der Sagittalebene (medial oder lateral), besser sichtbar im a.-p.-Röntgenbild (Abb. 97 b).

Bestehen bei Impressionsbrüchen multiple Frakturlinien in der Metaphyse (Verlauf bis in die Diaphyse selten), so werden diese Fälle eingeteilt als B2.3 (Abb. 103 b).

In der *Gruppe B3* figurieren diejenigen partiellen Frakturen, bei denen eine Dissoziation des frakturierten Gelenkanteils vorliegt (komplexe artikuläre Morphologie). Der intakte Anteil der Gelenkfläche ist meistens klein. Seine Lage gilt als Indikator für die Einteilung in die Untergruppen:

B3.1: Partielle Dissoziation der Gelenkfläche mit intakter dorsaler Tibiawand (besser sichtbar im seitlichen Röntgenbild) (Abb. 116 a).

B3.2: Dissoziation der Gelenkfläche bei intakter lateraler oder medialer Tibiawand (besser sichtbar im a.-p.-Röntgenbild) (Abb. 116b).

Die seltene Morphologie mit multiplen metaphysodiaphysären Anteilen figuriert in der Untergruppe B3.3.

C-Frakturen sind die Brüche, bei welchen keine Verbindung mehr zwischen
Gelenk und Diaphyse besteht. In der Metaphyse oder in der Diaphyse erfassen
diese Brüche die ganze Zirkumferenz.

Die *Gruppe C1* enthält alle vollständigen Brüche mit einfacher artikulärer und
metaphysärer Morphologie (artikulärer Spalt und Impression):

C1.1: Artikuläre Spaltbildungen mit einfacher metaphysärer Komponente (Y-
oder T-Form). Eine Unterscheidung nach den Ebenen ist unrealistisch
(Abb. 85c)

C1.2: Artikuläre Impression und Spaltung. Die metaphysäre Komponente ist
zirkulär, aber einfach (Abb. 97c).

C1.3: In dieser Gruppe ist die Basismorphologie von C1.1 und C1.2 enthalten.
Die Bruchlinien verlaufen aber weit in die Diaphyse. In bestimmten Fällen
wird die artikuläre Spaltung erst in der Diaphyse zirkumferentiell (T- und
Y-Form) (Abb. 103e).

In der *Gruppe C2* figurieren alle zirkumferentiellen Frakturen mit einfacher
artikulärer Morphologie, jedoch komplexer metaphysärer bzw. diaphysärer Ausdehnung:

C2.1: Frakturen mit artikulärer Spaltbildung und metaphysärer Impaktion (in
einigen Fällen besteht neben der artikulären Spaltbildung auch eine kleine
Impression) Abb. 103c.

C2.2: Frakturen mit artikulärer Spaltbildung und metaphysärer Trümmerzone
(Abb. 103d). In einigen Fällen findet sich neben der Spaltung auch eine
kleine Impression.

C2.3: Artikulär und metaphysär, entsprechend den Untergruppen C2.1 und C2.2.
Mindestens 1 Fragment befindet sich mehrheitlich in der Diaphyse (Abb.
103f.).

In der *Gruppe C3* figurieren alle vollständigen Frakturen mit komplexem
Gelenkanteil = Dissoziation der Gelenkfläche (Abb. 117):

C3.1: Die Ausdehnung der Dissoziation ist auf Gelenk und distale Metaphyse
beschränkt.

C3.2: Die proximale Metaphyse ist in die Zertrümmerung einbezogen.

C3.3: Zusätzlich zur Dissoziation der Gelenkfläche und der Zertrümmerung der
Metaphyse reichen Frakturelemente weit in die Diaphyse hinein.

Die Einteilung im Einzelfall ist nicht immer einfach. Um diese zu erleichtern,
wird auf S. 133 ein systematisches Vorgehen mittels Fragen und Antworten vorgeschlagen und durch Beispiele ergänzt.

III Klassifikation und Dokumentation

1 Sinn und Praxis
von Klassifikation und Dokumentation

Die Klassifikation von Frakturen ist für die wissenschaftliche Terminologie unerläßlich. Ohne Begriffsbildung ist das gegenseitige Verständnis zwischen For-
schern und Klinikern unmöglich.

Jedes Zeitalter hat aufgrund seiner Erkenntnisse klassifiziert. In der Geschichte der Medizin lösen sich Einteilungen ab. Die des 19. Jahrhunderts –
gewonnen durch klinische Erfahrung und Experiment und gestützt durch Autori-
tät – haben sich lange gehalten. Mit der Einführung des Röntgenbildes kam es zu
einer entscheidenden Wende.

Seither berücksichtigen die allgemein anerkannten Klassifikationen die Morphologie der Fraktur und deren Entstehungsmechanismus. Damals stand der
Arbeitsunfall (bei der Tibia distal als Sturz aus einer meßbaren Höhe) im Vordergrund. Diese genetischen Klassifikationen (Böhler [7], Lauge-Hansen [80]) – welche v. a. auf den Unfallmechanismus abstellten, bildeten die Grundlage für die
konservative Behandlung, d. h. die Reposition und die Retention. Ganz in diesem
Geiste wird neuerdings auch die zusätzliche Berücksichtigung der Dezelerations-
geschwindigkeit (high velocity trauma) [10, 12, 81] verlangt.

Nun läßt sich z. T. aus der Morphologie auf den Unfallmechanismus schließen
(z. B. bei Torsionskomponenten einer Fraktur). Ebenso deuten kleine Ausspren-
gungen und Trümmer auf High-velocity-Verletzungen. Zuverlässig ist aber eine
genetische Einteilung nur am eigenen Krankengut, da dort die Anamnese persönlich aufgenommen wird. Und wer selbst viele Anamnesen aufgenommen hat,
weiß, wie unzuverlässig diese insbesondere beim modernen Unfallgeschehen sind.
Ist dies schon beim Monotrauma oft ein Problem, so läßt uns diesbezüglich das
Polytrauma ganz im Stich.

Je größer und vielgestaltiger also ein Krankengut ist, desto unsicherer ist man
bezüglich des Unfallmechanismus. Andererseits sind wir aber – um eine allgemein
gültige Aussage überhaupt zu erreichen – auf ein möglichst diversifiziertes und
großes Krankengut angewiesen.

Dazu kommt, daß im Laufe der letzten Jahrzehnte die operative Behandlung
komplexer und insbesondere metaphysärer und artikulärer Frakturen in den
Vordergrund gerückt ist. Dies erfordert die Mitberücksichtigung biomechani-
scher Gegebenheiten, der technischen Schwierigkeit des Eingriffs und seiner
Komplikationen. Auch die Prognose muß vermehrt beachtet werden. Moderne
Klassifizierungen sind also sehr differenziert.

Für die Beurteilung der reinen Skelettläsion ist die morphologische Klassifikation allgemein in den Vordergrund getreten. Die Beurteilung des Weichteilscha-

dens ist dadurch nicht möglich. Recht oft besteht jedoch eine Dissoziation zwischen diesen beiden Komponenten der Unfallfolgen.

Für die morphologische Einteilung hat sich die AO für das ABC-System entschieden [106]. Dieses wurde zuerst durch Weber [164] für die Klassifikation der Malleolarfrakturen eingeführt. Es hat sich für diese Lokalisation international durchgesetzt. Diese Einteilungsart, basierend auf einer Dreiergruppe mit weiterer Aufteilung nach dem Dreierprinzip, ist biologisch sehr gut fundiert. Sie wurde dann für andere Lokalisationen bearbeitet und modifiziert.

Während sich unter A die relativ einfachen Frakturen mit günstiger Prognose befinden, erfolgt eine Steigerung des Schweregrades über B bis C. Die Einteilung der diaphysären Frakturen erfolgt aufgrund deren Komplexität. A sind einfache, B Keilfrakturen mit Kontakt zwischen den Hauptfragmenten und C sog. komplexe Frakturen, bei welchen zwischen den Hauptfragmenten kein Kontakt mehr besteht.

Diese Art der Aufteilung kann für die endständigen Segmente nicht angewendet werden. Dort werden jeweils unter A die extraartikulären, metaphysären, und unter B und C die artikulären Frakturen eingeteilt. B sind jeweils partielle Frakturen, bei denen ein Teil der Gelenkfläche nicht verletzt und in anatomischem Zusammenhang mit der Diaphyse verbleibt, während C vollständige Frakturen sind, bei denen jeder anatomische Zusammenhang zwischen Gelenkfläche und Diaphyse aufgehoben ist.

Das ABC-Prinzip figuriert im *Manual der Osteosynthese*, 2. Aufl. [104] in einer Grobstruktur für den distalen Humerus, das distale Femur, das Becken, die Malleolarfrakturen sowie die Epiphysenverletzungen. Es ist 1979 AO-intern auf alle Frakturen der Extremitäten ausgedehnt worden und bildet seither die Grundlage für die AO-Dokumentation.

Eine erste Anwendung für das gesamte Skelett wurde 1982 im *Arbeitsbuch Chirurgie* (Herausgeber: R. Berchtold, H. Hamelmann, H. J. Peiper [102]) von M. E. Müller publiziert. Eine detaillierte und systematische Überarbeitung dieses ABC-Systems zur Anwendung bei den Frakturen aller langen Röhrenknochen wurde 1987 von M. E. Müller et al. [106] in einer Monographie veröffentlicht. Sie bildet die Grundlage für die separate Bearbeitung des distalen Unterschenkelsegmentes. Ihre volle, auch praktische Bedeutung erhält aber die Klassifikation erst durch ihre Anwendung an einer Dokumentation von Daten aus Krankengeschichten Verunfallter. Sie ermöglicht es, einzelne Fälle mit einem großen Kollektiv zu vergleichen, zu messen und auszuwerten.

Niemand hat dies wohl früher und klarer erkannt als Lorenz Böhler, dessen Standardwerk [7] auf einer möglichst lückenlosen Nachkontrolle und Dokumentation des Krankengutes beruht.

Die junge AO hat unter dem Einfluß von M. E. Müller von Anbeginn an die Dokumentation als eine ihrer wesentlichen Aufgaben erkannt.

Besonders wertvoll ist die Dokumentation bei relativ seltenen Verletzungen, bei welchen die Erfahrung des einzelnen Traumatologen nicht ausreichen würde, um die größeren Zusammenhänge zu erkennen bzw. gültige Unterlagen für die Gestaltung der Therapie und die Einschätzung der Prognose zu gewinnen.

Eine vollwertige Dokumentation sollte sämtliche behandelten Fälle erfassen, und zwar nicht nur über die initiale Behandlungsphase, sondern auch über den gesamten Heilungsverlauf hinweg. Denn damit können nicht nur Richtlinien für die Gestaltung der Therapie, sondern auch Aussagen über die Prognose gewonnen werden.

Es besteht also eine gegenseitige Abhängigkeit zwischen Dokumentation und Klassifikation: Zuverlässigkeit und Praktikabilität einer Klassifikation beruhen auf einer möglichst großen Zahl einheitlich dokumentierter Fälle. Nur damit können Gesetzmäßigkeiten erkannt und von Zufälligkeiten unterschieden werden.

Andererseits kann die Dokumentation nur aufgrund einer einheitlich durchgeführten Klassifikation geordnet werden.

So ist es zu erklären, daß frühere Klassifikationen – basierend auf einem beschränkten oder speziellen Krankengut – heute einseitig erscheinen. Es erklärt sich so auch, daß die Dokumentation nur dank der andauernden Anstrengung aller Beteiligten gültig sein kann und trotzdem einer steten Erneuerung bedarf, um für die Klinik nützlich zu sein. Diese Zusammenhänge sind dem einzelnen Arzt – dessen Elan im Laufe der Zeit zu erlahmen droht – oft zu wenig präsent.

In neuester Zeit muß die Auswertung von Daten jedem Interessierten zugänglich sein, Klassifikation und Dokumentation sind deshalb den Erfordernissen der elektronischen Datenverarbeitung anzupassen. Die AO-Klassifikation 1987 ist auf diese Auswertungsmöglichkeit hin konzipiert und bietet Unterlagen, um die eben anlaufende dezentrale Dokumentation zu ermöglichen.

Die AO-Dokumentationszentrale in Bern – in welcher mehr als 40 Spitäler über Jahre hindurch regelmäßig dokumentieren – erfüllt diese Aufgaben optimal in bezug auf die Erfassung des behandelten Krankengutes und der primären Behandlung. Die Verlaufskontrollen sind allerdings unvollständig und Aussagen über die Prognose daher nur mit gewissen Einschränkungen möglich. Für das distale Tibiasegment – welchem offensichtlich ein verbreitertes Interesse entgegengebracht wird – ist der Anteil an Nachkontrollen jedoch größer als bei anderen Lokalisationen (s. S. 244).

In diesem Sinne erfüllt die vorliegende Arbeit auch die Aufgabe, den Wert einer breitangelegten Dokumentation für die Analyse einer besonders schwierigen Fragestellung aufzuzeigen.

2 Zusammenfassung der Merkmale für die Einteilung distaler Tibiafrakturen

Extraartikuläre Fraktur mit metaphysärem Zentrum = A
einfache Fraktur = A1 (Torsion = A1.1, schräg = A1.2, quer = A1.3)
Mehrfachbruch mit erhaltenem Kontakt der Hauptfragmente = A2
   Impaktion der Metaphyse = A2.1
   einfacher oder mehrfacher Keil = A2.2
   ein Keil mehrheitlich in der Diaphyse = A2.3
Komplexe Fraktur (kein Kontakt zwischen Hauptfragmenten) = A3
   größere Fragmente = A3.1
   multiple Fragmente = A3.2
   Ausdehnung in die Diaphyse = A3.3

Partielle Gelenkfraktur (ein Teil der Gelenkfläche intakt) = B
nur Spaltung im Gelenk = B1
   Spalt frontal (dorsal oder ventral) = B1.1 (seitliches Röntgenbild)
   Spalt sagittal (medial oder lateral) = B1.2 (a.-p.-Röntgenbild)
   multiple Spalten in der Metaphyse = B1.3
Impression mit Spalt = B2
   frontal (dorsal oder ventral) = B2.1 (seitliches Röntgenbild)
   sagittal (medial oder lateral = B2.2 (a.-p.-Röntgenbild)
   multiple Spalten in der Metaphyse = B2.3
Dissoziation der Gelenkfläche (komplex) = B3
   dorsale Wand intakt = B3.1 (seitliches Röntgenbild)
   laterale oder mediale Wand intakt = B3.2 (a.-p.-Röntgenbild)
   Ausdehnung in die Diaphyse = B3.3

Vollständige (zirkuläre) Fraktur = C
einfache Gelenkfraktur = C1
   nur Spalt im Gelenk = C1.1
   Impression + Spalt im Gelenk = C1.2
   Verlauf in die Diaphyse = C1.3
Gelenkfraktur einfach, Metaphyse komplex = C2
   Gelenkspaltung (+ Impression) + Impaktion Metaphyse = C2.1
   Gelenkspaltung (+ Impression) + Trümmerzone Metaphyse = C2.2
   Gelenkspaltung + metaphysäre Impaktion oder Trümmer + Verlauf in die Diaphyse = C2.3
Dissoziation der Gelenkfläche (komplex) = C3
   auf die distale Metaphyse begrenzt = C3.1
   auf die proximale Metaphyse ausgedehnt = C3.2
   in die Diaphyse verlaufend = C3.3

3 Praktisches Vorgehen
zur Einteilung distaler Tibiafrakturen (Segment 43) nach dem ABC-Prinzip der AO

Systematische Beantwortung von Fragen. Frakturen im Malleolus internus dürfen nicht berücksichtigt werden.

Extraartikuläre Frakturen = A

Ist das Frakturzentrum innerhalb der Metaphyse? (s. S. 36 ff.) Wenn ja = A;

Fragen bei A:
Liegt eine einfache Fraktur vor? Wenn ja = A1
Untergruppen:

- Torsion = A1.1
- schräg = A1.2
- quer = A1.3 (Definition s. S. 72)

Besteht nach Reposition ein Kontakt zwischen den Hauptfragmenten? Wenn ja = A2
Untergruppen:

- Impaktion der Metaphyse = A2.1 (Definition S. 73 f.)
- Keil einfach und mehrfach = A2.2
- 1 Fragment mehrheitlich in der Diaphyse = A2.3

Fehlt nach der Reposition jeder Kontakt zwischen den Hauptfragmenten? Wenn ja = A3
Untergruppen:

- große, reponierbare Fragmente = A3.1
- kleine, multiple Fragmente = A3.2
- ein Fragment mehrheitlich in der Diaphyse = A3.3

Intraartikuläre Frakturen = Pilon tibial = B oder C

Bleibt ein Teil der Gelenkfläche in anatomischer Verbindung zur Diaphyse? Wenn ja = B
Ist die anatomische Verbindung zwischen Gelenk und Diaphyse ganz unterbrochen? Wenn ja = C

Fragen bei B:
Nur Spaltung in der Gelenkfläche? = B1
Untergruppen:

- sichtbar im seitlichen Röntgenbild = B1.1
- sichtbar im a.-p.-Röntgenbild = B1.2
- mehrfache Spaltung in der Metaphyse = B1.3

Besteht eine Impression (mit Spaltung) in der Gelenkfläche? Wenn ja = B2
Untergruppen:

- sichtbar im seitlichen Röntgenbild = B2.1
- sichtbar im a.-p.-Röntgenbild = B2.2
- mehrfache Spaltung in der Metaphyse = B2.3

Ist die Fraktur der Gelenkfläche selbst komplex („Dissoziation")? Wenn ja = B3
Untergruppen:

- dorsale Wand intakt (seitliches Röntgenbild) = B3.1
- mediale oder laterale Wand intakt (im a.p.-Röntgenbild sichtbar) = B3.2
- zusätzlich Mehrfachbruch in der Metaphyse oder in Diaphyse = B3.3

Fragen bei C:
Einfache Fraktur von Gelenkfläche und Metaphyse (Y oder T)? = C1
Untergruppen:

- reine Spaltung = C1.1
- Impression und Spaltung = C1.2
- diaphysäre Ausdehnung = C1.3

Besteht eine Impaktion oder Trümmerzone in der Metaphyse mit einfacher Gelenkfraktur (Spalt oder Impression)? = C2
Untergruppen:

- metaphysäre Impaktion = C2.1
- metaphysäre Trümmerzone = C2.2
- diaphysäre Ausdehnung = C2.3

Besteht eine Dissoziation der Gelenkfläche (komplex)? = C3
Untergruppen:

- Trümmerzone auf Gelenk und distale Metaphyse beschränkt = C3.1
- Trümmerzone schließt proximale Metaphyse ein = C3.2
- Trümmerzone ausgedehnt auf die Diaphyse = C3.3

Beispiele

Zur Erleichterung der Praxis werden 3 Beispiele aus unserer Dokumentation im Hinblick auf die Klassifikation analysiert.

Beispiel 1 (Abb. 60)

Das Frakturzentrum liegt im Segment 43. Im a.-p.-Bild ist eine fissurale Aufhellung zu erkennen, welche möglicherweise in das Gelenk reicht. Gemäß den Definitionen der AO-Klassifikation [106] gelten reine Fissuren nicht als artikulär. Es liegt also eine extraartikuläre A-Fraktur vor. Die Metaphyse zeigt multiple kleine Fragmente. Im Seitenbild ist jedoch ein Kontakt zwischen den Hauptfragmenten dorsolateral (Pfeil) erhalten. Die Fraktur gehört also nicht in die Gruppe 3, sondern in die Gruppe 2. Es besteht aber keine Impaktion. Kein Fragment verläuft wesentlich in die Diaphyse. Die Fraktur gehört deshalb zur Untergruppe 2. Die Einteilung ist A2.2.

Es besteht eine leichte Valgusstellung und Rekurvation sowie eine diaphysäre Fibulaquerfraktur.

Beispiel 2 (Abb. 102)

Die Fraktur ist artikulär. Es verläuft eine sagittale, dislozierte laterale Bruchlinie ins Gelenk. Eine 2. schräge Bruchlinie, nahe am Malleolus internus, scheint nach dorsal-lateral zu verlaufen.

Die Fraktur ist in der Metaphyse zirkulär (im a.-p.-Bild schräg von medial-distal nach proximal-lateral, im Seitenbild T-förmig). Es handelt sich also nicht um eine B-, sondern um eine C-Fraktur.

In der Gelenkfläche zeigt sich im a.-p.-Röntgenbild eine türflügelartige Impression. Zusammen mit dem lateralen sagittalen Spalt würde diese Impression – wäre die Fraktur nur partiell – der Untergruppe B2.2 zugewiesen. Nachdem sie vollständig ist, wird die Ebene nicht berücksichtigt. Die Gelenkfläche zeigt wohl eine doppelte Spaltung und eine Impression, jedoch keine Dissoziation. Es handelt sich also um eine C1- oder C2-Fraktur (im Gelenk nur Spalt oder Impression mit Spalt).

In der Metaphyse besteht eine laterale Keilbildung, jedoch keine Zertrümmerung oder Impaktion.

Es handelt sich also um eine zirkuläre artikuläre Fraktur mit Impression und metaphysärer Keilbildung: die Einteilung ist C1.2.

Es besteht keine axiale Deviation. Die Fibula ist intakt. Der Malleolus internus scheint ein unabhängiges Fragment zu sein.

Beispiel 3 (Abb. 115)

Im Gelenk ist eine laterale sagittale Spaltung mit Stufe vorhanden, wahrscheinlich durchgehendes Fragment nach dorsal-lateral (Seitenbild zeigt dorsale Fragmentbegrenzung?); keine Impression erkennbar. In der Metaphyse zirkulär werdende Fraktur: also C-Fraktur. Multiple Fragmente in der Metaphyse, keine Impaktion: Die Gruppe ist C2. Zwei Fragmente liegen mehrheitlich in der Diaphyse: die Untergruppe ist also 3. Die Einteilung lautet C2.3.

Die Achse ist neutral, die Fibula zeigt eine kaum dislozierte Querfraktur auf Syndesmosenniveau (die 2. subkapitale Fibulafraktur ist nicht abgelichtet). Die Gelenkfläche scheint etwas nach proximal gestaucht zu sein.

IV Operationstechnik

1 Historische Übersicht und Indikation

In der Geschichte der Medizin sind die Ansichten über die beste Behandlung bestimmter Verletzungen Schwankungen oder sogar Kehrtwendungen unterworfen. Diese werden nicht nur von der Grundlagenforschung und der technischen Entwicklung gesteuert, sondern ebensosehr vom Willen und Können der behandelnden Ärzte.

Daß die geschlossene Reposition und die Fixation im Gipsverband bei dislozierten Pilon-tibial-Frakturen unbefriedigend ist, wurde sehr bald erkannt.

Bessere Ergebnisse erzielten Rieunau u. Gay (1956) [133] durch die alleinige Osteosynthese der Fibulabegleitfraktur (Markdrahtung) in Kombination mit der Gipsfixation des Unterschenkels.

Die Böhler-Schule hat die Kalkaneusextension als gezielte Bohrdrahttechnik entwickelt und – wie die erstaunlichen Resultate von Jahna et al. [66] zeigen – auf einen sehr hohen Grad der Perfektion gebracht.

Tendenzen zugunsten einer operativen Behandlung der Tibiahauptfraktur sind schon früh erkennbar.

Erste Abbildungen von Osteosynthesen von Pilon-tibial-Spaltfrakturen verdanken wir Albin Lambotte aus dem Jahr 1904. Er verwendete eine Kombination von Verschraubung und Cerclage [73] (Abb. 67).

Einzelne weitere Fälle finden wir bei Couvelaire u. Rodier (1937) [25] und bei Trojan u. Jahna (1956) [156].

Schon früh wurde auch die Verschraubung dorsolateraler Kantenfragmente ausgeführt, welche in der französischen Nomenklatur als Pilon-tibial-Fraktur gelten [7, 29, 124, 173].

Die meisten Autoren empfehlen aber lediglich die blutige Reposition und Fixation einzelner irreponibler, großer Fragmente und nicht die stabile Osteosynthese der gesamten Fraktur. Dieses Vorgehen wird auch von Jahna als Ergänzung zur gezielten Bohrdrahttechnik befürwortet [66].

Die operative Stabilisierung der gesamten Tibiafraktur und nicht nur einzelner Fragmente wird erstmals bei Gay u. Evrard empfohlen [36]. Die Indikation wird jedoch auf einfache Frakturen mit großen Fragmenten beschränkt. Diese Auffassung findet noch namhafte Anhänger bis in die jüngste Zeit [12, 99, 118, 128].

Die junge AO-Gruppe erkannte von Anfang an die Bedeutung der anatomischen Reposition und Fixation von Gelenkfrakturen als Prophylaxe der posttraumatischen Arthrose. Die stabile innere Fixation sollte eine gipsfreie funktionelle Nachbehandlung erlauben, was für die Trophik und die Knorpelregeneration entscheidend ist.

Auch die operativ-technisch schwierig anzugehenden Frakturen des Pilontibial wurden in diesen Plan einbezogen und das Vorgehen in den 4 Schritten schon 1963 beschrieben [1]. Die Erfahrungen der ersten 10 Jahre führten zur Konkretisierung der AO-Operationstaktik, welche nachstehend erläutert werden soll [139].

Die ersten Publikationen der AO erregten allgemein Aufsehen und Begeisterung, und die vorgeschlagene Behandlung breitete sich rasch aus.

Indessen zeigte sich bald, daß die Ergebnisse, welche vorwiegend bei jüngeren Sportverletzten zu erreichen waren, nicht generalisiert werden konnten. Die Pionierleistungen einzelner technisch besonders begabter Operateure in relativ kleinen Krankenhäusern ließen sich in größeren Ausbildungskliniken – bei denen das Krankengut auf mehrere Operateure verteilt wird – nur annähernd erreichen. Auch schienen 80–90% gute Resultate [54, 135] vielfach unglaubwürdig.

Im Laufe der 70er Jahre kam es zu einer signifikanten Veränderung der Unfallursachen: Zunahme der Verkehrsunfälle, der offenen Frakturen, des Polytraumas und des Sturzes aus psychiatrischen Gründen. Damit trat die Problematik des Weichteilschadens immer mehr in den Vordergrund.

Insbesondere bei den komplexen artikulären Frakturen stellte sich die Frage, ob das gezielte Extensionsverfahren von Jahna nicht vergleichbare funktionelle Ergebnisse erbringen könnte, ohne das Risiko einer technisch schwierigen Osteosynthese einzugehen.

Als Alternative zur Extensionsbehandlung wird in zunehmendem Maß der Fixateur externe verwendet. Er hat sowohl den Vorteil der Stabilität als auch der Freihaltung der benachbarten Gelenke, deren Mobilisation für die Trophik wichtig ist. Die Klinik von Thomine in Rouen [82] hat gezeigt, was mit dem Fixateur allein erreicht werden kann.

Der Fixateur externe wird aber auch in vermehrtem Umfang zur Erleichterung der operativen Reposition verwendet sowie als zusätzlicher Stabilisator einer gewebeschonenden, sog. Minimalosteosynthese der Tibia bei komplexer Fraktur (s. auch Abschn. 6 und 7).

Vivès et al. [161] haben unter dem Eindruck des medialen Weichteilschadens empfohlen, die Tibiafraktur aus einem lateralen Zugang anzugehen und die Platte an dieser Stelle zu fixieren. Dazu muß die anterolaterale Muskulatur abgelöst werden, was uns aus biologischen Gründen nicht ganz unbedenklich erscheint.

Die Entwicklung der letzten Jahre zeigt, daß die ursprüngliche AO-Taktik den lokalen Verhältnissen entsprechend anzupassen ist. Ihre Ziele bleiben jedoch unverändert, und ihre prinzipielle Bedeutung wird nur von einem Autor in Frage gestellt [99].

Die anatomische Rekonstruktion der Tibiagelenkfläche ist nicht nur bei einfachen, sondern auch bei komplexen Frakturen anzustreben. Nur so bestehen Chancen einer arthrosefreien oder arthrosearmen Ausheilung, was insbesondere beim jüngeren Patienten wesentlich ist. Leider scheint mit der weltweiten Ausbreitung der AO-Techniken auch etwas von der ursprünglichen strengen Disziplin verloren gegangen zu sein.

Die Osteosynthese komplexer Pilon-tibial-Frakturen kann nur einem sehr erfahrenen Operateur anvertraut werden. Es geht nicht nur um eine gründliche präoperative Vorbereitung, sondern auch um ein gezieltes und rasches Arbeiten. Wir sind überzeugt, daß damit auch die Infektionsraten – welche in einigen neueren Publikationen erschreckend hoch sind [13, 14, 101], sich auf ein erträgliches Maß reduzieren lassen.

2 Operationstaktik der AO

Die Chirurgen der AO-Gruppe sind nach wie vor davon überzeugt, daß die operative Reposition und Stabilisierung auch bei komplexen Frakturen der distalen Tibia die besten Chancen für eine funktionelle Wiederherstellung bringt. Wenn auch im Lauf der Jahre die Operationstechniken sich infolge biologischer Überlegungen verfeinert und differenziert haben, bleibt doch die seit 1968 definierte und immer wieder betonte Taktik des operativen Vorgehens unbestritten (Schemata s. Abb. 124 und 125).

In der 1963 erschienenen *Technik der operativen Frakturenbehandlung* [103] ist die Operationstaktik anhand einzelner Beispiele bereits dargelegt. Das entsprechende Kapitel wurde von M. Allgöwer verfaßt.

Rüedi, Matter und Allgöwer haben dann 1968 [135] diese AO-Taktik aufgrund der Erfahrungen der ersten Jahre an über 80 Fällen überprüft und kodifiziert. Sie hat allgemein Anerkennung gefunden. Sie soll hier begründet und kommentiert werden und lautet wie folgt:

1. Osteosynthese der Fibula
2. Rekonstruktion der Tibiagelenkfläche
3. Defektauffüllung mit autologer Spongiosa
4. Mediale Abstützung

Osteosynthese der Fibula

Die Bedeutung einer *Rekonstruktion der Fibulafraktur* für Achse und Stellung der Tibia haben Rieunau u. Gay [133] 1956 erkannt. Über die Bedeutung dieser

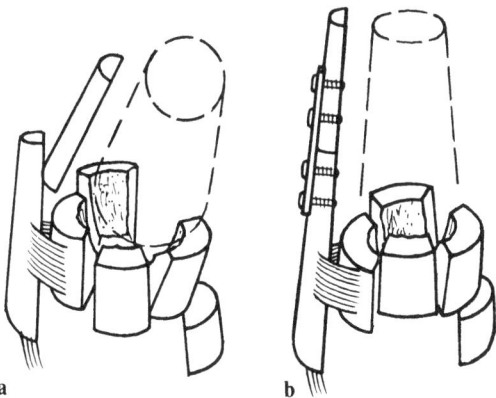

a   b

Abb. 124a, b. Schema für Indikation und Aufgabe der Fibulaosteosynthese. **a** Die initiale Dislokation: durch den proximalen Tibiazylinder auseinandergedrängte und imprimierte, distale Tibiafragmente. Die intakte Syndesmose verbindet laterale Tibiafragmente und distale Fibula. Verkürzung und axiale Deviation der Fibula
b Durch Reposition und Stabilisierung der Fibula sind Achsen und Rotation wieder hergestellt. Das korrekte Niveau der Tibiagelenkfläche kann am lateralen Fragment bestimmt werden

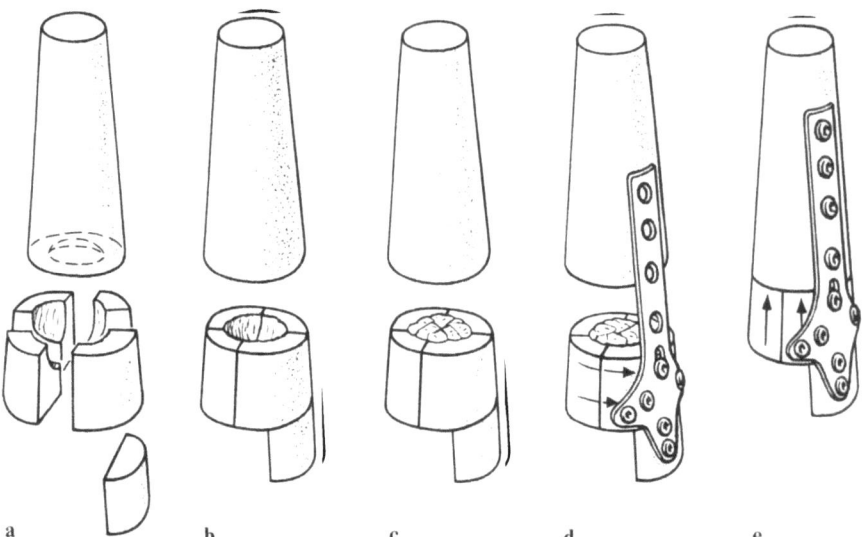

Abb. 125 a–e. Schema der Phasen der tibialen Operation.
a Schema der Fragmentation und Dislokation mit dem spongiösen Defekt
b Reposition der epimetaphysären Elemente
c Ausfüllen des Defektes mit Spongiosa
d Das distal breite Implantat umfaßt die Fragmente und zieht sie heran
e Der epimetaphysäre Block wird mittels des Schaftteils der Platte mit der Diaphyse verbunden

grundlegenden ersten Maßnahme verweisen wir auf die Ausführungen auf
S. 149 ff. Für den Haupteingriff an der Tibia bildet die reponierte und stabilisierte
Fibula einen wertvollen Indikator für Achse und Niveau der Tibiagelenkfläche
und auch eine provisorische Fixation. Nach definitiver Versorgung der Tibia wird
die Fibula nur noch wenig durch Biege- und Torsionskräfte beansprucht, vermehrt noch durch Druck und Zug. Ihrer Osteosynthese kommt besonders bei
Trümmer- und Defektbrüchen der Tibia eine besondere mechanische Bedeutung
zu [8, 69, 141].

Leider wird diesem ersten Postulat der Operationstaktik nicht immer
nachgelebt. Typische Beispiele aus unserer Kasuistik haben wir dokumentiert als
Abb. 160, 162 und 170.

Die primäre Osteosynthese der begleitenden Fibulafraktur wird auch beim
medialen Weichteilschaden allgemein empfohlen, mit Ausnahme von Breitfuss
et al. [14], welcher sie aus zirkulatorischen Gründen ablehnt. Selbstverständlich
muß dann die definitive Versorgung der Tibiafraktur möglichst bald angeschlossen werden.

Komplexe Frakturen der Fibuladiaphyse bereiten für die exakte Reposition
erhebliche technische Schwierigkeiten [46]. 1968 hatten daher Rüedi et al. [139]
vorgeschlagen, in solchen Fällen die Fibulaosteosynthese erst nach der Tibiaver-
sorgung auszuführen. Mit den inzwischen eingebürgerten Techniken der indirek-
tion Reposition (Abb. 131) dürfte aber auch für solche Situationen keine Kon-
traindikation mehr für die primäre Fibulaosteosynthese bestehen.

Rekonstruktion der Tibiagelenkfläche

Die *anatomische Reposition* der Gelenkfläche einer komplexen Pilon-tibial-Fraktur gilt als technisch besonders schwierig. Von ihrer Präzision wird weitgehend die Fernprognose des Gelenkes abhängen, sofern diese durch den Knorpelschaden nicht präjudiziert ist [13, 23, 74, 81, 116]. Die einzelnen Schritte des Vorgehens werden im nächsten Kapitel beschrieben.

Bei inoperabler Zertrümmerung kann die reine Extensionsbehandlung (u. U. mit Fixateur externe) akzeptable Spätresultate ergeben [66, 82].

Bei dem fast immer medial lokalisierten Weichteilschaden – unabhängig davon, ob es sich um eine geschlossene oder um eine offene Fraktur handelt – wird wenn möglich die Tibiagelenkfläche rekonstruiert und provisorisch fixiert.

Defektauffüllung mit autologer Spongiosa

Spongiosadefekte sind bei Pilon-tibial-Frakturen sehr häufig. Sie befinden sich subchondral unter türflügelähnlichen und muldenförmigen Impressionen und entfalten sich nach deren Reposition. Regelmäßig finden wir einen Spongiosadefekt nach Reposition von Impaktionen und Trümmerzonen in der Metaphyse.

Die Ausfüllung der Defekte ist sowohl aus mechanischen Gründen (Gefahr der sekundären Zusammensinterung mit Fehlstellung) als auch aus biologischen Gründen (Gefahr der Pseudarthrose) unerläßlich. Die Details des technischen Vorgehens sind auf den S. 162 ff. ausführlich beschrieben.

Bei offenen Frakturen wird primär auf die Spongiosaplastik verzichtet, wenn die Weichteildeckung nicht einwandfrei möglich ist. Deren Einheilung ist dann gefährdet. Die Spongiosaplastik wird in diesen Fällen zeitlich mit der plastischen Versorgung des Hautmantels ausgeführt (s. auch S. 204 ff.).

Mediale Abstützung

Die mediale Stabilisierung wurde zunächst als Abstützung definiert [1, 103]. Man stand unter dem Eindruck häufiger sekundärer Varusfehlstellungen bzw. Einsinterungen auf der anteromedialen Seite der Tibiametaphyse nach konservativer Behandlung. Heim [44] hat dann hervorgehoben, daß, wenn die Frakturelemente komplex sind, zunächst deren Vereinigung zu einem geschlossenen Block anzustreben ist. Im Französischen wurden die Begriffe „assembler et embrasser" (zusammensetzen und umarmen) verwendet. Dieses Vorgehen ist ein erster unabhängiger Arbeitsgang der tibialen Stabilisierung. Die 2. Phase besteht dann in der Verbindung des epimetaphysären Blocks zur Diaphyse. Diese kann mechanisch nur dann eine eigentliche Abstützung sein, wenn die artikulären Elemente relativ einfach strukturiert bzw. sehr stabil fixiert sind.

Zur Rekonstruktion und Stabilisierung der Tibiafraktur können ganz verschiedene Implantate verwendet werden (s. S. 167). Die anfänglich regelmäßig verwendeten Platten werden neuerdings unter dem Eindruck des Weichteilschadens mehr und mehr verlassen. An ihrer Stelle werden unter dem Begriff der „Minimalosteosynthese" vermehrt Schrauben allein verwendet und zur zusätzlichen Abstützung ein temporärer Fixateur externe angelegt [14, 92, 101, 115, 119, 151, 169]. Bezüglich Details verweisen wir auf die Ausführungen auf S. 204 ff.

3 Geregelte Osteosynthese der Pilon-tibial-Fraktur

Das von einer Gruppe von AO-Chirurgen Ende der 60er Jahre entwickelte Modell ist weitgehend aus den Erfahrungen mit Wintersportverletzungen (geschlossene Frakturen jüngerer Patienten) hervorgegangen. Es hat sich aber rasch durchgesetzt und eignet sich für die Behandlung komplexer Frakturen ohne gröberen Weichteilschaden. Nach der gleichen Technik werden auch extraartikuläre Frakturen behandelt, insbesondere dann, wenn das distale Hauptfragment kurz ist und axiale Dislokationen, Fibulafraktur und Innenknöchelfraktur bestehen. Dann wird allerdings die Eröffnung des Gelenks nach Möglichkeit vermieden. Das praktische Vorgehen ist bisher aber nie in extenso dargelegt worden und wir erleben immer wieder, daß viele Chirurgen über Einzelheiten des Eingriffs ungenügend informiert sind. Eine detaillierte Beschreibung unter Einschluß der Repositionstaktik und bewährter Tricks scheint daher hier angebracht zu sein.

Wir beschränken uns dabei auf die technischen Details bei komplizierteren Frakturen (Gruppen A2, A3, besonders aber B3, C2 und C3), bei denen erfahrungsgemäß besondere Schwierigkeiten zu bestehen pflegen. Die Technik der Osteosynthese einfacherer Formen ist – mit Ausnahme des Zugangs – weitgehend identisch mit dem Vorgehen bei artikulären Frakturen anderer Lokalisationen.

Eine Voraussetzung für die Beurteilung und die Entscheidungen über das weitere Vorgehen sind die – im Anschluß an die klinische Untersuchung durchzuführenden – Röntgenaufnahmen.

Wie bei anderen Lokalisationen sind zur Diagnostik von Gelenkfrakturen i. a. die gewöhnlichen Aufnahmen in 2 Ebenen genügend. Sofern kein Zeitdruck besteht, können zusätzliche schräge Aufnahmen wertvolle Informationen bringen.

Bei Verdacht auf Impression bewährt sich die konventionelle Tomographie. Die Computertomographie bringt – im Gegensatz zu anderen Lokalisationen – beim oberen Sprunggelenk keine spürbaren Vorteile.

3.1 Planung und Vorbereitung

3.1.1 Allgemeines

Bei der Hospitalisation stellt sich die Frage, ob die definitive chirurgische Versorgung als Notfall, d. h. einzeitig, erfolgen soll, oder ob ein zweizeitiges Vorgehen (begrenzte Sofortmaßnahmen und geplante Osteosynthese) vorzuziehen wäre.

Die Entscheidung wird oft durch äußere Umstände erzwungen (Mehrfachverletzte, offene Frakturen). Andererseits erfordern grobe Dislokationen und Schmerzen ohnehin in vielen Fällen chirurgische Sofortmaßnahmen.

Vor- und Nachteile der beiden Prinzipien der Notfallosteosynthese bzw. des zweizeitigen chirurgischen Vorgehens sind allgemein bekannt. Wir rekapitulieren kurz:

Vorteile der notfallmäßigen Operation

1. Psychologischer Vorteil für den Patienten: Unfall und Operation bilden eine zeitliche Einheit (nur *eine* Schmerz- und Angstphase).
2. Es erfolgt keine Kontamination der Haut des Patienten mit Krankenhauskeimen.
3. Das Thromboembolierisiko ist geringer.

Vorteile der geplanten Operation

1. Vertiefung des persönlichen Kontaktes mit Patient und Angehörigen; Einstimmung des Patienten auf den Haupteingriff und auf die aktive Mitwirkung in der postoperativen Phase.
2. Die Möglichkeit der umfassenden Abklärung von Allgemeinzustand, Nebenverletzungen und lokalem Befund (u. a. zusätzliche Röntgenuntersuchungen).
3. Kein Zeitdruck für die allgemeine Vorbereitung des Patienten.
4. Das optimale Operationsteam wird bereitstehen.
5. Nach Rückgang der Schwellung sind Störungen der Wundheilung nachweislich seltener [14, 24, 54, 96, 169].

Nun bestehen aber im Bereich des distalen Unterschenkels lokale Besonderheiten, die zu berücksichtigen sind:

1. Die *posttraumatische Schwellung* besteht nicht in einem Hämarthros, welcher die Haut von innen komprimiert, sondern in einer flächenhaften Imbibierung des distalen Unterschenkels, einer Kombination von Hämatom und Ödem. Ihr Ausmaß ist bei der Hospitalisation noch nicht einschätzbar. Dies gilt besonders für den Wintersportunfall mit der großen Temperaturdifferenz zwischen Außenwelt und geheizten Räumen. Dieses Temperaturgefälle kann sich aber auch bei allen Verletzten in der kälteren Jahreszeit auswirken. Die Schwellung erreicht ihr Maximum zwischen dem 2. und dem 4. Tag. Sofern keine primären Hautkontusionen oder Schürfungen bestehen, haben wir in einer Kalkaneursextension nie Hautblasen auftreten sehen. Diese würden eine weitere Verzögerung des Eingriffes bedingen.
2. *Der Bandapparat ist bei Pilonfrakturen fast immer intakt.* Das hat zur Folge, daß die Achsen, aber auch größere Tibiafragmente durch Zugwirkung allein weitgehend reponiert werden (Ligamentotaxis). Welche hervorragende Ergebnisse durch gezielte Extension und manuelle Reposition erreicht werden, zeigt die ausführliche Kasuistik von Jahna et al. [66].
3. *Die ossäre Durchblutung ist wesentlich besser* als diejenige von Haut und Subkutis. Fragmentnekrosen entstehen nur iatrogen.

Am besten ist wohl, man geht nicht nach starren Grundsätzen vor sondern entscheidet im Einzelfall aufgrund der individuellen Situation. Man hat zu wählen zwischen folgenden Möglichkeiten:

- primäre Osteosynthese,
- primäres Extensionsverfahren allein (Kirschner-Draht oder Fixateur externe) mit verzögerter Osteosynthese (nach 3–5 Tagen),
- primäre Osteosynthese der Fibula, kombiniert mit provisorischen Maßnahmen an der Tibia (S. 149),
- Verlegung in eine zentrale Klinik (nach provisorischer Fixation),
- primäre Arthrodese.

Hat man sich für die *geplante Osteosynthese* an der Tibia entschieden, so ist deren Zeitpunkt durch tägliche Untersuchung festzulegen. Der Eingriff muß dann ausgeführt werden, wenn die ersten Zeichen der abnehmenden Schwellung sichtbar werden: die Glanzhaut wird matt, feinste Fältelungen treten auf. Ein längeres Abwarten gefährdet die Vitalität des Gelenkknorpels und erschwert die anatomische Reposition. Diese gelingt am besten, bevor sich Granulationsgewebe gebildet hat.

Bei zweizeitigem Vorgehen sind folgende *Sofortmaßnahmen* auszuführen:

1. Anlegen eines Extensions-/Distraktionssystems für die provisorische Reposition (Korrektur der Achsen, Einstellung grob dislozierter Fragmente) und Ruhigstellung (Schmerzfreiheit). Es handelt sich i. allg. um eine typische Kalkaneusextension (Kirschner-Draht mit Bügel oder Steinmann-Nagel).
2. Hochlagerung zur Bekämpfung der Schwellung. Dabei ist auf das Auftreten von Kompartimentsyndromen zu achten, welche durch Hochlagerung begünstigt werden (vgl. auch Abschn. 5.2.2, S. 191).
3. Sofortiger Beginn mit der medikamentösen Thromboembolieprophylaxe. Diese wird in jeder Klinik verschieden ausgeführt. Auf den Eingriff hin muß die Einstellung bzw. Dosierung angepaßt werden.
4. Abklärung und eventuelle Behandlung vorbestehender Zustände und Erkrankungen.
5. Für die kommenden Tage sind folgende Verordnungen zu treffen: Herstellung zusätzlicher Röntgendokumente (Schrägaufnahmen, Tomogramme, CT), Bestimmung des Operateurs, welcher sich vorbereiten kann, den Patienten täglich untersucht und den optimalen Zeitpunkt für die Osteosynthese wählen wird.
6. Information und Motivierung des Patienten im Hinblick auf die postoperative aktive funktionelle Mobilisation. Stimulierung im Hinblick auf den Haupteingriff.

3.1.2 Lokale Vorbereitung

- Die Crista iliaca muß desinfiziert und abgedeckt werden für die Entnahme vor dem Haupteingriff (Spongiosaentnahmestelle 1. Wahl).
- Am Oberschenkel anzulegende Blutsperre: Sie soll zeitlich limitiert werden, wenn möglich auf höchstens 2 h.

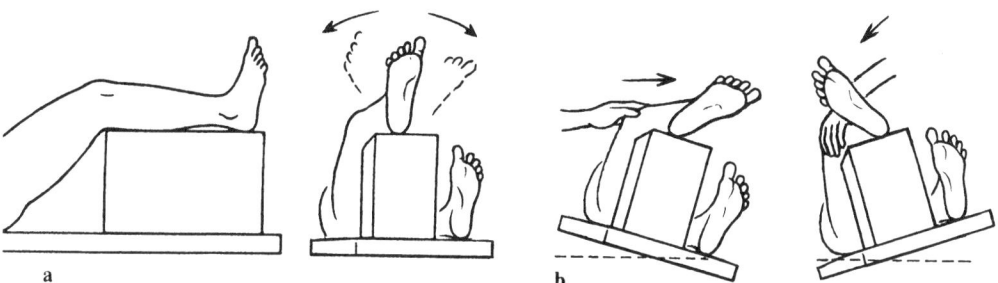

a   b

Abb. 126a, b. Lagerung für die Osteosynthesen im Bereich des Sprunggelenks.
a Hochlagerung des Unterschenkels auf hartem Polster. Der tiefer liegende, gesunde Fuß läßt medial den Zugang frei. Das flektierte Knie gestattet eine genügende Rotation des Fußes
b Die Drehung des Fußes kann durch Neigen des Operationstisches und Druck der Hand eines Assistenten am Knie derart verstärkt werden, daß die Sicht auf dorsolaterale bzw. dorsomediale Frakturanteile frei wird

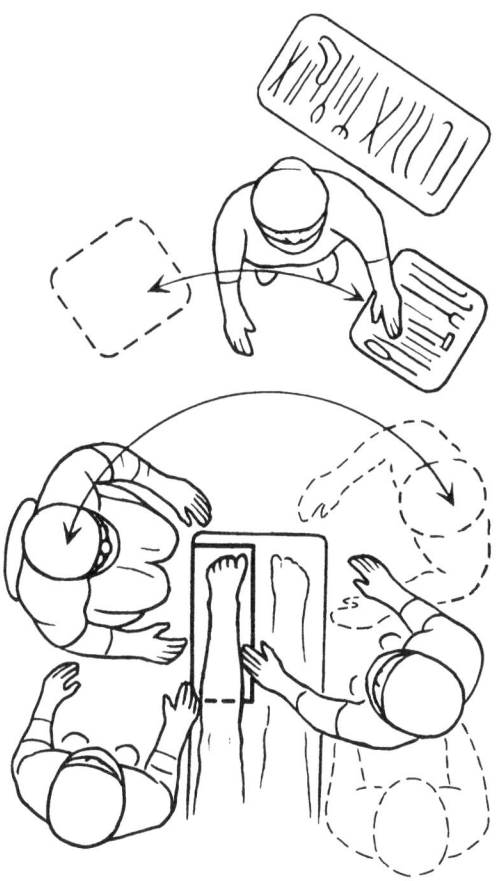

Abb. 127. Dispositiv des Operations-teams von oben. Auf Rollenstuhl sitzen-der Operateur, welcher alternierend lateral bzw. medial arbeiten wird. 2 stehende Assistenten, welche ihre Stellung in Abhängigkeit von der Position des Operateurs jeweils etwas verändern. Instrumentierperson, die den Tisch mit den häufig benutzten Instrumenten nahe dem Operateur hält bzw. ihn entsprechend verschiebt

- Die Lagerung des verletzten Beines entspricht derjenigen bei Malleolarfraktur: Durch entsprechende Hochlagerung in mittlerer Knieflexion und zusätzlicher Neigung des Operationstisches läßt sich der Unterschenkel des Patienten nach innen oder außen drehen. Damit können fast alle dorsalen Strukturen von der Seite her genügend eingesehen werden, insbesondere die dorsomediale Tibiawand (Abb. 126). Die Desinfektion und das sterile Abdecken sollen das Kniegelenk einschließen, damit ggf. Spongiosa aus dem Tibiakopf (Entnahmestelle 2. Wahl) während des Eingriffes gewonnen werden kann.
- Folgende Anordnung des Operationsteams hat sich bei der Osteosynthese komplexer Frakturen besonders bewährt (Abb. 127): Der Operateur sitzt am Fußende des Operationstisches. Er wird seine Position während des Eingriffes wiederholt von lateral nach medial oder umgekehrt verändern (Rollenstuhl). Die Instrumentierperson wird sich dementsprechend rechts oder links von ihm aufhalten. 2 Assistenten, der eine medial, der andere lateral, beide stehend und stationär. Der erfahrenere Assistent wird lateral plaziert.

3.2 Spongiosaentnahme als separate Voroperation

Eine Spongiosaplastik ist bei den meisten komplexen Tibiafrakturen erforderlich: Entweder müssen Hohlräume ausgefüllt werden, welche durch die Reposition spongiöser Impaktionen oder artikulärer Impressionen entstanden sind, oder es sind Trümmerzonen biologisch zu verstärken. Im Interesse einer raschen Integration des Transplantates empfiehlt sich die Verwendung hochwertiger autologer Spongiosa. Aus biologischen und mechanischen Gründen steht die Entnahme von Beckenspongiosa im Vordergrund. Wenn der kleine Eingriff als separate Voroperation ausgeführt wird, läßt sich die Blutsperrezeit auf die tibiale Phase des Eingriffes beschränken. Der Patient sollte präoperativ über die Notwendigkeit dieser zusätzlichen Operation informiert werden.

Technik der Entnahme

Längsinzision über dem Beckenkamm, Eingehen auf denselben unter Durchtrennung der Muskulatur; Blutstillung; Abschieben des M. iliopsoas von der inneren Beckenschaufel mit einem breiten Raspatorium. Bei der Präparation muß eine Verletzung des nahe an der Beckenwand in der Muskulatur verlaufenden N. cutaneus femoris lateralis vermieden werden. Die Muskulatur wird durch einen in der Tiefe eingesteckten Knochenhebel abdomenwärts weggehalten. Es werden kortikospongiöse Chips mit einem Hohlmeißel oder einem scharfen Löffel von der Innenseite der Beckenwand und vom Beckenkamm entnommen. Das notwendige Spongiosavolumen wird geschätzt. Sollte sich im Laufe des Eingriffes zeigen, daß es ungenügend ist, kann es später durch Tibiakopfspongiosa ergänzt werden.

Die Blutstillung ist meist unbefriedigend. Vielfach wird resorbierbare blutstillende Gaze in die Entnahmestelle eingepreßt. Die abgelöste Muskulatur wird wieder an den Beckenkamm zurückfixiert. Eine Saugdrainage kann nicht eingelegt werden, da ein enormer Blutverlust durch Aspiration aus der Spongiosawunde entstehen würde. Meistens wird ein nicht saugendes, geschlossenes Drain eingelegt oder auf die Drainage gänzlich verzichtet. Hämatombildungen sind häufig, Infektionen jedoch sehr selten. Es können längere Zeit lästige lokale Beschwerden zurückbleiben. Wundnaht und Deckverband, Wechsel der Instrumente und der Operationskleidung.

Das entnommene spongiöse Material wird in einer mit Ringer-Lösung getränkten Gaze bis zur Implantation separat gelagert. Bezüglich Abbildungen verweisen wir auf das *Manual der Osteosynthese* [104].

3.3 Osteosynthese der Fibulafraktur

3.3.1 Indikation

Die Indikation der Osteosynthese einer Fibulafraktur ist unbestritten. Sie wird auch fast ausnahmslos bei offenen Frakturen bzw. bei Frakturen mit Weichteilschaden empfohlen (s. S. 204).

Sie ist der *erste Schritt* des operativen Vorgehens nach der Operationstaktik der AO [139]. Dieses Postulat ist in erster Linie für die Pilon-tibial-Fraktur gemeint, gilt aber auch für instabile extraartikuläre Frakturen mit dislozierter Fibulafraktur.

Die anatomisch reponierte Fibula korrigiert die Achsen und wird der Indikator für die richtige Position der Tibiagelenkfläche. Da der Bandapparat intakt ist, bleibt die Fibula an der Tibia gefesselt und macht deren Dislokationen mit. Sie wird als „lateraler Pfeiler" [148], als „buttress to the lateral joint" [10] bzw. als „attelle péronière" [161] bezeichnet. Sie fängt die Kräfte auf, die asymmetrisch auf Tibiagelenkfläche und Metaphyse einwirken. Unsere Kasuistik verdeutlicht, daß dies am häufigsten Valguskräfte sind. Bei Varusdislokation wirkt die Fibulaosteosynthese wie eine Zuggurtung.

Im Gegensatz zur Osteosynthese bei Malleolarfraktur, bei der die Platte relativ bescheidene Biege- und Torsionskräfte neutralisieren soll, wird hier von der Montage mehr Druckfestigkeit erwartet.

Auf die Fibulaosteosynthese kann ohne Nachteil verzichtet werden, wenn die Tibiahauptfraktur aus einfachen, großen Fragmenten besteht. Dies betrifft z. B. extraartikuläre Keilfrakturen mit breitem Kontakt der Hauptfragmente, bei denen ein kräftiges, mediales Implantat (z. B. gerade Platte 4,5 mm) Biegekräfte neutralisiert. In solchen Fällen wird die Tibiaplatte gespannt und wirkt wie eine Art Zuggurtung gegenüber lateral einwirkenden Valguskräften (Abb. 128 a).

Die Situation entspricht dann der klassischen Tibiaplatte bei Schaftfraktur, bei der eine zusätzliche Fibulaosteosynthese nur bei Syndesmosenriß oder verhackter Dislokation erforderlich ist [59].

3.3.2 Technik

Bisherige Publikationen äußern sich nicht zur Technik der Fibulaosteosynthese, wohl in der Meinung, sie sei identisch mit dem Vorgehen bei Malleolarfrakturen.

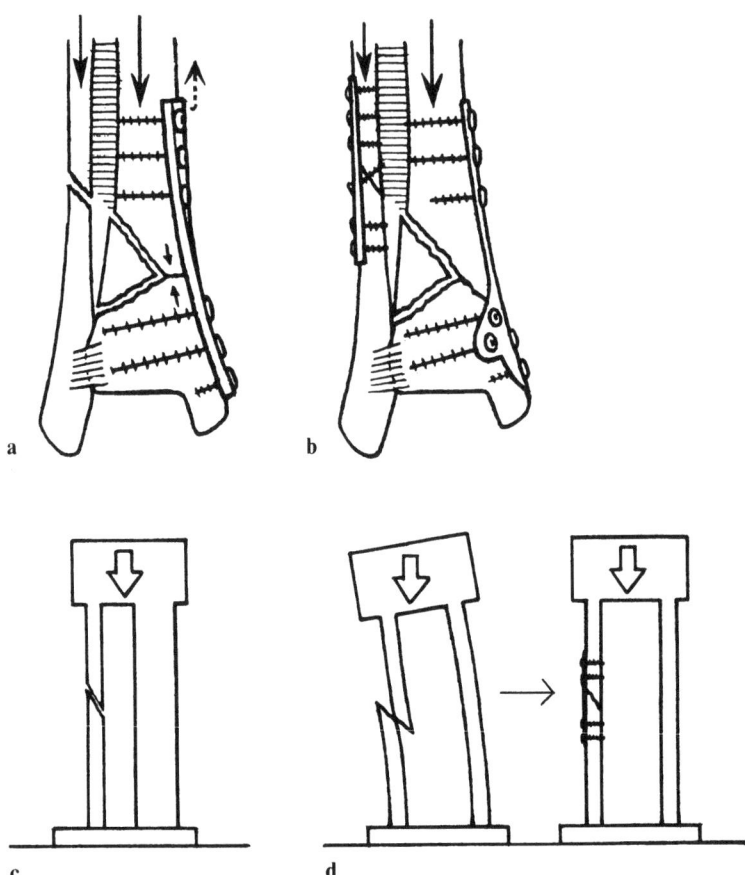

Abb. 128a–d. Indikation der Fibulaosteosynthese bei extraartikulärer Fraktur (halbschematische Zeichnungen und Schemata).
a Keine Fibulaosteosynthese bei optimaler Stabilität der Montage an der Tibia: kräftiges mediales Implantat und interfragmentäre Kompression. Das Implantat wird auch Biegekräfte auffangen
b Eine tragende Fibulaosteosynthese ist unentbehrlich bei Frakturformen, welche die einwandfreie interfragmentäre Kompression ausschließen, sowie bei schwachem medialem Implantat, welches auf Biegung nicht belastbar ist
c Schema mit einer kräftigen und einer gebrochenen dünnen Säule: Die kräftige Säule kann auch asymmetrische Druckkräfte ohne Deformation tragen
d Schema mit 2 dünnen Säulen: Ein asymmetrischer Druck führt zur Durchbiegung der intakten Säule. Um ihm zu widerstehen, ist eine Fixation an der gebrochenen Säule erforderlich

Wie wir gesehen haben, ist dies vom biomechanischen Standpunkt aus nicht der Fall, es bestehen aber auch beim Zugang Besonderheiten.

Inzision, Zugang und Revision

Da gemäß Operationstaktik die Osteosynthese der Fibula vorangehen muß, wird die laterale Hautinzision zuerst ausgeführt. Dabei ist die spätere Lage der großen medialen Inzision im voraus genau zu überlegen. Die Hautbrücke zwi-

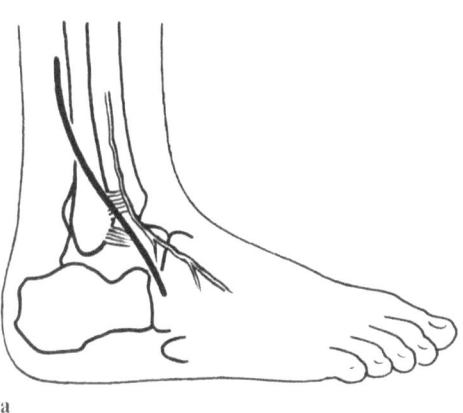
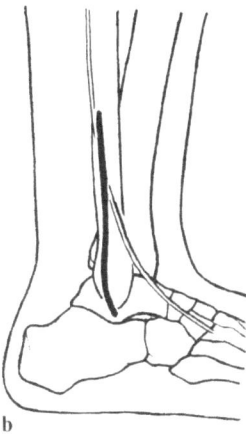

a   b

Abb. 129 a, b. Die lateralen Inzisionen:
a Vorschlag von Heim: Die Inzision kreuzt die Fibula und endet distal ventral. Daraus kann auch die anterolaterale Tibiametaphyse gut eingesehen werden. Eingezeichnet ist der Endast des N. peronaeus superficialis
b Die Inzision im *Manual der Osteosynthese* [104]: Parallel zur Fibula verlaufende, etwas mehr dorsal plazierte Inzision, dadurch wird die Hautbrücke zur tibialen Inzision größer

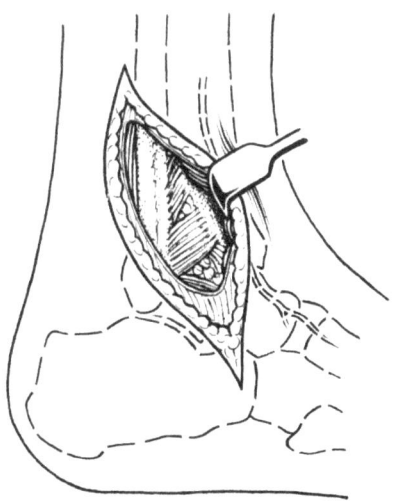

Abb. 130. Lateraler Zugang in die Tiefe. Nach Inzision des Lig. cruciforme zieht der stumpfe Haken die langen Extensoren und den Endast des N. peronaeus superficialis nach medial weg. Die Gelenkkapsel ist noch nicht gespalten. Einsicht auf die Fibula, das vordere Syndesmosenband, die distale Membrana interossea cruris sowie die anterolaterale Tibiametaphyse

schen den beiden Hautschnitten sollte mindestens 5, wenn möglich 7 cm betragen. Der fibulare Zugang ist also von Anfang durch diese Rücksicht eingeschränkt. Die Basler Schule [104] empfiehlt eine mehr gegen dorsal gerichtete Fibulainzision, da die tibiale Inzision ventraler gewählt wird und gegen den Malleolus internus mit einem Bogen endet. (Abb. 129 b). Heim [44] hat vorgeschlagen, die tibiale Inzision mehr an den Rand des Malleolus internus zu plazieren.

Dadurch entsteht die Möglichkeit, daß die laterale Inzision dorsal der Fibula beginnt, diese supramalleolär kreuzt und distal ventral ausmündet (Abb. 129 a).

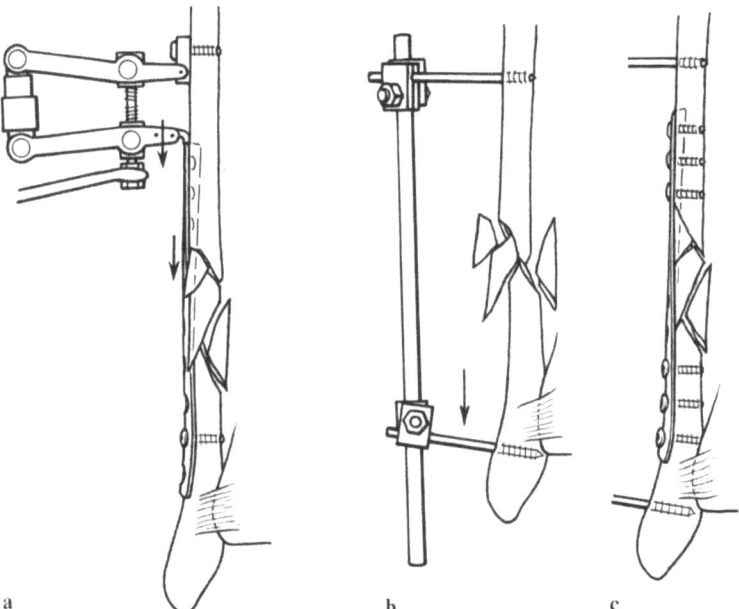

Abb. 131a–c. Die indirekte Reposition einer Fibulatrümmerfraktur zur Vermeidung von Devitalisationen.
a Distal partiell angeschraubte und durch Verwindung angepaßte lange Drittelrohrplatte. Die Reposition erfolgt durch Distraktion mit dem Plattenspanner, dessen Spannzahn umgekippt wurde
b Indirekte Reposition mit dem kleinen Fixateur externe: Die Kirschner-Drähte mit 2,5-mm-Gewinde (oder feine Schanz-Schrauben) sind möglichst weit von der Fraktur eingesetzt. Die Reposition erfolgt durch Distraktion. Einstellungen der Rotation sind möglich
c Abgeschlossene Plattenmontage mit Fixation in den beiden Hauptfragmenten; Trümmerzone unberührt; Verzicht auf anatomische Reposition

Diese Lage erleichtert den relativ häufig erforderlichen Zugang auf anterolaterale Tibiafragmente.

Unmittelbar unter der Haut muß der den Fußrücken versorgende Ast des N. peronaeus superficialis gesucht und sorgfältig geschont werden. Sein Verlauf ist unregelmäßig: Meist tritt er aus der Faszie der Tibialis-anterior-Muskulatur in die Subkutis, manchmal jedoch auch aus der Peronäalloge.

Zunächst wird nur auf die Fibulafraktur eingegangen und diese so weit freigelegt, wie es für Reposition und Anlagerung des Implantates erforderlich ist. Sollte sich in der Folge eine Revision des vorderen Syndesmosenbandes und der anterolateralen Tibiafragmente aufdrängen, wird das Lig. cruciforme gespalten. Die langen Extensoren werden nach medial weggehalten (Abb. 130).

Reposition und Stabilisierung

Eine zuverlässige Osteosynthese der Fibula setzt die Kenntnis der auf S. 51 ff. beschriebenen Frakturformen voraus.

Die einfache Fibulafraktur ist für Reposition und Stabilisierung problemlos. Bei Schrägfraktur wird die interfragmentäre Kompression durch eine Plattenzugschraube ausgeführt, seltener durch eine separate interfragmentäre Zugschraube (Abb. 132).

Auf folgende Besonderheiten ist speziell hinzuweisen:

Die Fibulaosteosynthese in der Diaphyse

Bei einfachen Frakturen wird noch gelegentlich die Markschienung ausgeführt [153]. Dann ist jedoch speziell die Valguskrümmung der distalen Fibula zu beachten.

In der Diaphyse dominieren jedoch Keilbildung oder komplexe Frakturen.

Bei Keilfrakturen ist die übliche Technik – eine präliminäre Verschraubung des Keiles zu einem Hauptfragment – oft nicht möglich. Der zirkuläre Muskelmantel erschwert den Überblick. Darin eingebettete Fragmente bleiben jedoch vital. In solchen Fällen ist das Erzwingen der Reposition mit Hilfe von Cerclagen eine unnötige Traumatisierung.

Unsere Fälle zeigen, daß diaphysäre Fibulafrakturen auch dann rasch konsolidieren, wenn Keilfragmente nicht oder unvollständig reponiert sind. Es bildet sich früh eine Kallusbrücke, sofern die Fragmente vital bleiben. Eine abstützende Verbindung zwischen den Hauptfragmenten genügt (Abb. 132a). Eine Trümmerzone muß durch eine genügend lange Platte überbrückt werden, selbst aber nach Möglichkeit unberührt bleiben.

Wenn die Platte mit mindestens 4, besser 6 kortikalen Gewinden in jedem Hauptfragment verankert wird, ist die Heilungstendenz auffallend gut (Abb. 132a). Wir schreiben dies dem zirkulären Muskelmantel zu.

Die technische Schwierigkeit liegt bei komplexen Frakturen in der exakten Bestimmung von Länge und Rotation der Fibula. Hier kann die Methode der indirekten Reposition besonders empfohlen werden:

- Entweder wird eine distal provisorisch verschraubte Platte zur Distraktion mit dem umgekehrten Plattenspanner verwendet (Abb. 131a). Dann muß aber erst die Rotation durch Verwinden der Platte eingestellt sein.
- Oder man verwendet zur Distraktion den kleinen Fixateur. Die Schanz-Schrauben müssen möglichst weit von der Fraktur entfernt eingebohrt werden und so liegen, daß sie mit der späteren Lage der Platte nicht in Konflikt kommen. Der Vorteil der kleinen Fixateurs – sofern er nur mit 2 Schanz-Schrauben als Distraktor verwendet wird – besteht in der Möglichkeit der Korrektur der Rotation (Abb. 131b).

Die Fibulaosteosynthese bei supramalleolärer Trümmerzone oder Impaktion

In diesen Fällen empfiehlt sich wiederum die Platte als Abstützung. In der Regel ist die Einschätzung der Fibulalänge und Rotation in diesem Bereich weniger schwierig als in der Diaphyse und kann mit einfacheren Mitteln erreicht werden.

In diesem Bereich ist die Fibula nur an 2 Seiten von Muskulatur bedeckt (Abb. 132d). Die Heilungstendenz der Fraktur ist ebenfalls gut. Bei Defekten ist eine Spongiosaplastik erforderlich. Störungen der Frakturheilung (verzögerte Konsolidation, Pseudarthrose) fanden wir in einzelnen Fällen, bei denen an der Tibia anterolateral eine Platte angebracht wurde (Verschlechterung der

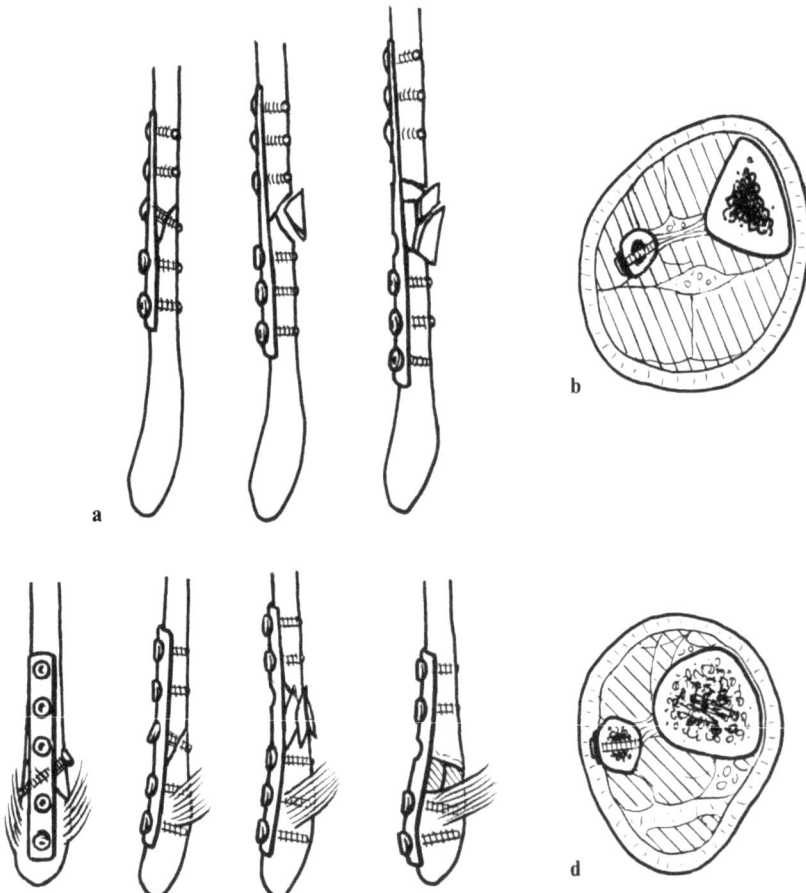

Abb. 132 a–d. Typische Montagen bei verschiedenen Formen von Fibulafraktur.

a Im diaphysären Bereich 5-Loch-Drittelrohrplatte mit interfragmentärer Kompression bei einfacher Schrägfraktur, 6-Lochplatte bei Keilfraktur unter Verzicht auf Reposition des Keils, 8-Lochplatte bei Trümmerfraktur

b Schnittbild auf Höhe der Diaphyse: Die Fibula ist auf allen Seiten von Muskulatur umgeben

c Metaphysäre Frakturen: 5-Lochplatte und separate interfragmentäre Zugschraube bei einfacher Schrägfraktur oder interfragmentäre Plattenzugschraube; 6-Lochplatte zur Überbrückung einer absichtlich nicht anatomisch reponierten Trümmerzone im Übergang Diaphyse/Metaphyse; 5-Lochplatte zur Überbrückung eines metaphysären Defektes (kortikospongiöse Spaninterposition)

d Schnittbild auf Höhe der Metaphyse: Muskulatur liegt der Fibula nur noch anteromedial und dorsolateral an

Vaskularität für die Fibula infolge Ablösung des ventralen Muskelmantels?). Bei
Vivès et al. [161], die diese Technik systematisch anwenden, finden sich diesbezüglich keine Angaben.

Implantate

An Diaphyse und Metaphyse der Fibula sowie bei Etagenfrakturen werden fast
ausschließlich Drittelrohrplatten verwendet. Markdrähte sind praktisch verlassen.

Bei einfachen supramalleolären Torsions- und langen Schrägfrakturen werden
selten reine Schraubenosteosynthesen ausgeführt (20 Fälle in unserem Krankengut). Im distalen spongiösen Bereich finden wir vereinzelt Kirschner-Drähte.

3.3.3 Ergebnisse

Die Bedeutung der Osteosynthese an der Fibula läßt sich am besten an den
Spätergebnissen erkennen (vgl. auch Anhang, Abschn. 3). Wir fassen hier zusammen:

- Nach Unterlassen der Osteosynthese traten in den Gruppen A2, A3 und C2
  10 sekundäre Valgusfehlstellungen auf (Abb. 160). In 2 weiteren Fällen konnte
  die Valgustendenz durch alleinige sekundäre Osteosynthese der Fibula erfolgreich aufgehalten bzw. korrigiert werden (Abb. 170).
- Alle Etagenfrakturen heilten komplikationslos. Sie wurden z. T. mit einer einzigen, sehr langen oder z. T. mit 2 kürzeren Drittelrohrplatten versorgt.
- Eine verzögerte Konsolidation fanden wir bei 15 Plattenosteosynthesen an der
  Fibula: 10 waren mehrfache, vorwiegend komplexe Frakturen, nur 2 waren
  einfach. Die Lokalisation war 4mal diaphysär, 4mal am Übergang Diaphyse/
  Metaphyse und 7mal suprasyndesmal. Es entwickelten sich dabei 8 Valgus-
  und 2 Varusfehlstellungen (vgl. auch „Axiale Dislokation", S. 67 ff.). In kei-
  nem dieser Fälle trat eine Gabelsprengung auf, was erneut zeigt, daß eine
  intakte Syndesmose selbst erheblichem axialem Druck widersteht. Die sekundäre Dislokation führte zu Plattenlockerungen, mit Verbiegung und Bruch von
  Plattenschrauben, jedoch nie zu einem Bruch der abstützenden Drittelrohrplatte (Abb. 158).
- Wir fanden 2 atrophische supramalleolär lokalisierte Pseudarthrosen nach
  einfachen Frakturen (1 nach Infekt).
- Von den 20 Schraubenosteosynthesen heilten 19 komplikationslos. In einem
  Fall kam es infolge von Druck der verzögert konsolidierenden Tibia zur sekundären Valgusfehlstellung.
- Nach Kirschner-Drahtfixation entstand 1 verzögerte Konsolidation in Valgus-
  stellung.

Beispiele

Dokumentierte Beispiele über die Technik von Fibulaosteosynthesen und deren
postoperativen Verlauf finden sich als Abb. 147–160, 163 und 171.

Komplikationen infolge nicht oder unzweckmäßig stabilisierter Fibulafrakturen sind dokumentiert, als Abb. 148, 149, 158, 160, 162, 169 und 172.

3.4 Osteosynthese der Tibia

3.4.1 Hautinzisionen

Die Inzisionen sind so zu wählen, daß die wichtigen Frakturelemente eingesehen werden können. Diese sind aufgrund der präoperativen Röntgenaufnahmen bekannt.

Die laterale Inzision ist bereits auf S. 150 beschrieben worden. Zwischen den beiden muß eine Hautbrücke von mindestens 5, wenn möglich 7 cm bestehen, damit keine Gefährdung der Hautdurchblutung entsteht.

Die tibiale Hautinzision wird von der Basler Schule relativ weit ventral gewählt und endet bogenförmig distal des Malleolus internus (Abb. 133c). Die laterale Inzision muß deshalb relativ weit dorsal liegen (Abb. 129b). Heim hat vorgeschlagen [44], die mediale Inzision höher an den Malleolus internus heran zu führen, sie möglichst wenig abzubiegen, aber dafür weit nach distal zu verlängern (Abb. 133a). Damit sollen gefährliche Lappenbildungen vermieden werden. Auch die Einsicht auf dorsale Fragmente, die sich hinter dem Sehnenkanal des M. tibialis posterior befinden, wird erleichtert (Abb. 134). Ein Abstand von mindestens 5 cm muß aber zwischen den beiden Inzisionen eingehalten werden. Das *Manual* [104] empfiehlt 7 cm (Abb. 133).

Nach Inzision der Haut wird medial direkt, ohne subkutane Präparation, auf das Periost eingegangen. Der vordere Rand des Malleolus internus dient als Leitgebilde. Die V. saphena magna muß gelegentlich zwischen Ligaturen durchtrennt werden. Dann wird das Gelenk eröffnet. Ein synovialer Saum wird am Malleolus erhalten. Dieser erleichtert den späteren Gelenkverschluß durch Naht. Vivès et al. [161] haben vorgeschlagen, bei medialem Weichteilschaden nur eine einzige anterolaterale Inzision anzulegen, aus welcher die Osteosynthese beider Frakturen ausgeführt wird (an der Tibia anterolaterale Plattenlage).

Besondere Details der Freilegung

– Bezüglich laterale Inzision verweisen wir auf die Ausführungen S. 150 ff.
– Die Sehne des M. tibialis anterior soll nicht auspräpariert werden, um einen postoperativen Bowstring-Effekt (störende Vorwölbung der Sehne unter der Haut) zu vermeiden. Auf dieses Detail weisen auch Mast et al. [91] hin.
– Randständige, aufgestauchte Fragmente sind meist im Zusammenhang mit der Gelenkkapsel geblieben, also nicht devitalisiert. Bei der Eröffnung des Gelenkes soll deshalb die ventrale Synovia nach Möglichkeit geschont werden (Abb. 135).

3.4.2 Übersicht über die ossären Verletzungen

Folgende Verletzungen sind durch systematische Revision einzusehen (Abb. 134):

– Aus der lateralen Inzision: das vordere Syndesmosenband, anterolaterale Fragmente im Bereich des Tubercule de Tillaux-Chaput.

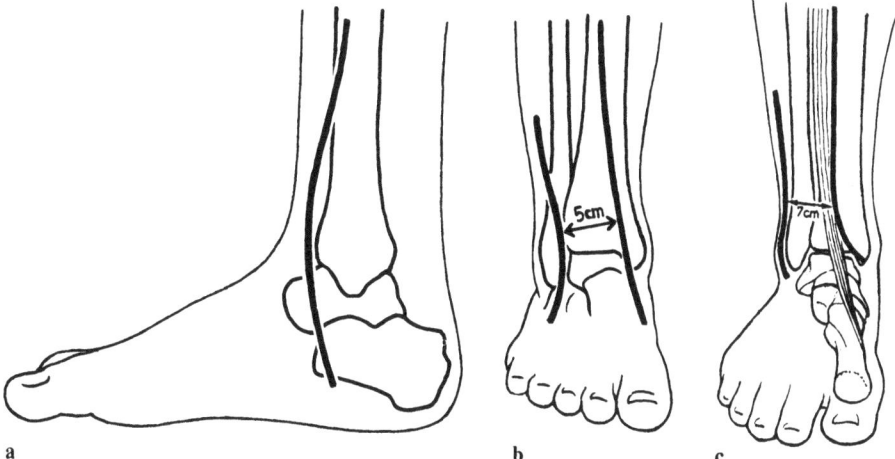

Abb. 133a–c. Tibiale Inzisionen für die geregelte Osteosynthese von Pilon-tibial-Frakturen.
a Vorschlag von Heim [44]: lange, weit nach distal reichende, wenig gebogene Inzision
b Die Beziehung zwischen medialer und lateraler Inzision in der Ansicht von ventral. Die Hautbrücke (versorgt durch Äste der A. tibialis anterior) sollte mindestens 5 cm betragen
c Die tibiale Inzision liegt mehr ventral, ist kürzer und endet gebogen. Der gewünschte Abstand zwischen den beiden Inzisionen beträgt 7 cm [104]

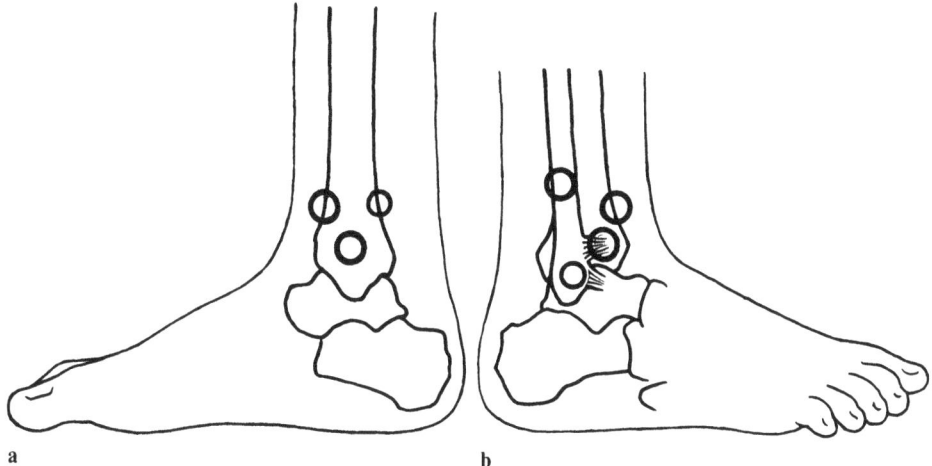

Abb. 134a, b. Die kritischen Stellen (*Kreise*), welche bei der Revision eingesehen werden sollten. Die Reihenfolge der Aufzählung entspricht der praktischen Bedeutung.
a Aus der medialen Inzision:
  – die ventrale Tibia-Metaphyse
  – der Malleolus internus
  – die dorsale Wand (nur bei entsprechendem Frakturverlauf)
b Aus der lateralen Inzision:
  – die Fibulafraktur
  – das ventrale Syndesmosenband und das Tubercule de Tillaux-Chaput
  – die anterolaterale Tibiametaphyse
  – der distale laterale Bandapparat (fakultativ)

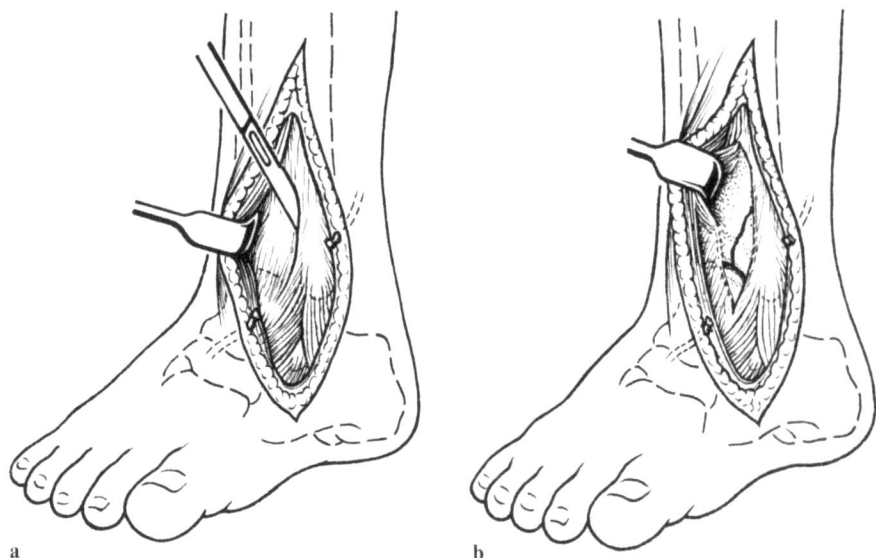

a   b

Abb. 135a, b. Medialer Zugang in die Tiefe.
a Die V. saphena magna ist zwischen Ligaturen durchtrennt. Die Weichteile werden schonend
nach lateral weggehalten. Inzision der Gelenkkapsel nahe am Malleolus internus mit Verlängerung nach proximal
b Darstellung der anteromedialen Frakturlinien. Die Weichteile werden auf Höhe der Metaphyse nach lateral weggehalten. Eine evtl. notwendige Sichtverbindung zur lateralen Inzision
erfolgt auf diesem Niveau. Die Gelenkkapsel verbleibt im Zusammenhang mit den ventralen
Gelenkfragmenten

– Aus der medialen Inzision: anteromediale artikuläre und metaphysäre Fragmente. Tiefe Imprimate und zentrale Stufen in der Frontalebene können von
   anteromedial oft nicht eingesehen werden (vgl. S. 160 f.).
– Eine Einsicht auf dorsale Fragmente erhält man durch Eröffnung des Kanals
   der Sehne des M. tibialis posterior hinter dem Malleolus internus.

3.4.3 Reposition, provisorische Fixation

Durch das präoperative Studium der Röntgendokumente sind die Repositionsmanöver bereits geplant und die Scharnierstellen der Fragmentation – „key frag-
ments" – erkannt. Sie sind die Leitgebilde für Reposition und provisorische
Fixation.

Taktik der Reposition

Alle Repositionsmanöver erfolgen unter Sicht. Der wichtigste Einblick ist anteromedial, der zweitwichtigste anterolateral (Abb. 130). Röntgenkontrollen sind
zeitraubend und bezüglich Zentrierung und Belichtung oft unbefriedigend. Als
Schlußdokument sind sie unerläßlich. Während der Reposition sind kurze Beob-
achtungsphasen im Bildwandler hilfreich, doch entstehen regelmäßig Schwierigkeiten mit der Einstellung des Sprunggelenks.

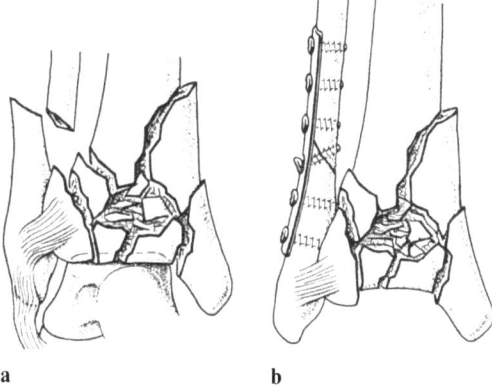

Abb. 136a, b. Ansicht einer komplexen Fraktur von ventral.
a Vor Osteosynthese der Fibula: Unsicherheit im Hinblick auf die Beziehung der zahlreichen Elemente zueinander
b Nach Osteosynthese der Fibula: Das anterolaterale Tibiafragment wurde infolge des intakten ventralen Syndesmosenbandes zum Indikator für Niveau und Position der übrigen artikulären Fragmente

a   b

Die Reposition der Fragmente wird durch manuelle Extension am Fuß erleichtert. Der mit diesem Manöver beauftragte Assistent wird dankbar sein, wenn ein präoperativ im Kalkaneus eingeführter Steinmann-Nagel belassen bleibt. Dies erleichtert die Extension und auch die Dorsalflexion des Fußes. Der Zug wird jedoch unregelmäßig und unruhig sein.

Neuerdings wird deshalb die Verwendung eines Fixateur externe oder eines Distraktors auf der medialen Seite als Repositionshilfe empfohlen [92] (Abb. 167). Die Distraktion kann langsam dosiert gesteigert werden, und die nachfolgenden Repositionsmanöver werden unter ruhigen Bedingungen durchgeführt. Die Fixation der Schanz-Schrauben erfolgt in der Tibiadiaphyse sowie am Talushals oder am Kalkaneus.

Alle diese Extensionsmanöver führen jedoch zu einer Anspannung der Weichteile, insbesondere der Haut und erschweren u. U. die Einsicht in die Tiefe.

Repositionsmanöver führen gelegentlich zur Dislokation gegenüberliegender Fragmente. Deshalb muß jeder einzelne Schritt in seinen Auswirkungen auf die Gesamtfraktur und die Weichteile laufend beobachtet werden. Während der Operateur auf der einen Seite arbeitet, kommt deshalb dem Assistenten auf der gegenüberliegenden Seite diese besonders verantwortungsvolle Aufgabe zu.

Das Einhalten einer bestimmten Reihenfolge hat sich beim komplizierten Repositionsvorgang bewährt. Im Vordergrund steht der artikuläre Hauptbefund: Zuerst sind Impressionen zu beseitigen, anschließend werden Stufen reponiert, und erst am Schluß werden noch evtl. klaffende Spalten angegangen. Diese haben sich in den meisten Fällen durch die ersten beiden Manöver bereits spontan eingestellt.

Bei der Reposition der metaphysären Komponenten entstehen die meisten Schwierigkeiten anterolateral. Dort ist die Einsicht nach proximal beschränkt, und durch die präliminäre Stabilisierung der Fibulafraktur kann eine leichte Varustendenz mit verhackten Fragmenten vorliegen.

Bereitliegende Instrumente

- Elevatorien, mit verschiedener Biegung, mit welchen Fragmente weggestoßen oder angehoben werden können.

- Pfriem oder dicker, in einem Handgriff eingespannter Kirschner-Draht. Mit der scharfen Spitze dieser Instrumente kann man stoßen und hebeln, ohne auszurutschen.
- Gebogener Einzinkerhaken, mit dem man ziehen kann, ohne auszurutschen.
- Feines, scharfes Raspatorium zum Freilegen von Fragmenträndern.
- Stößel, um drücken zu können, ohne einzusinken (im französischen Sprachbereich ist dazu ein sehr praktisches Instrument „fouloir" mit 4 feinen Zacken im Gebrauch).
- Verschiedene Repositionszangen, welche man einhändig bedienen kann. Im Vordergrund stehen die umfassenden Repositionszangen mit Spitzen und Zahnstangenverschluß.
- Spreizzangen (großes und kleines Modell), um Spalten schonend zum Klaffen zu bringen.
- Im Preßluftmotor liegen bereits eingespannte Kirschner-Drähte von 1,6 mm Durchmesser für die provisorische Fixation reponierter Fragmente bereit.

Repositionsmanöver und Tricks

- Eingeklemmte Stempelinterponate: Zu deren Befreiung ist zunächst das Aufspreizen benachbarter Spalten mit dem Elevatorium oder der Spreizzange erforderlich (Abb. 137a). Dann werden sie mit dem Stößel reponiert, wobei die Talusrolle als Widerlager dienen kann. Über Stempelimprimaten besteht oft kein Spongiosadefekt.
- Für die Reposition von türflügelähnlichen Impressionen wählt man das gleiche Vorgehen, damit bei der Reposition keine Deformierung oder zusätzliche Fragmentierung entsteht.
- Zur Beseitigung zentraler Stufen empfiehlt sich das seitliche Aufklappen der Fraktur des Malleolus internus, die bei solchen Fällen regelmäßig vorhanden ist (Abb. 137c). Weber [164] hat bereits auf dieses Manöver hingewiesen.
- Bei der Kombination von dorsalen und ventralen Aufwerfungen sind die dorsalen Fragmente meist groß und nur wenig disloziert. In diesen Fällen genügt der sanfte Druck des entlang der Hinterwand eingeschobenen Knochenhebels, um die dorsale Wand während der ventralen Repositionsmanöver zu halten. Manchmal ist ein Elevatorium erforderlich oder die dosierte Kompression in anteroposteriorer Richtung mit einer umfassenden Repositionszange mit Spitzen (Abb. 137f).
- Persistierende klaffende Spalten, v. a. in der sagittalen Ebene, wecken den Verdacht auf Interposition oder Verwerfungen. Die Repositionszange mit Spitzen sichert reponierte Fragmente (Abb. 137b).

Während dieses Aufbaus in Etappen werden reponierte Fragmente der Reihe nach durch eingebohrte Kirschner-Drähte (1,6 mm) provisorisch fixiert unter Freihaltung der Abschnitte, an welche das definitive Implantat (Platte) zu liegen kommt (Abb. 137e).

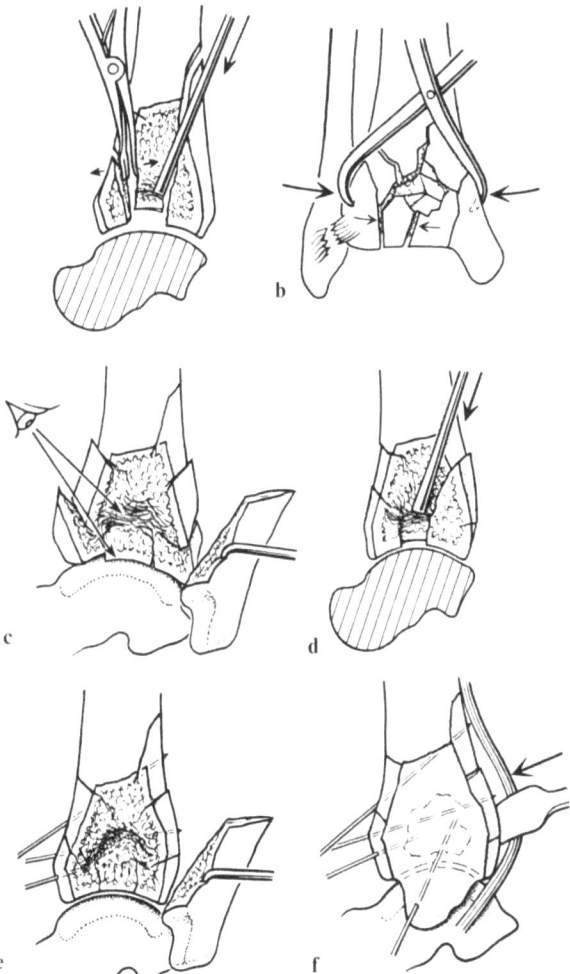

Abb. 137a–f. Repositionsmanöver und Tricks.

a Reposition von Imprimaten mit dem Stößel: Zuerst werden umgebende Fragmente mit der Spreizzange auseinandergedrängt. Dadurch erhält man eine bessere Einsicht und das befreite Interponat wird beim Zurückschieben nicht zusätzlich beschädigt

b Klaffende Spalten in der Sagittalebene werden durch eine die Weichteile schonend umfassende, große Repositionszange mit Spitzen komprimiert

c–e Reposition zentraler Stufen von anteromedial her unter Sicht: Das große Fragment des Malleolus internus wird dazu mit einem spitzen Haken aufgeklappt und weggehalten. Sicherung der Reposition durch Einbohren mehrerer provisorischer Kirschner-Drähte

f Bei dorsaler Fraktur wird nach Eröffnung des Sehnenkanals des M. tibialis posterior ein flacher Knochenhebel entlang der dorsalen Wand eingeschoben. Durch leichten Hebeldruck läßt sich eine Dislokation in diesem Bereich beheben oder vermeiden. In diesem Stadium ist der Malleolus internus bereits wieder reponiert und provisorisch mit Kirschner-Draht fixiert

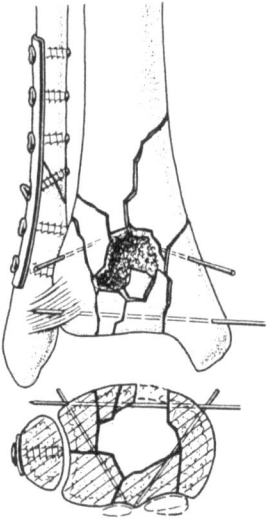

Abb. 138. Abgeschlossene Reposition der Tibiafraktur. Ansicht von ventral und auf Schnitt: Die Gelenkfläche ist reponiert, ebenso die metaphysären Spaltungen. Der Defekt ist entfaltet. Die Kirschner-Drähte behindern die Anlagerung der medialen Platte nicht

3.4.4 Spongiosaplastik

Durch die Reposition entfalten sich spongiöse Defekte. Diese können bei artikulärer Impression epiphysär-subchondral sein (Abb. 138). Ihre Lokalisation ist jedoch meist metaphysär. Sehr oft entstehen Defekte aber auch weiter proximal, am Übergang zwischen Kortikalis und Spongiosa. Hier ist die Kortikalisschale hauchdünn, kleine Fragmente brechen in die Markhöhle ein. Dann ist eine gute Auffüllung der Markhöhle mit Spongiosa auch eine mechanische Repositionshilfe.

Wie bereits auf S. 148 ausgeführt, bevorzugen wir die Entnahme von Spongiosa aus dem Becken durch eine separate Voroperation.

Die in den ersten Jahren von den AO empfohlene Spongiosaentnahme aus dem Trochantergebiet wurde nach Auftreten einiger Ermüdungsfrakturen wieder vollständig aufgegeben.

Als weitere geeignete Entnahmestelle hat sich die Spongiosa des Tibiakopfes des gleichen Beines bewährt [52]. Da dieses Vorgehen und seine technischen Details nur wenig bekannt sind, sollen sie hier ausführlich beschrieben werden.

Entnahme am Tibiakopf

Die Tibiakopfspongiosa hat sich als ideales autologes Spongiosamaterial dann erwiesen, wenn man im Laufe des Eingriffes durch einen Defekt, der auszufüllen ist, überrascht wird, oder wenn das präliminar vom Becken entnommene Spongiosavolumen ungenügend ist. Die Tibiakopfspongiosa besteht aus feinmaschigen, mit Fett durchsetzten Bälkchen, welche stark komprimierbar sind.

Die Entnahmetechnik ist sehr einfach: Längsinzision über dem medialen Tibiakopf; Ausmeißeln eines kortikalen Deckels, welcher auf einer Seite mit dem Periost im Zusammenhang bleibt und Entnahme mit dem scharfen Löffel. Das

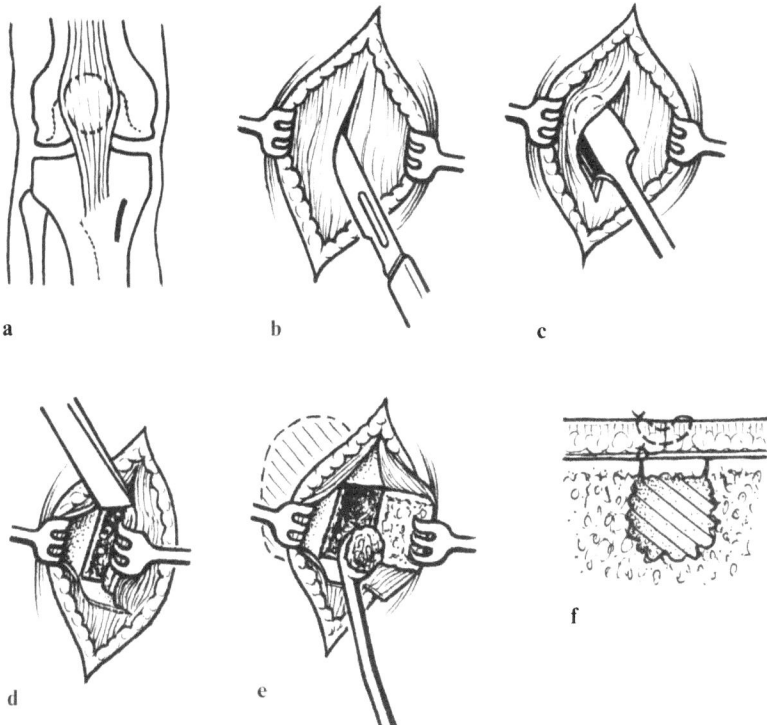

Abb. 139a–f. Spongiosaentnahme aus dem Tibiakopf.

a Topographie: Die Entnahmestelle befindet sich medial, ca. 5 cm distal des Kniegelenkes. Endäste des N. saphenus sind zu schonen, eine Verletzung der Fasern des Pes anserinus zu vermeiden

b Periostinzision

c Ablösung des Periosts von der Kortikalis mit dem Raspatorium

d Aufmeißeln eines Kortikalisfensters. Dieses bleibt medialseits mit dem Periost in Verbindung und wird aufgeklappt

e Spongisaentnahme mit dem scharfen Löffel

f Wundverschluß: nach Reposition des kortikalen Fensters Periostnaht und Hautnaht

zur Verfügung stehende Volumen ist groß (bis 40 cm^3). Es kann durch Auffüllen der Entnahmehöhle mit Spülflüssigkeit gemessen werden. Der Verschluß erfolgt mit Periostnaht und Hautnaht ohne Drainage (Abb. 139).

Der Defekt am Tibiakopf heilt unter der reduzierten postoperativen Belastung der operierten Extremität problemlos. Da es sich um ein von der Fraktur gänzlich getrenntes Blutversorgungsgebiet handelt, entstehen dadurch keine Störungen oder Verzögerungen der Heilung der distalen Tibiafraktur.

Lokale Entnahme in der Umgebung des Defektes

Bei einfachen Impressionen partieller Frakturen ist das benötigte Spongiosavolumen sehr gering. Sofern der intakte Anteil der Metaphyse groß ist, erträgt er ohne weiteres eine kleine Spongiosaentnahme. Diese dient z. B. dem Auffüllen des

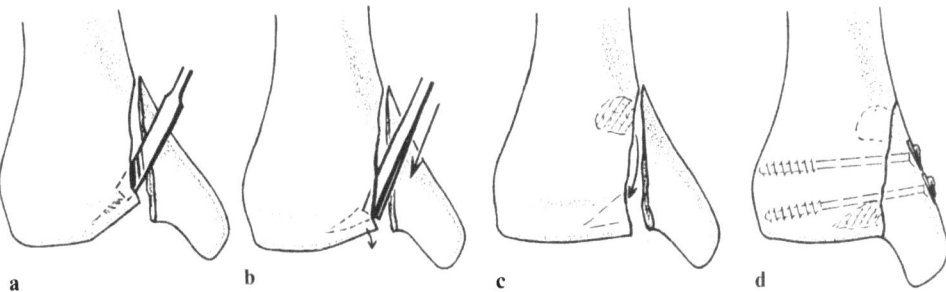

Abb. 140a–d. Die lokale Spongiosaentnahme.
a, b Loslösen einer impaktierten anteromedialen Impression mit dem Raspatorium, Reposition mit dem Stößel
c Das kleine erforderliche Spongiosavolumen wird aus der Metaphyse im proximalen Frakturbereich entnommen und in den distalen Defekt eingepreßt
d Kompression mit Spongiosaschrauben und Unterlagsscheibe

subchondralen Defektes nach Reposition einer türflügelähnlichen Impression [56] (Abb. 140).

Implantation

Die entnommene Spongiosa wird in den Defekt durch ein bereits bestehendes oder aber durch ein künstlich geschaffenes Kortikalisfenster eingebracht, in alle Buchten des Hohlraumes verteilt und mit dem Stößel eingepreßt. Bereits reponierte Fragmente können durch den Druck der Implantation wieder disloziert werden. Deshalb ist es bei besonderer Fragilität der Montage zweckmäßiger, das Einbringen der Spongiosa in den Defekt erst dann vorzunehmen, wenn das mediale Implantat bereits partiell festgeschraubt ist. Die Stabilität ist dann schon bedeutend erhöht gegenüber der provisorischen Fixation mit Kirschner-Drähten allein.

3.4.5 Definitive mediale Stabilisierung

Die biomechanisch korrekte, definitive Stabilisierung setzt einige Überlegungen voraus. Im Vordergrund steht die Notwendigkeit einer funktionellen Nachbehandlung für das verletzte Gelenk. Dies bedingt eine Festigkeit der Montage, welche mindestens aktive Bewegungsübungen zuläßt. Man muß dabei aber auch auf ein weichteilschonendes Vorgehen achten. Denudierung von Fragmenten bzw. Deperiostierung von Tibiaflächen ist nach Möglichkeit zu vermeiden.

Auf die rekonstruierte Gelenkfläche wirken offensichtlich nur geringe Kräfte ein. Sekundäre Dislokationen artikulärer Fragmente treten praktisch nie auf. Posttraumatische Arthrosen sind Folge einer ungenügenden Reposition oder eines primären Knorpelschadens.

Die postoperative Beanspruchung wirkt sich in erster Linie auf die Metaphyse aus. Dort kommt es zur verzögerten Konsolidation, welche zur sekundären Fehlstellung oder zur Pseudarthrose führt.

Da an der distalen Tibia keine Kompartimente bestehen, ist die Epimetaphyse als ein Ganzes zu betrachten. Fixationen, welche nur die eine Seite dieses Blocks stabilisieren, sind ungenügend. Die AO-Taktik betont v. a. die mediale Abstützung als Prophylaxe einer sekundären Einsinterung in Varusstellung. Man stand ursprünglich unter dem Eindruck anteromedialer Impaktionen und Trümmerzonen [103, 139]. Wir haben gesehen, wie lateral die Fibula gegen Valgus abstützt (S. 150).

Bei den vollständigen artikulären Frakturen, besonders wenn die Gelenkfläche selbst stark lädiert ist, wird es zunächst darum gehen, einen epimetaphysären Block herzustellen und diesen mit der Diaphyse zu verbinden. Es geht also nicht nur um die Abstützung, sondern um eine die ganze Zirkumferenz der Tibia umfassende, umarmende Fixation (S. 143). Ist diese erreicht, so läßt sich die Verbindung nach proximal in ähnlicher Weise bewerkstelligen wie bei extraartikulären Frakturen.

Für die epimetaphysäre Blockbildung hingegen müssen fixierende Elemente verwendet werden, welche in allen Ebenen fassen. Die zusätzliche Stabilisierung eines großen Fragmentes des Malleolus internus verbessert die Festigkeit der Montage.

Die Implantate, die verwendet werden, sind daher zunächst Schrauben, welche entsprechend den Fragmentebenen verteilt werden und in der kleinstmöglichen Dimension zu wählen sind. An der distalen Tibia werden praktisch ausschließlich kleine Spongiosaschrauben (4,0 mm) oder Kortikalisschrauben (3,5 mm) (evtl.

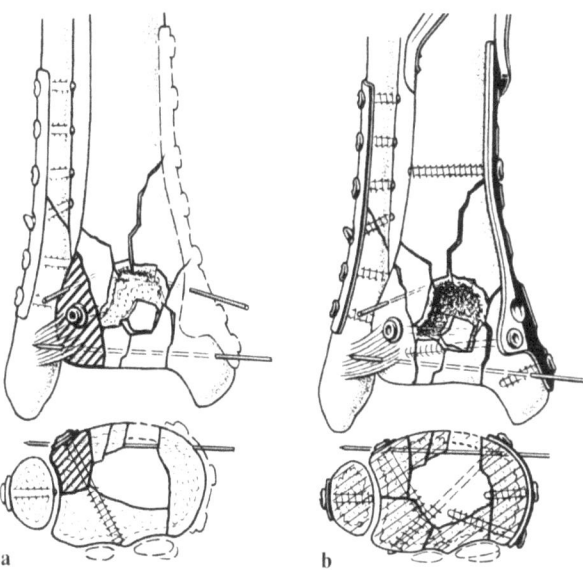

a   b

Abb. 141 a, b. Definitive Stabilisierung, 1. Etappe.
a Verschraubung des anterolateralen Tibiafragmentes
b Die anmodellierte mediale Platte wird provisorisch mit einzelnen Schrauben fixiert. Dabei läßt sich die Feinreposition u. U. noch verbessern. Sukzessives Entfernen der provisorischen Kirschner-Drähte. Durch das Umfassen der Metaphyse und die in mehreren Ebenen fassenden Schrauben ist die Stabilität schon jetzt bedeutend besser als mit Kirschner-Drähten

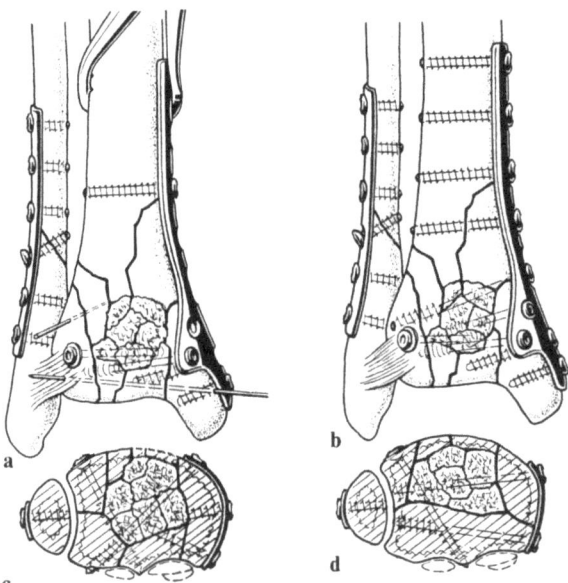

Abb. 142 a–d. Abschluß der medialen Stabilisierung mit Kleeplatte in der Ansicht von ventral und im Schnitt.

a Der Defekt ist mit autologer Spongiosa ausgefüllt. Die letzten Kirschner-Drähte werden entfernt

b Die Plattenschrauben in der Metaphyse sind eingesetzt, die Verbindung zum Schaft ist mit Kortikalisschrauben (3,5 mm) hergestellt. Man beachte: Plattenschrauben sollen nur dort eingesetzt werden, wo sie mechanisch notwendig sind. Es müssen nicht alle Löcher in der Platte mit Schrauben belegt werden

c Metaphysäres Schnittbild bei Frakturen in der dorsalen Tibiawand: Die Kleeplatte umfaßt medialseits, die Schrauben kreuzen auf verschiedener Ebene

d Alternative bei intakter dorsaler Tibiawand: Das dorsale Blatt der Kleeplatte ist abgetrennt, die Platte umfaßt nur partiell, eine Kreuzung der Plattenschrauben ist für die Stabilität nicht erforderlich

mit Unterlagscheiben) verwendet. Um diese Schrauben miteinander zu verbinden, wurde 1968 die Kleeplatte entwickelt (Abb. 142; s. S. 168). Unter den Platten kann eine gewisse Devitalisation entstehen. Dies gilt v. a. für dicke, steife Implantate, welche stark an die Kortikalis angepreßt werden. Diese Beobachtung hat jedoch dazu geführt, daß neuerdings vermehrt wieder reine Verschraubungen empfohlen werden. Im Falle einer zweifelhaften Stabilität in der Achse wird dann eine zusätzliche Abstützung mit dem Fixateur externe bis zum knöchernen Durchbau beigefügt (s. S. 205).

Die klinische Erfahrung hat aber auch gezeigt, daß bei komplexen Frakturen fast immer ein *anterolaterales Tibiafragment* (Abb. 141 a) vorhanden ist. Dieses steht mit dem intakten vorderen Syndesmosenband in Verbindung und reponiert sich deshalb nicht spontan. Es benötigt eine separate Schraubenfixation (oftmals mit Unterlagscheibe zu ergänzen, um ein Einsinken des Kopfes oder ein Sprengen des Fragmentes zu verhindern). Die Osteosynthese der Fibula stützt lateral genügend ab. Eine laterale Plattenlage (evtl. zusätzlich zu einem medialen Implantat oder als alleiniger Kraftträger) wird nur von Weber [165] und von Vivès et al. [16] empfohlen. Während der Bearbeitung dieses Krankengutes wurden wir jedoch darauf aufmerksam, daß dieses Fragment – selbst wenn es nicht sehr gut reponiert ist – meistens ohne Folgen bezüglich Arthrose bleibt. Wir halten es für wahrscheinlich, daß die Stabilität der Syndesmose als Ganzes durch die Abscherung dieses Fragmentes nur unwesentlich leidet. Der tibiofibulare Diskus und das hintere Syndesmosenband wären dann als Stabilisatoren erhalten.

3.4.6 Mediale Implantate und ihre Positionierung

Die Implantatwahl ist bei diesen komplizierten Frakturen von besonderer Bedeutung. Persönliche Vorlieben und Abneigungen sind bei einzelnen Kliniken und Schulen ausgeprägt und werden jeweils mit Emphase vertreten. In den letzten Jahren zeigt sich verschiedentlich eine gewisse Entdogmatisierung, welche sich auch in unserem Krankengut recht gut manifestiert. Über neueste Entwicklungen und Tendenzen soll in einem eigenen Abschnitt berichtet werden (S. 209).

Die Elemente der definitiven Fixierung sind die Schrauben, eine ansehnliche Auswahl von Platten und neuerdings der Fixateur externe.

Schrauben

Die Tendenz zur Abkehr von der relativ voluminösen Spongiosaschraube 6,5 mm und der Kortikalisschraube 4,5 mm – welche zudem einen prominenten Kopf aufweisen – ist deutlich spürbar. Im Vordergrund stehen für die ganze distale Tibia die kleinen Spongiosaschrauben 4,0 mm und die Kortikalisschrauben 3,5 mm. Sie erweisen sich in jeder Hinsicht als genügend stabil und sind bedeutend weniger traumatisierend.

Bei den *Platten* ist in erster Linie auf die Möglichkeit der Anpassung an die verschiedenartigen anatomischen Situationen zu achten, wie sie sich nach der Reposition präsentieren. Auch Fragen der Festigkeit sind zu berücksichtigen.

Die schmale gerade AO-Platte (4,5 mm) wird noch gelegentlich verwendet. Sie war das ursprünglich empfohlene Implantat. In der Metaphyse werden Spongiosaschrauben von 6,5 mm eingeführt. Die Platte eignet sich speziell für extraartikuläre Frakturen mit genügend langem distalem Hauptfragment, oder für solche, bei welchen ein einfacher und solider epimetaphysärer Block hergestellt ist (Abb. 153).

Die T-Platte (4,5 mm): Sie eignet sich v.a. in den Fällen, bei denen das distale Hauptfragment kurz ist, und wo auf gleicher Höhe 2 Schrauben eingeführt werden müssen. Da sie weniger dick ist, kann sie der Konfiguration der Metaphyse besser angepaßt werden (Abb. 162).

Halbrohrplatten werden ebenfalls mit Schrauben 6,5 bzw. 4,5 mm verwendet. Sie werden vorwiegend von Weber [165] empfohlen. Ihr Ende wird so zugeschnitten und rechtwinklig abgebogen, daß daraus ein Doppelhaken entsteht. Dieser wird in das distale Frakturgebiet eingesteckt oder eingehämmert, die Platte nach proximal gespannt. Dieses Implantat wird auch oft als Doppelplatte eingesetzt (Abb. 153).

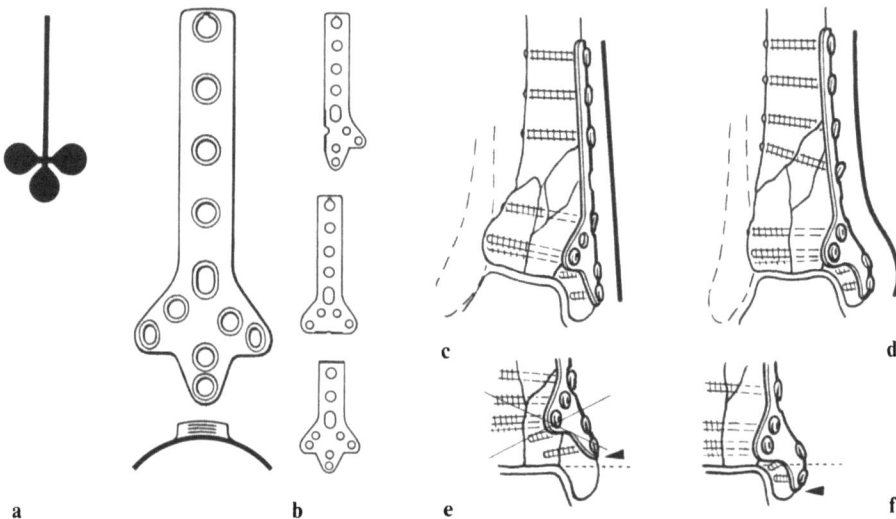

Abb. 143 a–f. Die Kleeplatte.

a Die Platte in Aufsicht und von distal gesehen: Sie ist dünn und dadurch gut zu biegen. In die Platte sollen ausschließlich kleine Kortikalisschrauben (3,5 mm) oder Spongiosaschrauben (4,0 mm) eingesetzt werden, auch im Schaftteil (Abb. 154). Das ovale Loch gestattet ein stärkeres Ausschwenken der betreffenden Schraube. Auf diesem Niveau befinden sich oft Trümmerzonen, denen die Schraube durch schräge Orientierung ausweichen kann

b Die Veränderungen der Platte durch Abtrennen von Blättern bzw. deren Kürzung mittels einer kräftigen Zuschneidezange

c–f Häufig beobachtete Fehler beim Verwenden der Kleeplatte:

c Kein oder ungenügendes Zubiegen der Platte an die variable, doppelte Krümmung der distalen Tibia; führt zu Valgustendenz, besonders in Fällen ohne Fibulaosteosynthese

d Korrektes Zubiegen der Platte in der Metaphyse und entlang des Malleolus internus

e Zu weit proximal angelegte Platte. Die Schrauben in den Querfortsätzen liegen zu weit von der Gelenkfläche entfernt; die Schrauben im distalen Fortsatz fassen den Malleolus internus ungenügend

f Korrekte Plattenlage. Die Schrauben im Querfortsatz liegen nahe und parallel zum Gelenk, der Malleolus internus ist gut gefaßt. Die Berücksichtigung des Weichteilmantels ist aber immer vorrangig

Die Löffelplatte wird ebenfalls mit Schrauben (6,5 und 4,5 mm) verwendet. Sie ist ein voluminöses Implantat und benötigt eine ausgedehnte ventrale Freilegung. Ihr proximales Ende ist so gefalzt, daß es auf der ventralen Tibiakante einrastet. Die Platte eignet sich v. a. dann wenn die dorsale Tibiawand intakt ist oder aus großen, langen Elementen besteht (Abb. 158).

Die Kleeplatte (Abb. 143) wurde von Heim 1968 eingeführt und 1970 publiziert [43]. Distal ist sie breit und mit 3 Fortsätzen versehen, welche Trümmerzonen „wie eine schützende Hand" [86] umfassen und auf den Malleolus internus reichen. Das Implantat ist symmetrisch (beidseits zu verwenden) und dünn. Dadurch läßt es sich auch leicht verbiegen und der Anatomie anpassen. Die distalen Fortsätze können mit einer festen Schneidezange abgetrennt werden.

Die Platte soll nur mit kleinen Schrauben (Kortikalis: 3,5 mm, Spongiosa: 4,0 mm) belegt werden, auch im Schaftbereich. Für eine ventrale Anlagerung muß der endständige Fortsatz abgetrennt werden (Abb. 156).

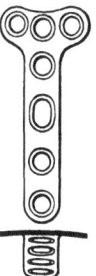

Abb. 144. Die Radius-T-Platte in Aufsicht und von distal: Dieses kleine Implantat wird gerne dort verwendet, wo zur Weichteilschonung größere Platten unerwünscht sind. In die Platte werden ausschließlich kleine Kortikalisschrauben 3,5 mm bzw. Spongiosaschrauben 4,0 mm eingesetzt

Viele Chirurgen verwenden dieses Implantat, ohne seine Idee voll zu erfassen: Die meisten Fehler entstehen durch ungenügendes Zurechtbiegen an der Metaphyse oder am Malleolus internus, an denen die Platte genau anliegen sollte. Die erreichte Stabilität ist dann nicht optimal oder es kann sogar ein Valgusdruck auftreten (Abb. 170).

Der Wunsch nach Verstärkung der Platte im Schaftbereich ist verschiedentlich geäußert worden, weil sekundäre Achsenfehlstellung und Pseudarthrose stets in der Metaphyse auftreten. Die Kleeplatte wird deshalb auf Wunsch auch in verstärkter Wanddicke produziert. Die distalen Fortsätze können dann allerdings nicht mehr abgetrennt werden und die Anpassung an die Anatomie ist schwieriger.

Die kleine T-Platte für den distalen Radius: Diese wird ebenfalls mit kleinen Schrauben (Kortikalis: 3,5 mm und Spongiosa: 4,0 mm) verwendet. Sie eignet sich besonders bei kurzen Gelenkfrakturen und kann medial, ventral und dorsal angelegt werden. Da sie dünn und kurz ist, wird sie gegenüber der Löffelplatte für diese Lokalisationen bevorzugt (Abb. 144 und 159). Sie findet auch vermehrt Anwendung beim Weichteilschaden (S. 204 ff.).

3.4.7 Wundverschluß

Vor dem Verschluß der Wunde wird das Repositionsergebnis röntgenologisch (Bildwandler) festgehalten, wobei speziell auf die korrekte Länge und Lage der Schrauben geachtet wird. Klinisch wird die Festigkeit geprüft. Diese bildet die Grundlage für die Gestaltung des Nachbehandlungsplanes. Die Blutsperre sollte wenn möglich während des Eingriffes nicht geöffnet werden, jedoch nicht über 2 h geschlossen bleiben. Ein intermittierendes Öffnen der Blutsperre führt zu einer erheblichen Schwellung mit entsprechenden Problemen beim Wundschluß. Läßt sich ein Öffnen nicht vermeiden, so ist während dieser Zeit der Eingriff zu unterbrechen und das Bein unter Kompression des Wundgebietes mit einem provisorischen Verband hochzuhalten.

Auf Fasziennähte wird vollständig verzichtet. Die Faszie der Tibialis-anterior-Loge wird nach proximal so weit gespalten, wie es die Wunde gestattet, ebenso u. U. die tiefe dorsale Logenfaszie (s. S. 191).

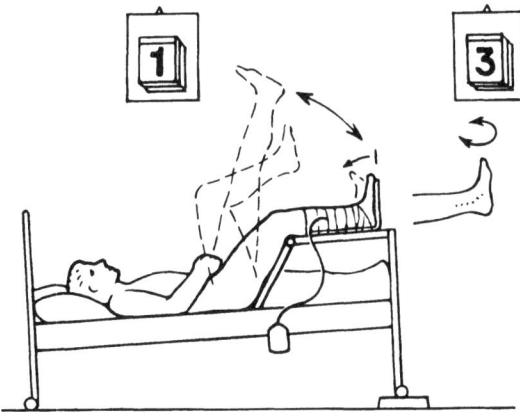

Abb. 145. Die postoperative Früh-
mobilisierung im Bett. Hochlagerung des verletzten Beines auf
Frakturschiene; Rechtwinkelstellung des Fußes durch Gipsschiene
gesichert. Diese gestattet aktive
Flexions- und Extensionsübungen
der Großzehe. Am 3. Tag bei offener Wundbehandlung Ergänzung
der Dorsalextensionsübungen des
Fußes mit Rotationsbewegungen

Die Gelenkkapsel wird am vorderen Rand des Malleolus internus durch Naht
verschlossen.

Saugdrainagen werden medial und lateral nahe an das Frakturgebiet angelegt.
Die Hautnaht muß atraumatisch, völlig spannungsfrei, aber trotzdem dicht sein
(Saugdrainage).

Wie kaum bei einer anderen Lokalisation entscheidet hier die Qualität der
Hautnaht über die Wundheilung. Nur wenn der Operateur den gesamten Wundverschluß, inkl. der Hautnaht, persönlich ausführt, können Hautnekrosen, und
damit die daraus resultierenden schweren septischen Komplikationen, auf ein
Minimum reduziert werden (S. 193 ff.).

Sofern bei der Naht Spannung entsteht, muß die Wunde im entsprechenden
Bereich offen bleiben. Der Verschluß erfolgt nach Abschwellung in Etappen unter
lokaler Wundrandanästhesie.

Auf die Haut wird eine nichtklebende Fettgaze und anschließend eine gut
gepolsterte, saugende, lockere Bandage angelegt. Es darf aber nirgends Druck auf
die Wunde entstehen.

Um einer Spitzfußstellung vorzubeugen, ist eine dorsale gepolsterte Gipsschiene in Rechtwinkelstellung des oberen Sprunggelenks für die ersten Tage
unerläßlich. Anschließend wird die Extremität unter Kontrolle der peripheren
Zirkulation (Zehen) in einer Frakturschiene hochgelagert (Abb. 145).

3.5 Nachbehandlung

Der Nachbehandlungsplan gleicht demjenigen der Osteosynthese bei Malleolarfrakturen. Die Mobilisationsphase ist jedoch meistens etwas verzögert.

Die Extremität wird in einer Frakturschiene in mittlerer Knieflexion hochgelagert. Das obere Sprunggelenk ist durch eine Gipsschiene in Rechtwinkelstellung
ruhig gestellt. Die Zirkulation, Motilität und Sensibilität der Zehen werden lau-

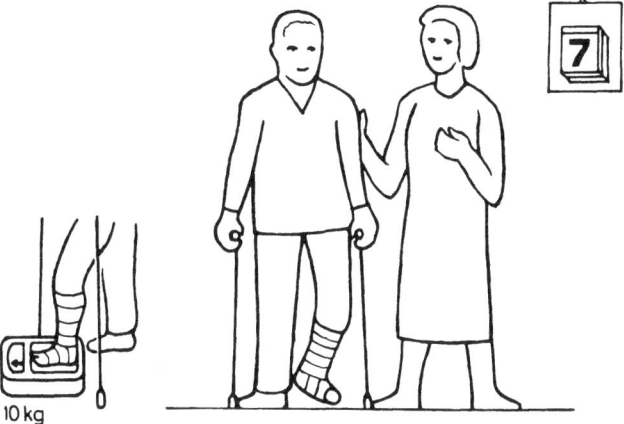

Abb. 146. Mobilisation und Gehschule nach gesicherter Wundheilung. Nach ca. 1 Woche Gehen mit Krücken unter Anleitung der Physiotherapie entweder ohne Fuß-Boden-Kontakt oder mit Teilbelastung (Kontrolle auf Körperwaage) entsprechend der bei der Operation erreichten Festigkeit und gemäß der Anordnung des Operateurs

fend kontrolliert. Schon am Operationstag wird mit aktiven Bewegungen der Zehen, des Knies und des Hüftgelenks begonnen (Abb. 145).

Der Saugeffekt der Drainage wird bis zu deren Entfernung – nach ca. 36 h – aufrechterhalten.

Der erste Verbandwechsel erfolgt nach ca. 2 Tagen. Die Wunde kann anschließend entweder offen bleiben oder mit leichtem Deckverband versorgt werden.

Nach dem Verbandwechsel wird die aktive Mobilisierung intensiviert. Die Dorsalflexionsübungen des Fußes werden mit Rotationsbewegungen ergänzt.

Das Aufstehen an Krücken wird nach gesicherter Wundheilung (ca. 5 bis 7. Tag) und nach Abklingen der postoperativen Schwellung gestattet.

Dabei wird das Operationsgebiet mit einer elastischen Bandage komprimiert, um dem beim Herunterhängen des Beines auftretenden hämostatischen Druck entgegenzuwirken. Die Gehschule wird je nach Anweisung des Operateurs (entsprechend der Stabilität) ohne Belastung, mit Fuß-Boden-Kontakt und Abrollen des Fußes oder mit einer Teilbelastung von 10–15 kg durchgeführt (Abb. 146).

Mit der Entfernung der Hautnähte warten wir in der Regel bis zum 14. Tag.

Die medikamentöse Thromboemboliephrophylaxe, welche präoperativ begonnen worden ist, wird entsprechend der Routine des Hauses (in jeder Klinik verschieden) fortgesetzt und vorsichtshalber bis zur Vollbelastung des verletzten Beines aufrechterhalten.

Der Patient kann das Krankenhaus verlassen, sobald er an Krücken gehfähig ist. Oft ist er jedoch abhängig von anderen Verletzungen sowie von sozialen Umständen (Wohnort, Wohnverhältnisse, Pflegesituation etc.).

Bei vielen Patienten empfiehlt sich das Anlegen einer abnehmbaren Gips-U-Schiene als Schutz des operierten Beines. Diese wird jeweils für die regelmäßigen Bewegungsübungen entfernt. Sie behindert weder das Gehen an Krücken noch das Abrollen des Fußes auf dem Boden. Sie ist ein wichtiger Schutz des Beines v. a. beim Schlafen.

Die Frakturheilung wird durch monatliche Röntgenkontrolle geprüft. Anhand dieser Bilder wird der Zeitpunkt der beginnenden oder zunehmenden Belastung festgelegt. Es soll aber stets eine Übereinstimmung mit dem vom Operateur aufgestellten Nachbehandlungsplan bestehen. Die klinische Situation (Ödeme, Schmerzen usw.) muß berücksichtigt werden. Bei komplexen Frakturen ist eine zunehmende Belastung in der Regel ab der 12. Woche und eine Vollbelastung (krückenfreies Gehen) ab ca. der 16. Woche möglich. Bei größeren Defekten mit ausgedehnter Spongiosaplastik ist manchmal eine Verzögerung dieses Plans um einige Wochen erforderlich. Nach 20 Wochen sollte die Fraktur durchgebaut und der Patient schmerzfrei gehfähig sein. Persistierende Schwellung und Schmerzen in diesem Zeitpunkt sind verdächtig auf verzögerte Konsolidation.

Nach Abschluß der Wundheilung hat sich die Behandlung im Gehbad und das Schwimmen besonders bewährt. Beim Einstieg ins Schwimmbecken und beim Ausstieg dürfen aber keine plötzlichen Belastungen der operierten Extremität erfolgen. Als Mobilisationshilfe nach erfolgter Konsolidation hat sich auch Gehen im Sand im kniehohen Meerwasser bewährt.

Beim Mehrfachverletzten wird dieses Schema sinngemäß adaptiert.

Bei der Metallentfernung muß zwischen Fibula und Tibia unterschieden werden. Die Fibulafraktur heilt rascher. Die Metallentfernung kann dort nach 6–8 Monaten ausgeführt werden. An der Tibia sollte man damit bis zum 14. Monat warten.

Mediale Implantate sind je nach Volumen mehr oder weniger störend. Platten sind große Fremdkörper. Sie liegen direkt unter der Haut, sind durchtastbar und behindern manchmal das Tragen von Sportschuhen. Wir empfehlen daher meistens deren Entfernung. Diese wird häufig auch vom Patienten gewünscht.

Das technische Vorgehen ist einfach: Die Narbe muß nur distal wieder geöffnet werden. Proximale Plattenschrauben lassen sich paarweise durch Stichinzisionen entfernen. Lateral besteht aber die Gefahr der Verletzung des Astes des N. peronaeus superficialis (s. S. 150 und Abb. 129).

4 Klinisch-radiologische Beispiele zu Operationstechnik, Verlauf und Ergebnis

Die nachfolgenden Beispiele dienen einerseits der Darstellung der Operationstechnik, soweit sie aus dem Röntgendokument ersichtlich ist. Zusätzliche Details werden aus den Operationsberichten gewonnen. Über das weitere Geschehen informieren uns die Angaben aus der Dokumentation. Aus diesen lassen sich alle Details der Nachbehandlung, des postoperativen Verlaufes und des Schlußresultates entnehmen. Dort, wo zusätzliche Informationen erwünscht schienen, wurden diese durch Rückfrage bei den betreffenden Chirurgen erhalten.

Diese Beispiele sind keineswegs repräsentativ für das ganze Krankengut. Wir verweisen diesbezüglich auf die Detailanalyse (s. Anhang, Abschn. 3). Es werden dadurch aber doch die wesentlichen Operationstechniken aufgezeigt, sowie ein Teil der am Röntgenbild erkennbaren postoperativen Komplikationen.

Es wurden nur Beispiele ausgesucht, bei welchen eine Spätkontrolle nach mindestens 1 Jahr vorhanden ist.

An der Tibia haben wir auf die Dokumentation von Beispielen mit geraden Platten verzichtet, da sich diese unwesentlich von der Osteosynthese weiter proximal lokalisierter Tibiafrakturen unterscheiden. Einige Beispiele wurden durch leicht stilisierte zeichnerische Wiedergabe dargestellt. Bezüglich der Osteosynthesetechnik an der Tibia konzentrieren sich unsere Beispiele auf Verschraubungen und Platten. Miniosteosynthesen und speziell Fixateur-externe-Anwendungen werden dem entsprechenden Spezialkapitel (Abschn. 6 und 7) beigefügt, ebenso Beispiele für sekundäre Osteosynthesen.

Bezüglich der Osteosynthesetechnik an der Fibula sind einige unserer Beispiele besonders charakteristisch.

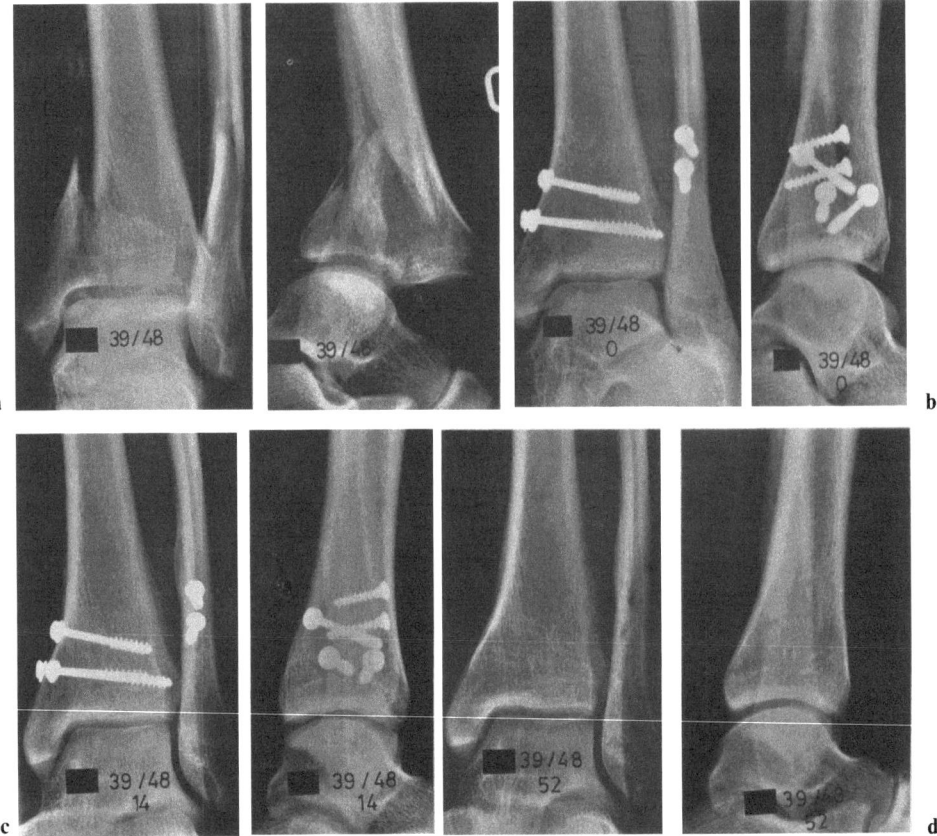

Abb. 147a–d. Klinisch-radiologisches Beispiel zu Operationstechnik, Verlauf und Ergebnis. Verschraubung von Tibia und Fibula bei partiellem artikulärem Spaltbruch (18jährigen Lehrling, Verkehrsunfall, geschlossene Fraktur).

a Dorsomediale Spaltung der Tibiagelenkfläche in der Frontalebene (schräger Verlauf) unter Einschluß des Malleolus internus. Lange Fibulaschrägfraktur am Übergang Diaphyse/Metaphyse. Bereits abgebildet als Beispiel zur Klassifikation, Abb. 87

b Osteosynthese der Tibia mit kleinen Spongiosaschrauben und Unterlagscheiben, der Fibula mit 2 kleinen Kortikalisschrauben. Einwandfreie Reposition und Stabilisierung. Funktionelle Nachbehandlung mit Teilbelastung, Komplikationsloser Verlauf. Vollbelastung nach 6 Wochen, volle Arbeitsfähigkeit nach 8 Wochen

c Röntgenbild nach 14 Wochen zeigt komplikationslose primäre Knochenheilung. Feiner Kallussaum an der Fibula

d Schlußkontrolle nach 52 Wochen: normaler Gelenkbefund, volle Funktion, keine Muskelatrophie

Epikrise: Volle Wiederherstellung nach Verschraubung einer partiellen Spaltung.

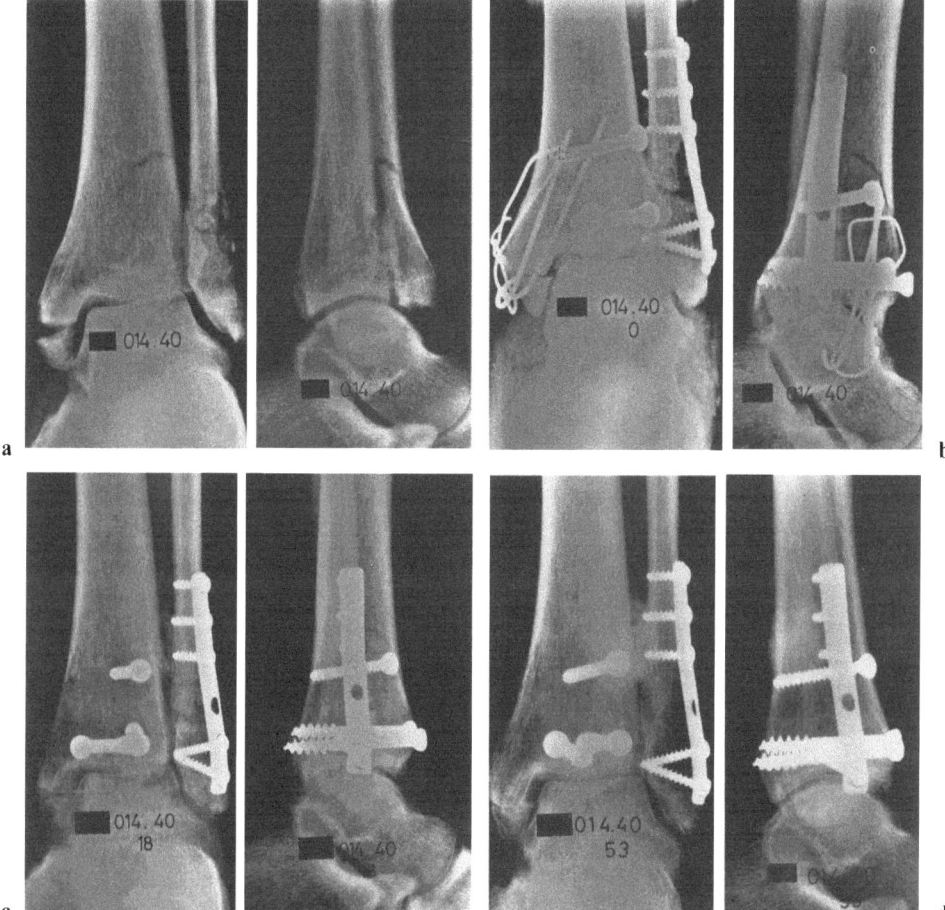

Abb. 148a–d. Klinisch-radiologisches Beispiel zu Operationstechnik, Verlauf und Ergebnis. Verschraubung einer partiellen Tibiaspaltung, metaphysäre Fibulaimpaktion (39jähriger Käser, Sturz, keine Nebenverletzungen, geschlossene Fraktur).

a Anterolaterale sagittale Tibiaspaltung mit Valgusdislokation, Impaktion der Fibulametaphyse und kleinem Abrißfragment des Malleolus internus. Eine kleine anterolaterale Impression ist nicht sicher ausschließbar. Figuriert auch als Beispiel zur Klassifikation, Abb. 33

b Fixation der reponierten Tibiafraktur mit von anterolateral eingeführten Schrauben; Versorgung der Fibula mit lateraler 6-Lochdrittelplatte; Fibulaverkürzung infolge Impaktion. Persistierende Dislokation des Malleolus internus, fixiert mit Zuggurtungsmontage aus Kirschner-Drähten und Drahtschlinge. Komplikationsfreie Wundheilung. Zuerst funktionell behandelt dann Zirkulärgips für 8 Wochen

c Kontrolle nach 18 Wochen: Frakturen geheilt, beginnender Brückenkallus am proximalen Rand der Fibulafraktur. Vollbelastung nach 18 Wochen; 8 Monate Arbeitsunfähigkeit

d Kontrolle nach 1 Jahr (53 Wochen). Leichte Verschmälerung des lateralen Gelenkspaltes, etablierter Brückenkallus, eingeschränkte Beweglichkeit, Anlauf- und Belastungsschmerz

Epikrise: Die charakteristische Morphologie der Fibulafraktur blieb unbeachtet. Wegen intakter Syndesmose Verkürzung der Fibula nicht schwerwiegend, daher nach 1 Jahr erst Präarthrose, begünstigt durch die leichte Lateralisierung des Talus infolge der ungenügenden Reposition des Malleolus internus.

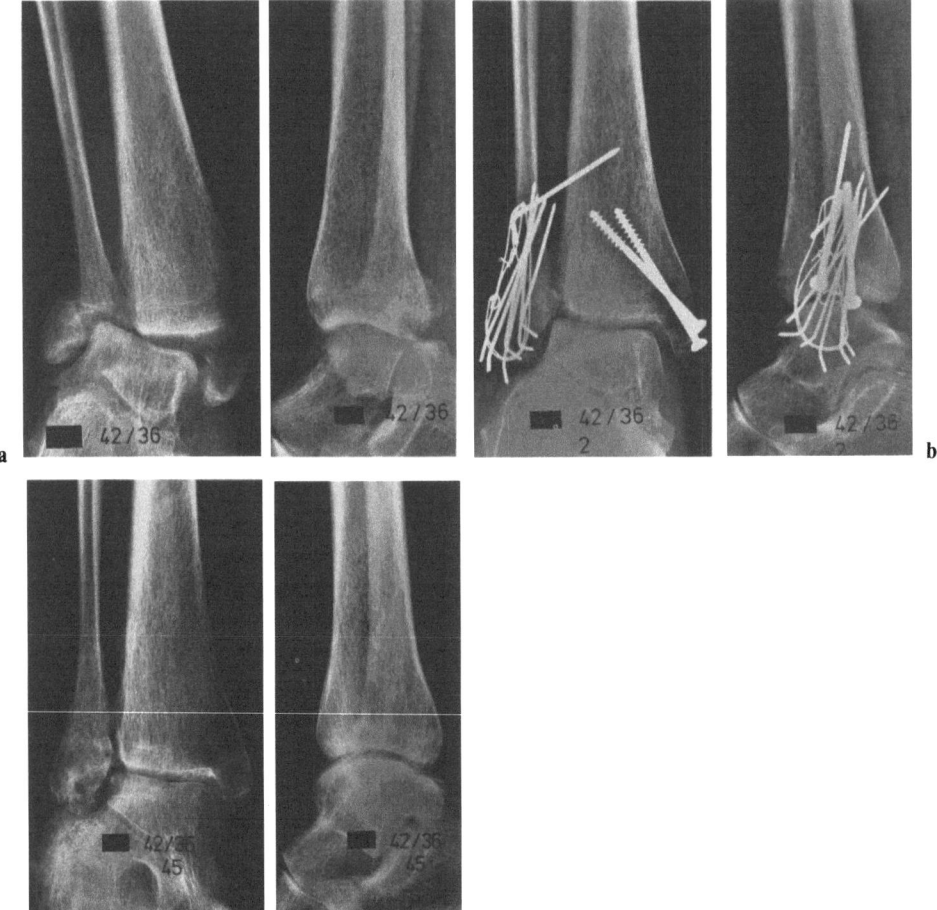

a

b

c

Abb. 149 a–c. Klinisch-radiologisches Beispiel zu Operationstechnik, Verlauf und Ergebnis.
Arthrose infolge Verkürzung einer distalen Fibulaimpaktion bei lateraler Impression (69jährige
Kunstmalerin, Sturz bei Bergwanderung in einem entfernten Land, Operation erst nach 4 Tagen
möglich).
a Talussubluxation nach lateral mit kleiner Impression der lateralen Gelenkfläche (retrospektiv
erkannt). Massive Valgusstellung. Spongiöser Defekt der distalen Fibula
b Statt der Aufrichtung der Fibula und dem Ausfüllen des Defektes erfolgt eine Zuggurtungsmontage mit Kompression, wodurch die Fibulaverkürzung fixiert wird. Typische Verschraubung
des Malleolus internus; Verlauf komplikationslos; Behandlung zunächst funktionell, dann Geh-
gips für 8 Wochen
c Kontrolle nach 1 Jahr (45 Wochen): beginnende Verschmälerung des lateralen Gelenkspaltes
und Subluxation des Talus in Valgusposition, noch keine Beschwerden, lokale Schwellung
Epikrise: Eine primäre kortikospongiöse Interposition mit Wiederherstellung der Fibulalänge
hätte die kleine laterale Impression wahrscheinlich kompensiert. Es handelt sich um den extrem
seltenen Fall einer lateralen Impression ohne sichtbare vorgelagerte Spaltung.

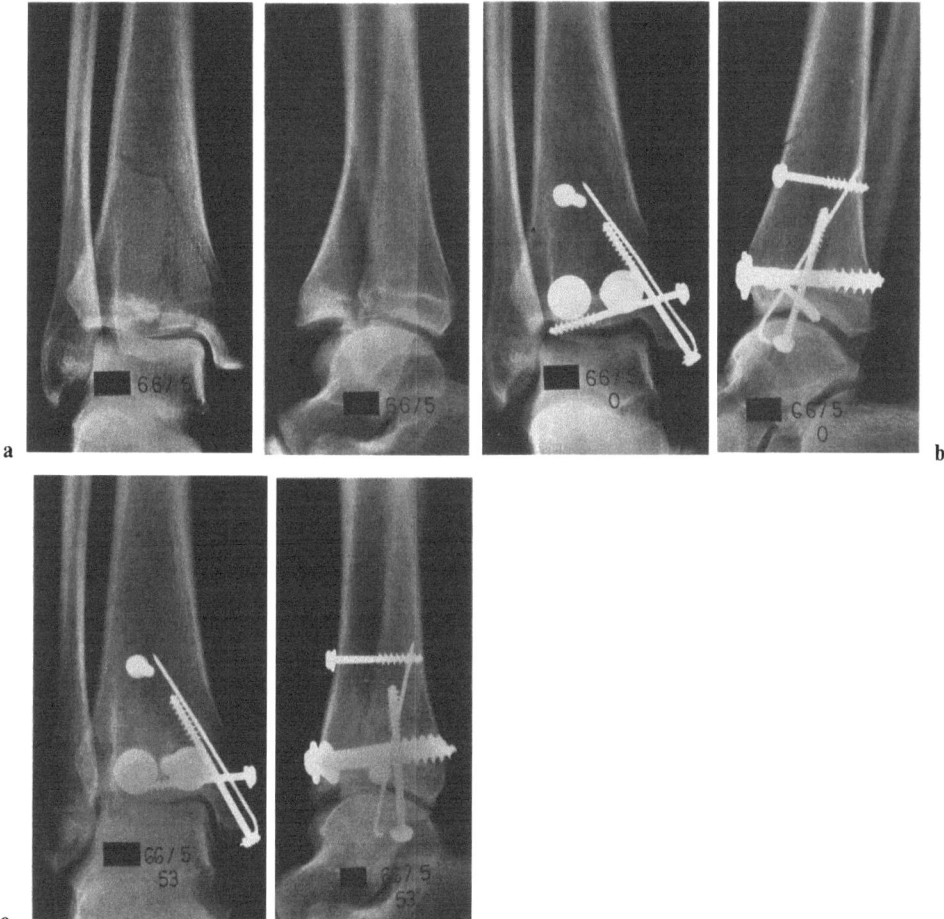

Abb. 150a–c. Klinisch-radiologisches Beispiel zu Operationstechnik, Verlauf und Ergebnis. Verschraubung einer partiellen Fraktur mit zentraler Stempelimpression (40jähriger Küchenchef, Sturz, geschlossene Fraktur, Notfalloperation).
a Ventrale Spaltung in der Frontalebene mit kleiner zentraler Stempelimpression. Diese ist in beiden Röntgenaufnahmen sichtbar. Neben der Impression zweite sagittale Spalte. Intakte Fibula. Schrägfraktur des Malleolus internus; eingeteilt als B2.3
b Osteosynthese mit Schrauben und Unterlagsscheiben von ventral und anteromedial (kleine Spongiosaschraube komprimiert die reponierte Impression und die sagittale Spaltung). Malleolus internus mit Schraube und Kirschner-Draht (Rotationsstabilisator) fixiert
c Jahreskontrolle (53 Wochen): unauffällige Gelenkverhältnisse, volle Beweglichkeit, keine Metallentfernung
Epikrise: Die Kompression des reponierten Imprimates durch die Schrauben bringt eine einwandfreie Einheilung.

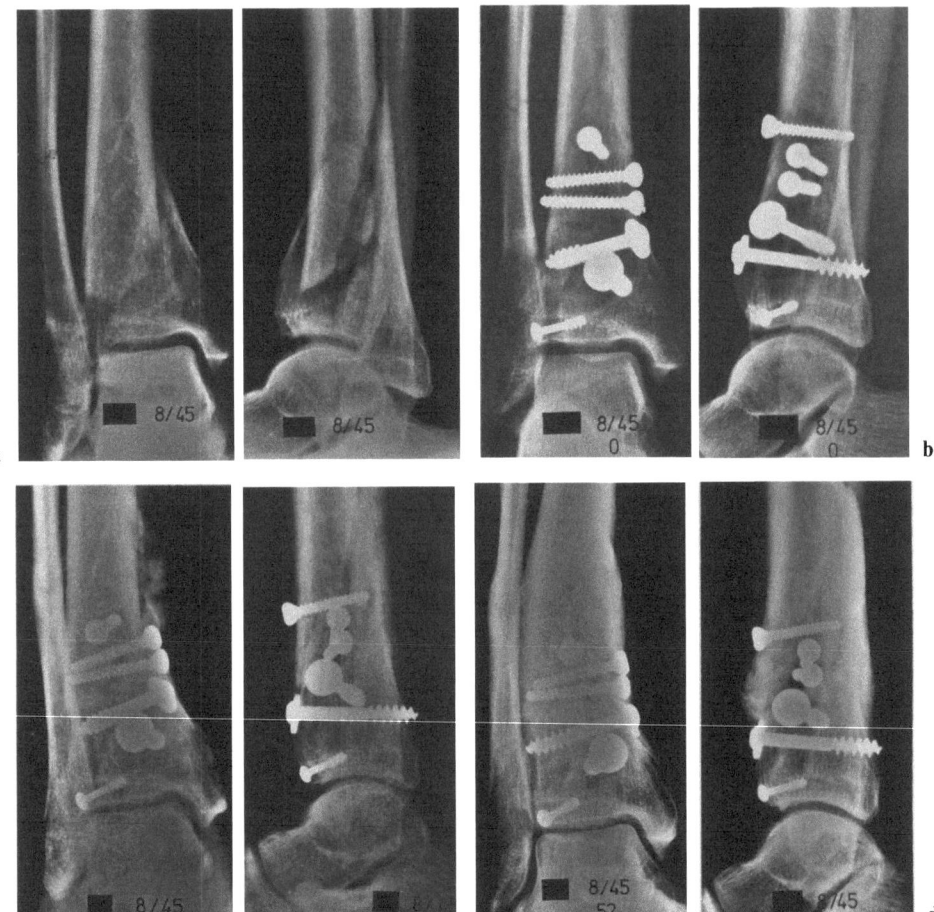

Abb. 151a–d. Klinisch-radiologisches Beispiel zu Operationstechnik, Verlauf und Ergebnis. Schraubenosteosynthese eines vollständigen Spaltbruches. Sekundäre Dislokation (klinische Daten unvollständig, 43jähriger Zollbeamter, Arbeitsunfall, offene Fraktur, Notfalloperation).
a Zirkuläre artikuläre Fraktur. Große frontale Spaltung mit langem dorsalem Wandfragment. Zusätzlich anterolateraler Spalt. Varusposition. Typische diaphysäre Fibulafraktur ohne Dislokation. Zerreißung des distalen fibulotalaren Bandapparates mit kleiner talarer Abrißfraktur (Röntgen: 17 und 52); eingeteilt als C1.3
b Osteosynthese der Tibiafraktur mit multiplen Schrauben. Retrospektiv liegen die zweit- und drittoberste Schraube im frontalen Frakturspalt
c Kontrolle nach 4 Monaten (17 Wochen): Abweichung in Varusstellung mit Reizkallusbildung und partieller Lockerung der Implantate in der Metaphyse
d Kontrolle nach 1 Jahr: Fraktur geheilt (nach temporärer Immobilisation?). Gelenkkonturen unauffällig. Stellung von Tibia und Fibula unverändert
Epikrise: Mit Schraubenfixation allein lassen sich schräge Bruchlinien nicht genügend stabilisieren. Die Heilungsstörung in der Metaphyse beruht nicht nur auf der ungünstigen Implantatlage. Sie hat zur Repetition der ursprünglichen Fehlstellung unter Einbeziehung der Fibula geführt. Eine zusätzliche primäre Abstützung mit Fixateur externe wäre hier, wo die Verwendung einer Platte kontraindiziert erschien, die optimale Lösung gewesen. Die artikulären Spaltungen sind folgenlos ausgeheilt. Das pathologische Geschehen hat sich ausschließlich in der Metaphyse abgespielt.

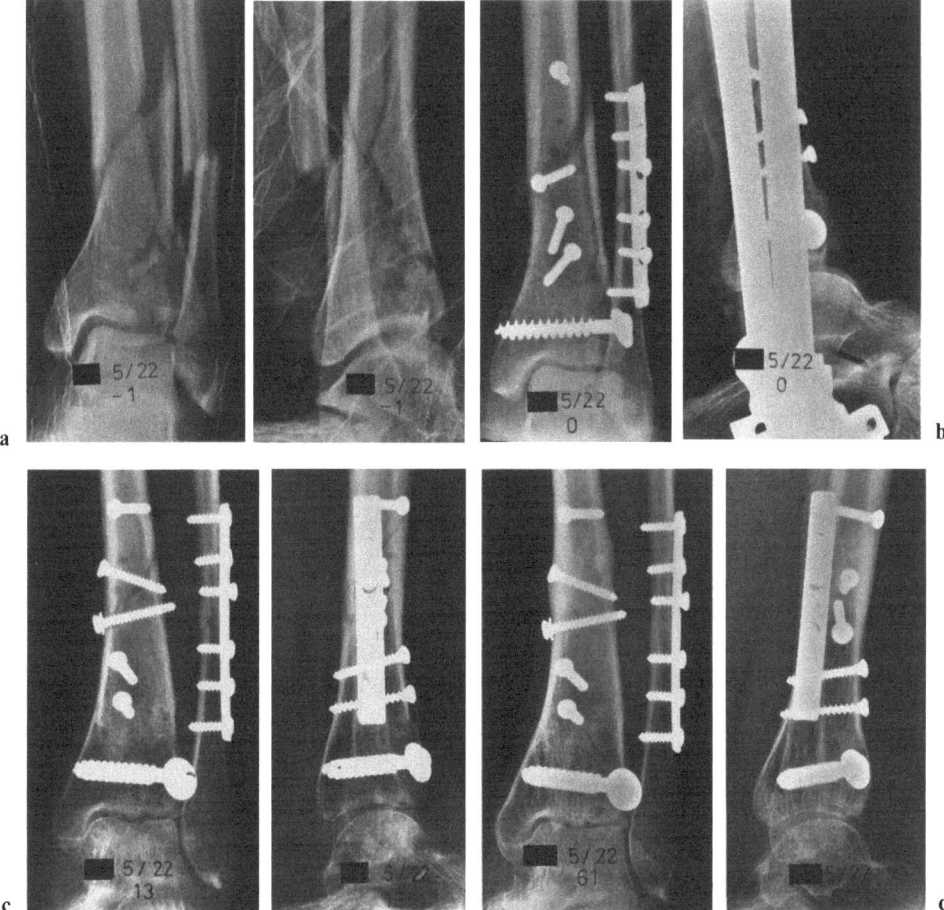

Abb. 152 a–d. Klinisch-radiologisches Beispiel zu Operationstechnik, Verlauf und Ergebnis. Abstützung einer langen verschraubten Tibiafraktur mit Fixateur externe (25jährige Verkäuferin, Autounfall, geschlossene Fraktur, keine Nebenverletzungen).

a Vollständige Tibiaspaltfraktur mit zusätzlich anterolateraler Impression und Verlauf in die Diaphyse. Diaphysäre Fibulaschrägfraktur. Eingeteilt als C1.3. In Abb. 114 auch als Röntgenbeispiel zu Klassifikation dokumentiert

b Typische Fibulaosteosynthese mit 6-Lochdrittelrohrplatte. An der Tibia werden sagittale Spaltung und Impression durch Verschraubung von lateral fixiert, die übrigen Frakturelemente mit Einzelschrauben aufgebaut und zusätzlich ein Fixateur externe zwischen Tibiaschaft und Kalkaneus zur Abstützung eingeführt. Bei der Kontrollröntgenaufnahme zeigt sich ein klaffender Spalt zwischen proximalem Hauptfragment und lateralem Keil, weshalb an dieser Stelle ein Wechsel der Schrauben erfolgt. Verlauf komplikationslos, Fixateur nach 9 Wochen entfernt

c Kontrolle nach 3 Monaten: Frakturen in Heilung. In der a.-p.-Aufnahme sind die am Ende des Eingriffes eingeführten zweit- und drittoberste Schraube deutlich zu unterscheiden. Vollbelastung nach 14 Wochen; 2 Wochen später teilweise Wiederaufnahme der Arbeit

d Kontrolle nach 1 Jahr (61 Wochen): Gelenk unauffällig, Frakturen geheilt; Proximal kleiner Fixationskallus. Beweglichkeit am oberen Sprunggelenk noch leicht eingeschränkt, Metallentfernung vorgesehen

Epikrise: Schonender Aufbau der Tibiaosteosynthese mit Schrauben allein, abgestützt durch Fixateur externe. Schöner Verlauf nach primärer Korrektur einer unbefriedigenden proximalen Reposition (keine Devitalisation durch Schraubenwechsel).

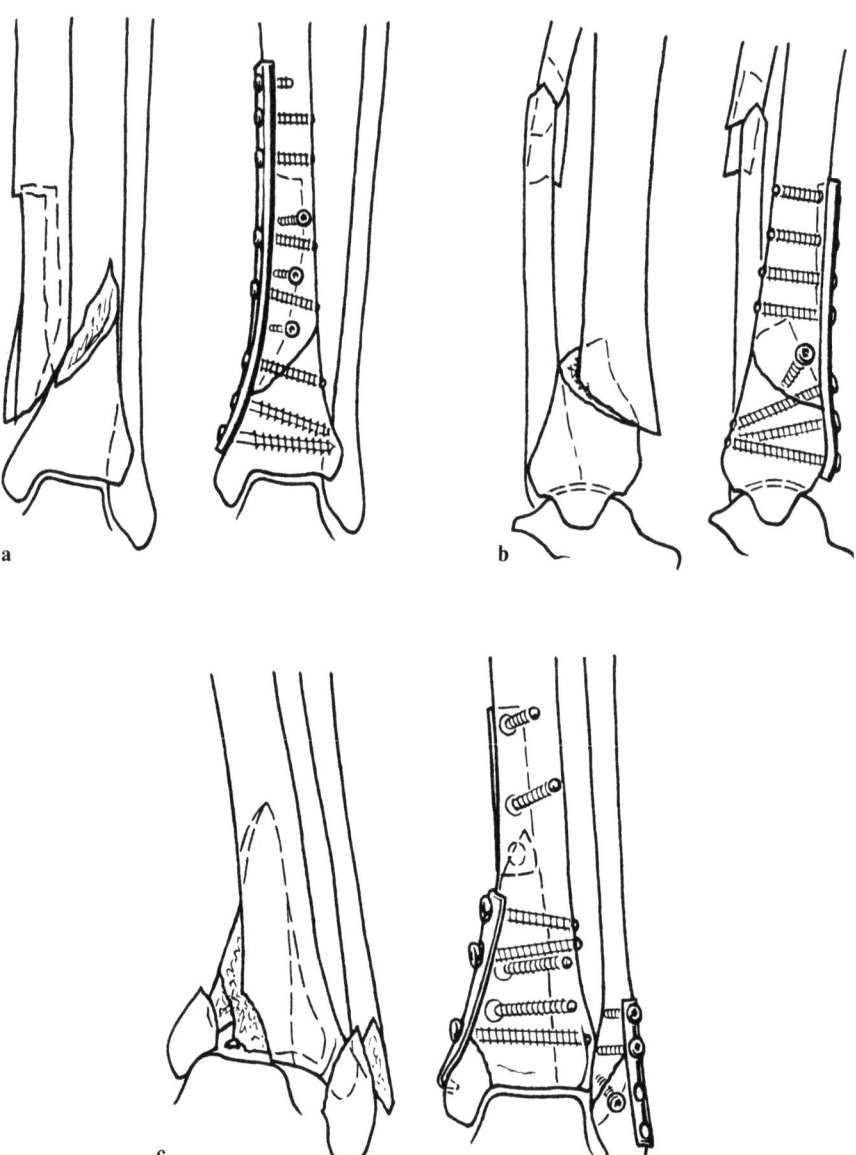

Abb. 153 a–c. Die Anwendung gerader Platten bei distaler Tibiafraktur (halbschematisch).
a Mediale Anlagerung einer 4,5-mm DC-Platte bei extraartikulärer Keilfraktur
b Ventrale Anlagerung einer 4,5-mm-DC-Platte bei einfacher Schrägfraktur
c Fixation einer vollständigen Impressionsfraktur der Tibia mit 2 Halbrohrplatten: Die distale Platte liegt medial, ihr gelenknahes Ende ist abgebogen und durch Zuschneiden mit der Zange zugespitzt, um im großen Fragment des Malleolus internus verankert zu werden. Die proximale Platte liegt dorsal als sog. Antigleitplatte und komprimiert die proximale Spitze des langen dorsalen Keilfragmentes. Die distale Fibulaschrägfraktur ist mit einer Drittelrohrantigleitplatte und zusätzlicher Schraube fixiert

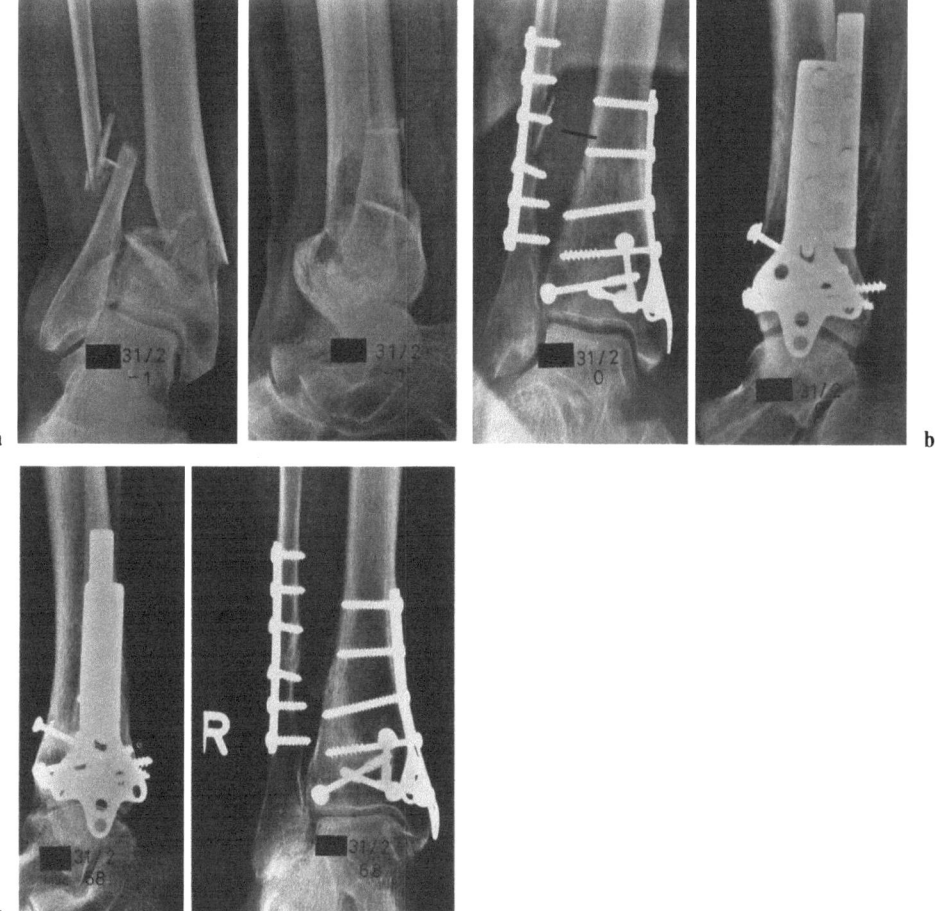

Abb. 154a–c. Klinisch-radiologisches Beispiel zu Operationstechnik, Verlauf und Ergebnis. Plattenosteosynthese von Tibia und Fibula bei typischer C.2.2-Fraktur (73jährige Hausfrau, Sturz, geschlossene Fraktur, Hautkontusion, geplante Operation nach 7 Tagen, keine Metallentfernung).

a Artikuläre doppelte Spaltung (sagittal lateral und frontal), metaphysäre Trümmerzone, typische komplexe diaphysäre Fibulafraktur bei Valgusposition. Eingeteilt als C2.2

b Fibulaosteosynthese mit 6-Lochdrittelrohrplatte ohne anatomische Reposition der Trümmerzone, Tibiakleeplatte mit zusätzlichen separaten Schrauben; Spongiosaplastik. Funktionelle Nachbehandlung. Komplikationsloser Verlauf; keine äußere Fixation; Vollbelastung nach 10 Wochen

c Kontrolle nach 1 Jahr und 4 Monaten (68 Wochen): Gelenkkonturen unauffällig, Frakturen geheilt. Volle Funktion

Epikrise: Ideale Frakturheilung bei einer älteren Patientin; typische geplante Osteosynthese.

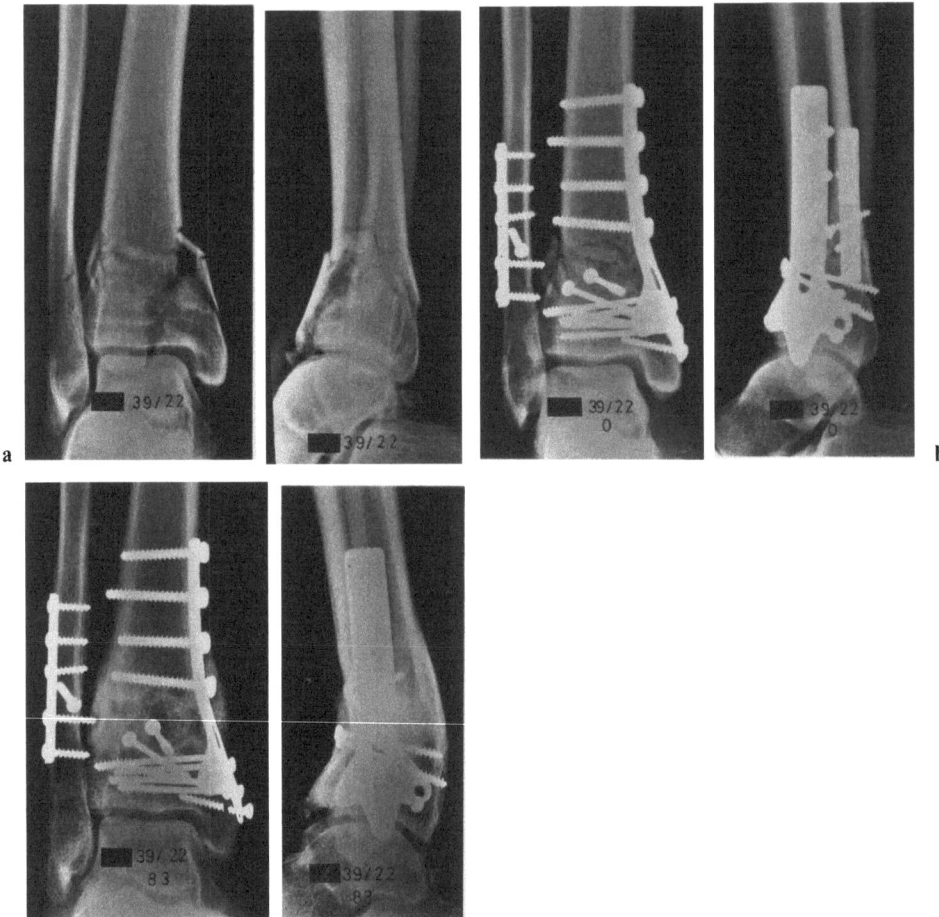

Abb. 155a–c. Klinisch-radiologisches Beispiel zu Operationstechnik, Verlauf und Ergebnis. Tibiaplatte bei metaphysärer Impaktion, sekundäre Fehlstellung (23jähriger Maurer, Skisturz, geschlossene Fraktur).

a Sagittale artikuläre Spaltung, zusätzlich anterolateraler Schalenausbruch. Metaphysäre Impaktion in Rekurvation und leichter Varusstellung. Typische supramelleoläre Fibulafraktur vom Varustyp. Ist auch dokumentiert als Beispiel zur Klassifikation unter Abb. 109

b Primäre Osteosynthese: Kleeplatte medial mit separaten Schrauben. Spongiosaplastik, Fibulaversorgung mit Platte und Zugschraube. Die Rekurvation ist nicht voll auskorrigiert, ebenso die Varusstellung der Fibula. Funktionelle Nachbehandlung. Gipsschiene. Komplikationsloser Verlauf, Vollbelastung nach 18 Monaten

c Kontrolle nach 1 ¾ Jahren (83 Wochen): Erheblicher metaphysärer Kallusblock, welcher die Platte zum Teil umgibt. Rekurvation 15%. Distaler Schraubenbruch. Kleine Osteophyten ventral und dorsal, sonst normale Gelenkstruktur. Leichte Einschränkung der Bewegung im oberen und unteren Sprunggelenk; hat wahrscheinlich entgegen ärztlichen Verordnungen früh belastet

Epikrise: Sekundäre Fehlstellung ohne wesentliche funktionelle Auswirkungen (im Vordergrund Rekurvation). Der Verlauf zeigt, daß die Störung der Frakturheilung in Richtung der ursprünglichen Achsenstellung verläuft. Aus der Morphologie und dem Verlauf der Frakturlinien an der Fibula läßt sich retrospektiv erkennen, daß die Rekurvation die dominierende axiale Komponente war.

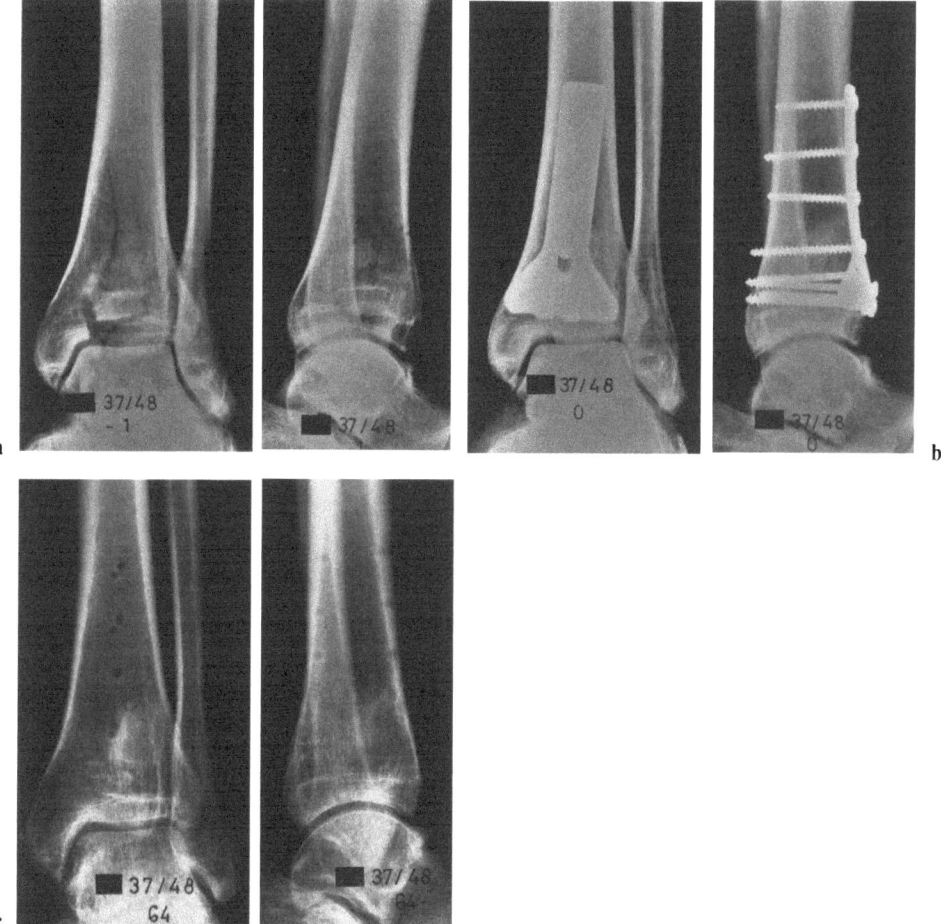

a

b

c

Abb. 156a–c. Klinisch-radiologisches Beispiel zu Operationstechnik, Verlauf und Ergebnis. Ventrale Tibiaplatte bei Stempelimpression (48jähriger Gemeindearbeiter, Sturz, geschlossene Verletzung. Kalkaneusfraktur am gleichen Fuß, konservativ behandelt).
a Partielle artikuläre Fraktur mit intakter dorsaler Wand. Zentrale Stempelimpression, im a.-p.-Bild deutlicher sichtbar (im seitlichen Bild angedeutet, s. Abb. 84). In der Metaphyse mehrfache Spaltung. Fibula intakt; Osteophyten an der Spitze des Malleolus internus und am Talushals (vorbestehend). Eingeteilt als B2.3
b Nach Reposition und Spongiosaplastik: Fixation mit ventraler Kleeplatte (distales Blatt abgetrennt). Komplikationsloser Verlauf, funktionelle Nachbehandlung. Vollbelastung nach 14 Wochen; 4 Monate arbeitsunfähig
c Spätkontrolle nach 1 ¼ Jahren (64 Wochen) nach Metallentfernung: keine Arthrose, vorbestehende Exophytose nicht verstärkt; leichte Osteoporose; leichte Einschränkung der Beweglichkeit im oberen und unteren Sprunggelenk
Epikrise: Die ventrale Platte gestattet eine einwandfreie Kompression der reponierten und durch Spongiosa abgestützten Impression; Plattenwahl wegen der mehrfachen Spaltung in der Metaphyse. Die noch deutliche Osteoporose dürfte z. T. Folge der gleichzeitigen Kalkaneusfraktur sein.

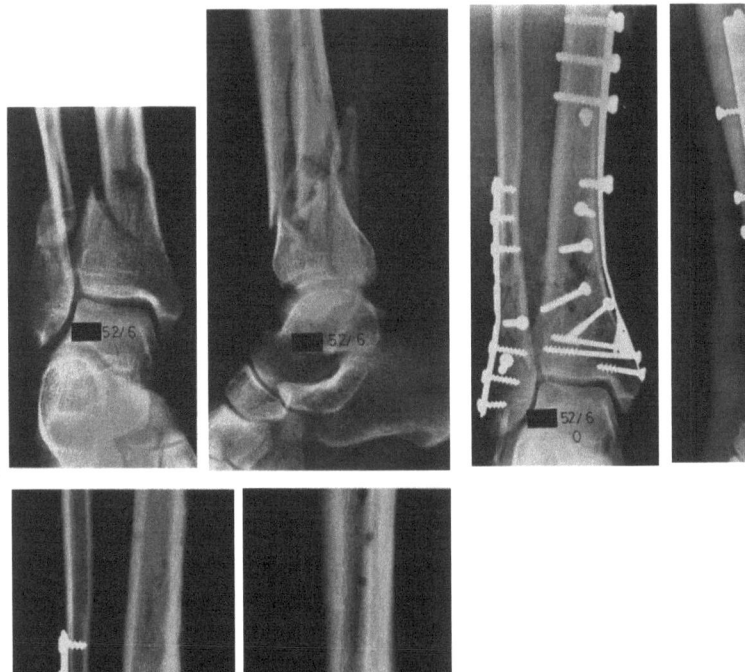

a   b

c

Abb. 157a–c. Klinisch-radiologisches Beispiel zu Operationstechnik, Verlauf und Ergebnis. Lange Platte bei diaphysärem Verlauf eines vollständigen artikulären Spaltbruches (33jähriger Angestellter, Sturz, geschlossene Verletzung, Notfalloperation. Spätinfekt ausgeheilt. 100% arbeitsunfähig während 8 Monaten).

a Metaphysäres Frakturzentrum mit Keilverlauf in die Diaphyse. Frontale Spaltung in das Gelenk (im seitlichen Röntgenbild sichtbar). Metaphysäre Trümmerzone; diaphysäre distale Fibula-keilfraktur; Valgusposition

b Reposition und Stabilisierung mit langer Kleeplatte, artikuläre Komponente mit Platte und Separatschrauben fixiert. Metaphysodiaphysär einzelne, unabhängige kleine Schrauben. Fibula: 8-Lochdrittelrohrplatte und 2 separate Schrauben. Keine Spongiosaplastik. Einwandfreie Reposition und Stabilität. Postoperativ Infekt mit Fistel; Hospitalisation 3 Monate; Spüldrainage. Ausheilung. Frühzeitige Entfernung der Tibiaplatte

c Kontrolle nach 1 Jahr (50 Wochen): unauffällige Gelenkkonturen; leichte Osteoporose; Fixationskallus in der Metaphyse (sekundäre Spongiosaplastik)

Epikrise: Primär wurde die metaphysäre Trümmerzone nicht mit einer Spongiosaplastik versorgt. An dieser Stelle hat sich der Infekt entwickelt; propagierte sich jedoch nicht ins Gelenk und heilte aus nach frühzeitiger Metallentfernung. Lang dauernde Arbeitsunfähigkeit und immobilisationsbedingte Einschränkung der Gelenkfunktion als bleibende Nachteile.

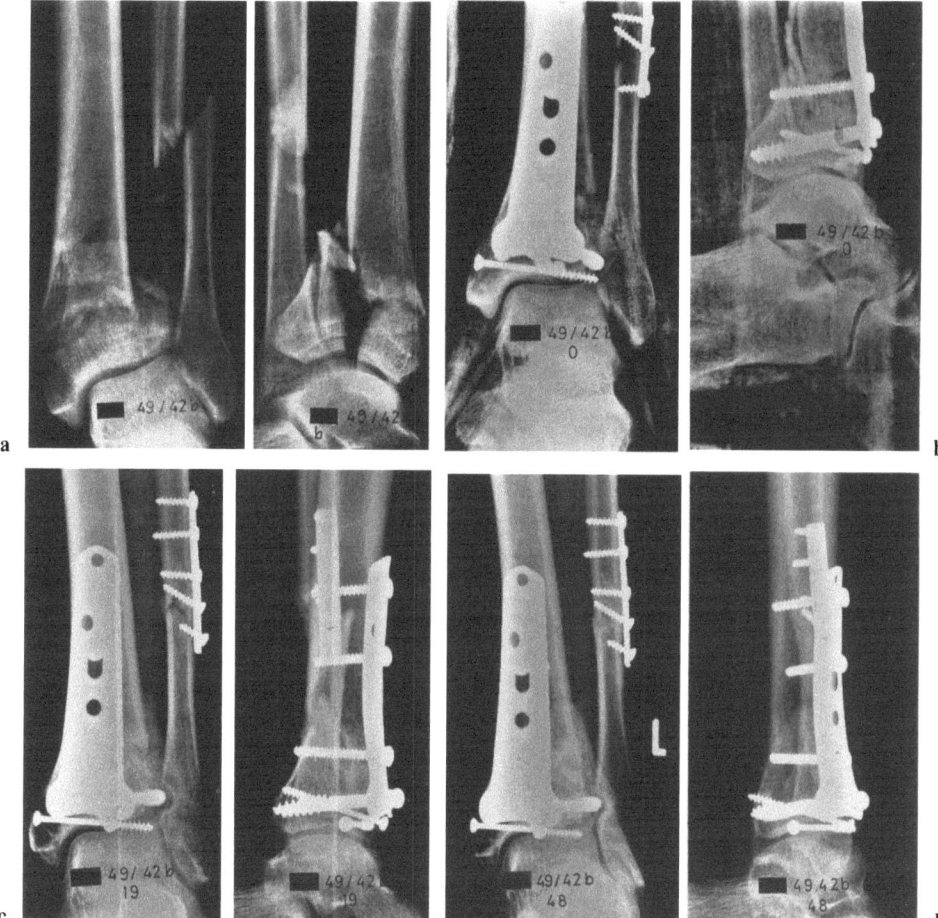

Abb. 158 a–d. Klinisch-radiologisches Beispiel zu Operationstechnik, Verlauf und Ergebnis. Ventral angelegte Löffelplatte. Sekundäre Verkürzung der Fibula mit Valgusfehlstellung (50jähriger Berufsoffizier, Verkehrsunfall, geschlossene Tibiafraktur, doppelte offene Fraktur des Gesichtsschädels, welche nach Notfallosteosynthese problemlos ausgeheilt ist. Arbeitsunfähigkeit 6 Monate).

a Klaffende Spaltung in der Frontalebene mit ventraler Impaktion; diaphysäre Fibulakeilfraktur; Valgus und Antekurvation. Eingeteilt als C2.1; Beispiel zur Klassifikation Abb. 108

b Notfalloperation. Ventral angelegte Löffelplatte mit zusätzlichen kleinen Schrauben zur Absicherung von Fissuren (im Röntgendokument nicht sicher identifizierbar). An der Fibula faßt die gewählte Drittelrohrplatte das distale Hauptfragment nur mit einer – zu kurzen – Schraube. Funktionelle Nachbehandlung. Wundheilung komplikationslos

c Kontrolle nach 5 Monaten (19 Wochen): Unruhe im dorsolateralen Sektor der Tibia, wo sich um eine Plattenschraube herum ein osteolytischer Hof gebildet hat. Verkürzung der Fibula mit Lockerung der Implantate. Beide Phänomene begünstigen das Wiederauftreten der initialen Valgusstellung

d Nach 1 Jahr (49 Wochen) sind die Frakturen in unveränderter Stellung konsolidiert. Die Beweglichkeit im oberen Sprunggelenk ist eingeschränkt, die Metallentfernung steht bevor
Epikrise: Die ungenügend abstützende Osteosynthese der Fibulafraktur war dem postoperativen Druck nicht gewachsen. Das kräftige, ventral angelegte Implantat an der Tibia konnte die Entstehung der sekundären Valgusfehlstellung nicht verhindern.

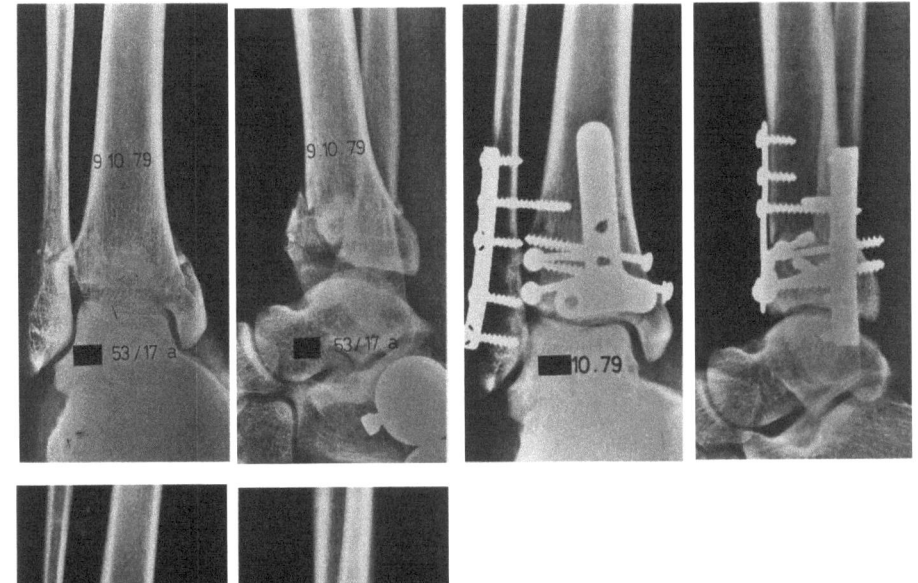

Abb. 159 a–c. Klinisch-radiologisches Beispiel zu Operationstechnik, Verlauf und Ergebnis. (Beispiel aus der persönlichen Kasuistik des Autors). Ventrale Radius-T-Platte bei partieller komplexer artikulärer Fraktur (B3) (25jähriger Gastarbeiter, Verkehrsunfall, Comotio cerebri, Tibiakopffraktur beidseitig (durch Osteosynthese gleichzeitig mit der Pilon-tibial-Fraktur versorgt). Gehbadbehandlung ab 8. Woche, volle Gehfähigkeit nach 3 Monaten).
a Partielle Dissoziation der Gelenkfläche ventral mit Türflügelimprimat. Intakte dorsale Wand, metaphysäre Fibulaquerfraktur, Schrägfraktur des Malleolus internus. Primäre Extensionsbehandlung
b Osteosynthese der Tibia mit ventral angelegter, komprimierender kleiner Radius-T-Platte und zusätzlichen Schrauben; Spongiosaplastik; Drittelrohrplatte der Fibula mit Stellschraube. Funktionelle Nachbehandlung
c Teilarbeitsfähig nach 6 Monaten, voll nach 8 Monaten. Kontrolle nach 7 Jahren: unbeschränkte Gehstrecke, keine Beschwerde, keine Muskelatrophie, mäßige Arthrose
Epikrise: Die kleine Radius-T-Platte eignet sich besonders bei partiellen Frakturen mit begrenzter Ausdehnung. Der Fall zeigt, wie auch bei einer Dissoziation der Gelenkfläche mit geeigneter Technik und funktioneller Nachbehandlung die Arthrose sich in Grenzen hält.

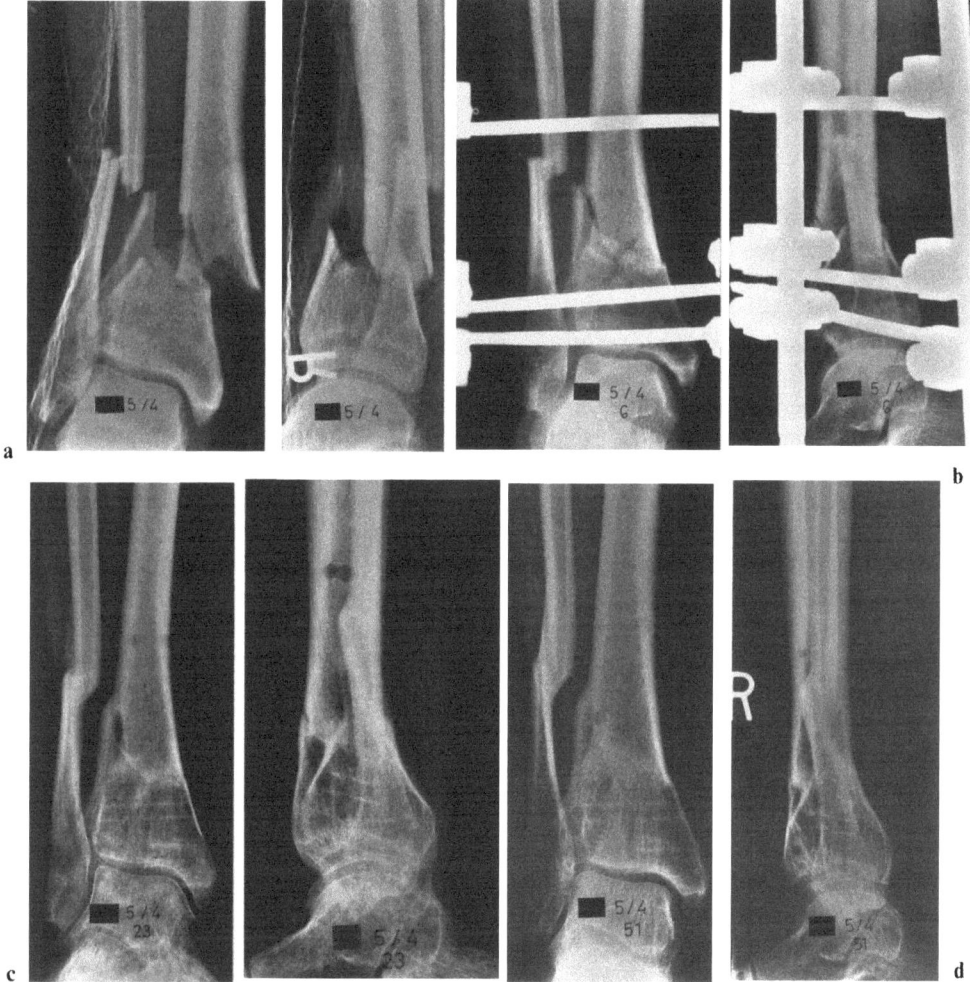

Abb. 160a–d. Klinisch-radiologisches Beispiel zu Operationstechnik, Verlauf und Ergebnis. Primäre Fixateur-externe-Behandlung bei extraartikulärer offener Fraktur (38jähriger Chauffeur, Arbeitsunfall, offene Fraktur 3. Grades. Primär Entlastungsschnitte, Haut offen. Gelenke frei beweglich).

a Extraartikuläre Keilfraktur der Tibia. Kontakt der Hauptfragmente posteromedial. Valgusdislokation; typische diaphysäre Fibulaschrägfraktur. Dokumentiert als Beispiel zur Klassifikation Abb. 59, eingeteilt als A2.2

b Notfallmäßige Versorgung mit Rahmenfixateur: 2 Steinmann-Nägel im distalen Hauptfragment. Fragmentreposition bis auf persistierende leichte Valgusstellung einwandfrei. Verlauf komplikationslos; funktionelle Nachbehandlung

c Fixateur externe nach 8 Wochen entfernt. Kontrolle nach 5 Monaten: Fraktur geheilt; Osteoporose Valgus 10°; Vollbelastung nach 14 Wochen

d Kontrolle nach 1 Jahr (51 Wochen): Gelenkkonturen regelmäßig. Frakturen geheilt, Osteoporose zurückgebildet, voll arbeitsfähig; beschwerdearm

Epikrise: Sehr rasche Heilung einer breit offenen, extraartikulären Keilfraktur mit Hilfe des Fixateur externe und einer optimalen Weichteilversorgung (Entlastungsschnitte, offene Haut). Die primäre Valgusposition wurde belassen und stört offenbar funktionell wenig. Sie wäre durch primäre Osteosynthese der Fibula leicht zu korrigieren gewesen.

5 Komplikationen

Komplikationen nach Osteosynthesen am distalen Unterschenkelsegment sind zwar nicht häufig, aber mannigfach, einige davon sind spezifisch. Bei der Seltenheit dieser Verletzungen ist es selbst für den Erfahrenen unmöglich, alle zu kennen. Von ihnen zu wissen, ist jedoch die Voraussetzung für deren Verhinderung. Die Prophylaxe muß hier betont werden, weil die gravierendsten Folgen oft ganz banale Ursachen haben. Eine Wiederholung von Ausführungen über Indikation, Vorbehandlung und Operationstechnik ist dabei nicht ganz zu vermeiden (vgl. auch S. 144 ff.). Die Therapie von Komplikationen soll nur dort angesprochen werden, wo sie spezifischen Charakter zeigt.

Aus dem in diesem Rahmen bearbeiteten statistischen Krankengut der AO-Dokumentation lassen sich nur manifeste Komplikationen am Skelett erkennen. Auch sind die abgebildeten und kommentierten Dokumente nur Einzelbeispiele. Sie lassen keine zahlenmäßigen Schlüsse zu. Ihre Aufgabe bestand in erster Linie darin, die Klassifikation zu belegen.

Zur Analyse der Komplikationen muß daher auf andere Unterlagen zurückgegriffen werden. Das ist zunächst die persönliche Erfahrung [24, 54, 112]. Dazu gehört auch der Erfahrungsaustausch, wie er im engeren Kreis der AO-Gruppe bei zahlreichen Gelegenheiten stattfindet. Viele Stellungnahmen, die hier als persönliche Meinung erscheinen könnten und nicht durch eine Markierung auf das Literaturverzeichnis hinweisen, reflektieren daher die Erfahrung von mehreren, auf diesem Gebiet besonders engagierten Chirurgen und Orthopäden.

5.1 Statistiken

Es müssen ferner Aussagen und Zahlen aus der neueren Literatur berücksichtigt und verglichen werden. Wertvoll sind dabei unveröffentlichte Dissertationen.

Darin finden wir oft präzisere und ausführlichere Informationen als in den daraus nachträglich erstellten gekürzten Publikationen. Wenn wir sie hier mehr als üblich kommentieren, möchten wir besonders den Fleiß, die Beharrlichkeit und die Beobachtungsgabe junger Kollegen hervorheben. Deren erste wissenschaftliche Arbeit unterliegt nach den derzeitigen Bestimmungen der Universitäten nicht mehr der Druckverpflichtung. Die wenigen vervielfältigten Exemplare werden leicht übersehen, ihr Inhalt geht verloren. Beachtung verdienen dabei die Untersuchungen von Songis-Mortreux [147], Hourlier [63], Comminot [24] und

Macek [88]. Mit Ausnahme von Hourlier wurden sie unseres Wissens nicht publiziert.

Es sind Analysen größerer geschlossener Serien. Die Unfallursachen sind verschieden, ebenso die Behandlungskonzepte. Songis-Mortreux [147] hat das Krankengut von Lille (106 Fälle) zusammengestellt, welches 35% offene Frakturen enthält. Hourlier [63] bearbeitete die 84 Fälle von Amiens, v. a. im Hinblick auf die Klassifikation (Abb. 81). Comminot [24] hat die von Näser [112] bis 1973 erfaßte und 1976 publizierte [54] Serie von 128 Fällen aus Chur weiterverfolgt und die anschließenden 92 Fälle bis 1980 nachkontrolliert. Aus der Serie Näser konnte er 5 von den 6 damals nicht erfaßten Patienten wieder auffinden. Er hat auch die Patienten mit Komplikationen aus der Serie Näser sowie 36 damals erfaßte, aber zum Zeitpunkt der Bearbeitung noch nicht abgeschlossene Fälle 6 Jahre danach nochmals auf ihr Spätergebnis überprüft. Dadurch entstand eine sehr homogene, geschlossene Serie von 220 nachkontrollierten Patienten mit 221 Frakturen für die Jahre 1962–1980 aus dem Kreuzspital Chur. Darunter befinden sich auch einige metaphysäre Frakturen aus den ersten Jahren, als man unter dem Eindruck des Spongiosadefektes noch keine strenge Trennung zwischen extraartikulären und artikulären Formen vornahm.

Die Patienten der Serien Näser und Comminot hatten in ihrer großen Mehrheit geschlossene Frakturen nach einem Skiunfall erlitten. Sie wurden fast ausschließlich vom Autor persönlich operiert. Es handelt sich also in jeder Hinsicht um ein privilegiertes Krankengut.

Macek [88] hat das Krankengut von Mainz aus den Jahren 1965–1977 (66 Frakturen bei 62 Patienten) nachkontrolliert. Dieses bestand, wie die Serien aus Lille und Amiens, vorwiegend aus Verkehrs- und Arbeitsverletzungen (Sturz) mit 31% offenen Frakturen.

In diesem Zusammenhang muß eine Reihe von Publikationen aus den letzten 12 Jahren berücksichtigt werden, welche über eine größere Zahl von Patienten berichten (Tabelle 1). Für uns stehen diejenigen Zahlen im Vordergrund, welche nachkontrollierte Patienten nach Osteosynthesen betreffen (1. Kolonne). Diese werden dem gesamten im Titel angeführten Krankengut gegenübergestellt (2. Kolonne). Daraus kann am ehesten die Problematik bei der Interpretation von unvollständig nachkontrollierten Serien ermessen werden. Die Arbeiten werden in chronologischer Reihenfolge aufgeführt.

Über die Ergebnisse der Behandlung mit dem Fixateur externe berichten Rogge 1983 [134] und Lechevallier et al. 1988 [82] anhand von je 27 Fällen.

In diesen kleineren Statistiken finden wir manchmal wertvolle Beobachtungen. Problematisch wird die Interpretation allerdings dann, wenn damit Kalkulationen in Prozenten angestellt werden.

Eine Bewertung von Häufigkeit und Schweregrad von Komplikationen aus all diesen Statistiken ist schwierig. Einmal werden oft eigene und fremde Fälle gemischt. Die meisten Autoren haben auch nur einen Teil des Krankengutes überprüft. Manchmal besteht das Krankengut auch aus einer Mischung von geschlossenen und offenen Frakturen sowie von konservativ und mittels verschiedenartigsten Techniken operativ behandelten Patienten. Ausnahmen bilden hier nur die Serien von Rüedi [137, 139], Comminot [24], Tassler [151] und Börner [8].

Tabelle 1. Neuere Statistiken

Autoren	Zahl der nachkontrollierten Fälle nach Osteosynthese	Gesamt-zahl
Stampfel u. Mähring 1977 [148] u. Allgöwer	48 Fälle	56
Rüedi 1978 [137]	75 Fälle aus den Jahren 1968–1973	75
K.H. Müller u. Prescher 1978 [101]	36 Fälle aus der eigenen Klinik	64
Tassler 1981 [151]	54 offene Frakturen 3. Grades	54
Welz 1982 [169]	61 operierte Frakturen	77
Börner 1982 [8]	102 Frakturen	102
Vives et al. 1982 [161]	67 Operationen	84
Ovadia u. Beals 1986 [116]	80 Operationen, Technik und Herkunft verschieden	145
Resch et al. 1986 [128]	35 Fälle	176
Breitfuss et al. 1988 [14]	111 geschlossene Frakturen aus der eigenen Klinik	131
Bourne 1989 [12]	32 die Veröffentlichung entspricht der Serie von 1983 [13]	42
Nur über kleinere Zahlen von Nachkontrollen nach Osteosynthesen berichten		
Pierce u. Heinrich 1979 [118]	19 Fälle	42
Kellam u. Waddel 1979 [69]	21 Fälle	26
Mischkowsky u. Dichgans 1980 [96]	18 Fälle	33

Bei der Aufstellung der Komplikationen gehen wir nicht nach Häufigkeit und Schweregrad vor, sondern – analog dem Prozedere bei der Operationstechnik – nach deren chronologischem Auftreten. Denn der Ablauf des Geschehens ist für den Kliniker wichtiger und eine Anordnung nach dem zeitlichen Auftreten übersichtlich und praxisbezogen.

5.2 Komplikationen der Weichteile

Diese sind weitaus am wichtigsten. Wir unterscheiden die Komplikationen der ersten Stunden und Tage, dann diejenigen der 1. Woche. Erst zu einem späteren Zeitpunkt treten die ossären Probleme – meist unter dem Einfluß des vorangegangenen – in den Vordergrund. Dazwischen liegt der Infekt.

Die Weichteilläsionen sind: arterielle Zirkulationsstörung, Logensyndrome, postoperative Schwellung und Hämatom, Hautnekrosen, Frühinfekt, Thromboembolie.

5.2.1 Arterielle Zirkulationsstörung

In Anbetracht der dreifachen arteriellen Versorgung der Region des oberen Sprunggelenks und der beim operativen Zugang relativ geschützten Lage der Gefäß-Nerven-Bündel (s. S. 16) treten arterielle Verletzungen nur bei schweren offenen Frakturen auf [12]. Sie können zur Amputation zwingen [147, 161].

Besonders wertvoll ist hier die geschlossene Serie schwerer offener Frakturen von Tassler [151], in welcher 7 Amputationen auf 54 Verletzungen ausgeführt werden mußten. Arterielle Rekonstruktionen sind bei dieser Lokalisation nur selten möglich [134].

Iatrogene, durch die Operation gesetzte Verletzungen von Arterien sind uns nicht bekannt. Intraoperativer Hebeldruck oder das Hervorquellen überschüssiger Spongiosa kann sich aber auf die Gefäßversorgung auswirken. Wir haben auch arterielle Spasmen mit bedrohlicher Zirkulationsstörung des Fußes am Ende von Osteosynthesen erlebt, die möglicherweise durch die Blutsperre ausgelöst waren. In unseren Fällen reagierten sie rasch auf die intraarterielle Injektion von Spasmolytika.

In diesem Zusammenhang muß auch an larvierte vorbestehende Gefäßverschlüsse gedacht werden [161]. Systemische Erkrankungen der arteriellen Strombahn kommen immer häufiger vor. Manchmal gibt die Anamnese bezüglich der Gehstrecke vor dem Unfall Hinweise. Unsportliche Patienten sind aber u. U. asymptomatisch. Bei der Schwellung im Frakturgebiet ist die präoperative Palpation der Fußpulse meist unmöglich, die Beurteilung der Mikrozirkulation an den Zehen nicht schlüssig. Auf jeden Fall sollten klinisch eine vergleichende Prüfung der Pulse der A. poplitea und die Auskultation der A. femoralis vorgenommen werden.

5.2.2 Logensyndrome

Bei distalen Tibiafrakturen droht in erster Linie das *Tibialis-anterior-Syndrom*. Es kann in den ersten Stunden oder Tagen auftreten.

Die Publikation einer frühen chirurgischen Serie, zusammen mit Grete, erfolgte 1972 [53]. Dabei betrafen 5 von den 7 Fällen das distale Tibiasegment, 3 waren intraartikuläre Frakturen. In der Literatur wird diese Komplikation nur selten erwähnt [88]. Es muß angenommen werden, daß das Tibialis-anterior-Syndrom nach wie vor oft verkannt wird, vielleicht deshalb, weil es in einer ganzen Gruppe schwerer und spektakulärer Weichteilläsionen eingebettet ist und dann verborgen bleibt.

Beim Monotrauma sollte die Diagnose rasch und rein klinisch gestellt und die Loge sofort entlastet werden. Beim Polytrauma, insbesondere beim bewußtlosen oder schockierten Patienten, empfiehlt sich die zusätzliche Messung des Gewebedruckes, sofern damit keine Zeit verloren geht. Es steht fest, daß durch rasche Spaltung der anterolateralen Faszie eine völlige Ausheilung möglich ist und daß durch systematische intraoperative Faszienspaltung ein Tibialis-anterior-Syndrom vermieden werden kann [45].

Im Churer Krankengut befinden sich auch 3 Fälle eines *tiefen hinteren Logensyndroms*. Bei dieser Lokalisation sind sicher subklinische Zustände häufig, denn der Verlauf ist nicht so rasant wie beim Tibialis-anterior-Syndrom.

Das Kardinalsymptom ist die spastische, schmerzhafte Spitzfußstellung. Die Schmerzen sind aber geringer, so daß die Diagnose noch häufig verpaßt wird. Auch bei diesen Fällen wurde sie erst retrospektiv gestellt [24]. Bei Nachkontrollen besteht dann ein kontrakter Hohlfuß mit Krallenzehen, eine passive Ein-

schränkung der Dorsalflexion und eine scheinbare (durch die Muskelnekrose
bedingte) Verkürzung der Sehne des M. flexor hallucis longus. Die Diagnosen
„Tarsaltunnelsyndrom" [54, 116] oder „Peritendinitis tibialis posterior" [16] und
bestimmte hartnäckige Spitzfußstellungen nach Immobilisation [147] weisen auf
ein durchgemachtes, hinteres Logensyndrom hin.

Eine prophylaktische peroperative Spaltung auch der dorsalen tiefen Faszie ist
sicher dann zu empfehlen, wenn die Loge anläßlich der Reposition zugänglich ist.
Die mediale Inzision muß dann u. U. nach proximal erweitert werden. Das posteromediale Gefäß-Nerven-Bündel ist dabei darzustellen.

5.2.3 Sensibilitätsstörungen

Sensibilitätsstörungen am lateralen Fußrücken gehen auf Verletzungen des End-
astes des N. peronaeus superficialis im lateralen Wundgebiet zurück (Abb. 129)
[88]. Sie lassen sich durch die sorgfältige Präparation bei der Inzision vermeiden.
Eine länger dauernde oder schlecht funktionierende Blutsperre (venöse Stauung)
kann auch eine typische Peronäuslähmung zur Folge haben [24, 88, 116].

5.2.4 Postoperative Schwellung

Die postoperative Schwellung ist jedoch bei den Pilon-tibial-Frakturen die weitaus häufigste Komplikation. Die geringe Dehnbarkeit des Hautmantels, welchem
zudem noch bilaterale Inzisionen zugemutet werden, führt dazu, daß diesem –
sonst banalen – Geschehen hier ein ganz spezifischer Charakter zukommt. Dies
gilt auch für die konservative Behandlung [66].

Die Schwellung beginnt am ersten postoperativen Tag und erreicht ihr Maximum nach 2–4 Tagen. Ihr Ausmaß ist nicht voraussehbar, nach verzögerter
Operation aber sicher geringer. Sie kann zur Heilung per secundam führen oder
über Spannungsblasen zu eigentlichen Hautnekrosen. Anfänglich kann die
Schwellung nicht von einem Hämatom unterschieden werden.

5.2.5 Postoperatives Hämatom

Ein postoperatives Hämatom läßt sich bei diesen Osteosynthesen – bei welchen
offene Spongiosaflächen der Subkutis oft direkt anliegen – nicht vermeiden.

Obwohl das Hämatom ein idealer Nährboden für die durch die Operation in
der Wunde angesiedelten Keime sein muß, finden wir in der Literatur keine
Angaben über diese „Banalität".

Zunächst besteht eine blutige Imbibierung der Subkutis, welche sich nach
einigen Tagen partiell verflüssigt. In der ersten Churer Serie wurden 19 Häma-
tome (14%) festgestellt [112].

Jede palpierbare Fluktuation muß so rasch wie möglich entleert werden, da die
Chancen einer Resorption in dieser muskellosen Umgebung schlecht sind. Die
alleinige Punktion ist fast immer ungenügend, weil eine Mischung von flüssigem
Blut und in Auflösung befindlicher Koagula vorliegt. Letztere haften netzartig am

Subkutangewebe. Eine zuverlässige Sanierung erfordert chirurgisches Ausräumen. Dazu ist das Öffnen einzelner Hautnähte oder eine separate Stichinzision erforderlich. Kurzdauernde Allgemeinanästhesie und Blutsperre sind unvermeidbar, Antibiotikaschutz ist empfehlenswert. Persönlich haben wir dann jeweils einen scharfen Löffel in die Wunde eingeführt, diesen gegen die Subkutis abgedreht und das noch anhaftende Hämatom richtiggehend ausgekratzt. Eine anschließend eingelegte Saugdrainage, ergänzt durch eine Ruhigstellung für 2–3 Tage, kann das Rezidiv in den meisten Fällen verhindern. Die sehr niedrige Infektrate der Churer Serien [24, 112] (s. S. 195) belegt die Wirksamkeit dieses Vorgehens.

5.2.6 Wundnahtdehiszenz

Wundnahtdehiszenz mit Heilung per secundam und *Spannungsblasen,* welche postoperativ als Folge der Schwellung auftreten, können nur vermieden werden, wenn man sich bei zunehmender Spannung früh genug entschließt, die Hautnähte zu öffnen. Wunddehiszenz bedeutet immer Randnekrose. Blasen führen eher zu flächenhaften Nekrosen. Solche Befunde werden oft als „vorübergehende Wundheilungsstörung" [8, 137, 169] oder als „problèmes cutanés divers" [63] zusammengefaßt. In der ersten Churer Serie [112] traten 7 Fälle auf, 5 nach notfallmäßig durchgeführten Osteosynthesen, in der zweiten Serie [24] keine.

5.2.7 Hautnekrosen

Hautnekrosen können oberflächlich und trocken bleiben, was wir gelegentlich nach lokalisierten Kontusionen gesehen haben. Im Zusammenhang mit Inzisionen reichen sie jedoch meistens bis auf das Skelett bzw. auf die Implantate. Sie sind hier gewissermaßen spezifisch. Alle Statistiken melden Zahlen zwischen ca. 5 und 10% [8, 116, 128, 161, 169]; Pierce u. Heinrich geben sogar 7 nach 21 Osteosynthesen an [118].

Hautnekrosen scheinen bei diesen Verletzungen nicht ganz vermeidbar zu sein. Sehr wichtig ist die Beurteilung des Patienten beim Krankenhauseintritt durch einen erfahrenen Operateur und – im Falle der programmierten Operation – die laufende weitere Beobachtung. Die Wahl des Operationszeitpunktes ist entscheidend. Nach unserer Erfahrung wird jedoch durch längeres Abwarten – sobald sich Granulationsgewebe gebildet hat – die anatomische Reposition schwieriger (vgl. S. 144 ff.).

5.2.8 Thromboembolie

Thromboembolische Komplikationen treten gelegentlich trotz der überall durchgeführten medikamentösen Thromboembolieprophylaxe auf. Es kann dies früh geschehen, gelegentlich aber – wenn eine postoperative Ruhigstellung erfolgte – erst nach Gipsentfernung. Viele Publikationen melden einzelne Fälle [8, 12, 88, 112, 128, 139, 169].

In diesen Kreis gehört aber auch ein Teil der oft tödlich verlaufenden postoperativen Pneumonien [112, 128].

Gesamthaft gesehen liegt eine besondere thromboembolische Gefährdung bei diesen Verletzungen sicher nicht vor.

5.2.9 Störende Hautnarben

Die operative Narbenbildung wird vom Arzt i. allg. wenig beachtet, besitzt aber beim Patienten einen hohen Stellenwert. Die Behinderung durch verbreiterte oder keloidartige Narben wird in der Literatur kaum erwähnt. Sie kann sehr störend sein und das Tragen von normalem Schuhwerk unmöglich machen. Aus diesem Grunde scheint es uns hier sinnvoll, nochmals auf die korrekte Plazierung der Hautinzisionen hinzuweisen (S. 151, 157). Störende Narben können aber nicht nur durch ungeeignete Lage der Inzisionen entstehen. Auch eine unsorgfältige Hautnaht verursacht durch Spannung lokalisierte Nekrosen. Keloide können auch durch die postoperative Schwellung oder durch eine Heilung per secundam entstehen. Näser [112] meldet 3 Keloide, Comminot [24] 4 Narbenprobleme. Es sei hier ebenfalls auf die Schmerzhaftigkeit von Narbenneuromen hingewiesen.

5.3 Postoperative Infektion

Diese entsteht meistens in den Weichteilen und geht erst nachträglich auf das Skelett über. Die Infektion nimmt also in diesem Zusammenhang eine Zwischenstellung ein und muß in Anbetracht ihrer besonderen Bedeutung bei diesen Frakturen getrennt analysiert werden.

Nach Osteosynthese geschlossener Frakturen ist der Infekt meistens Folge eines infizierten Hämatoms oder einer infizierten Hautnekrose. Er scheint hier häufiger zu sein als bei anderen Gelenkbrüchen. Verschiedene Umstände wirken begünstigend: Die Dauer des Eingriffes und evtl. der Blutsperre ist oft beträchtlich, wodurch die Kontamination der Operationswunde erhöht wird [14]. An den breitflächigen, direkt subkutan liegenden Implantaten fixieren sich Keime. Zudem sind die allgemeinen Zirkulationsverhältnisse im Bereich des Sprunggelenkes – wo keinerlei Muskelbedeckung vorliegt – schlechter als bei anderen peripheren Gelenken, insbesondere an der oberen Extremität. Bei schweren offenen Frakturen ist eine postoperative Infektion nicht ganz zu vermeiden. Daß sie aber in Grenzen gehalten werden kann, beweist die Statistik von Tassler [151], welcher ihren Anteil auf 6 von 54 offenen Brüchen 3. Grades halten konnte.

Bei der Interpretation der postoperativen Infekte aus der Literatur wird man jedoch regelmäßig mit Unklarheiten und Ungenauigkeiten konfrontiert. Diese betreffen den Zeitpunkt des Auftretens, den Schweregrad und den Verlauf der Infektion.

5.3.1 Frühinfekt

Aus der Literatur läßt sich eine genaue Trennung von Früh- und Spätinfekt meist nicht ermitteln [14]. Auch über die Beteiligung des Gelenks fehlen meistens genaue Angaben. Hochfebrile, akute frühe Infektionen in der 1. Woche scheinen bei dieser Lokalisation selten zu sein. Songis-Mortreux [147] meldet 4 Fälle. In den Serien von Rüedi [137, 139], Näser [112] und Comminot [24] sind keine frühen Infektionen aufgetreten.

Die Unterscheidung eines oberflächlichen und eines tiefen Infektes ist nur retrospektiv möglich. Unter oberflächlichem Infekt verstehen wir ein Geschehen, welches unter geeigneter Therapie (wozu u. U. auch die frühzeitige Metallentfernung gehört) ausheilt, ohne Folgen zu hinterlassen. Von den 6 Churer Fällen bei 221 Osteosynthesen heilten auf diese Weise 5 aus [24, 112]. Bei Rüedi et al. [139] sind 4 von 6 Fällen ausgeheilt. In seiner 2. Serie [137] trat keine Osteitis auf.

5.3.2 Osteitis und Osteoarthritis

In der Literatur dominieren tiefe Infekte im Sinne einer Osteitis oder Osteoarthritis. Sie sind charakterisiert durch einen langwierigen, therapieresistenten Verlauf und ein zwangsläufig schlechtes Ergebnis. Im Röntgenbild erkennt man sie an der Osteoporose, der Osteolyse, evtl. mit Sequesterbildung und einer sekundären Dislokation, welche meistens mit einer Lockerung der Implantate einhergeht.

Die Osteitis ist nachgewiesenermaßen häufiger nach notfallmäßig durchgeführter Osteosynthese [8, 54]. Die angegebenen Zahlen variieren jedoch stark. Rüedi et al. [139] haben 2 auf 84 Fälle, Heim u. Näser 1 auf 128 Fälle [54], Börner [8] 2 auf 102 Fälle. Sobald in den Statistiken geschlossene und offene Frakturen nicht getrennt aufgeführt werden, wird die Situation unübersichtlich. In den meisten Arbeiten beträgt die Häufigkeit der Osteitis zwischen 8 und 10% [14, 88, 116, 147, 169]. Höhere Zahlen melden Mischkowsky u. Dichgans (5 auf 33 Fälle) [96] und K. H. Müller u. Prescher (6 auf 36 Fälle) [101]. Wenn die Infektion lebensbedrohlich wird, kann eine sekundäre Amputation unvermeidbar werden: So melden Börner 2 auf 102 Fälle [8] Ovadia u. Beals 3 auf 76 Fälle [116], Pierce u. Heinrich 1 auf 21 Fälle [118], Macek [88] 4 auf 62 Fälle, Songis-Mortreux [147] 3 auf 79 Fälle.

Besteht eine Gelenkbeteiligung, was für die Mehrzahl zutrifft, kann der Infekt oft erst durch Arthrodese zur Ausheilung gebracht werden. Leider fehlen oft Angaben, ob Arthrodesen wegen Infekt oder Arthrose ausgeführt weden müssen. Songis-Mortreux [147] meldet 7 Arthrodesen auf 68 Fälle wegen Infekt, Breitfuss et al. [14] melden 16 auf 131.

Die große Zahl von Infekten in der Literatur stimmt bedenklich. Sie ist bei geschlossenen Frakturen höher als die Zahl der Hautnekrosen und kann deshalb nicht allein auf den Weichteilschaden zurückgehen. Eine ermutigende Statistik bringt einzig Tassler [151].

Im hier bearbeiteten Krankengut der AO-Dokumentationszentrale finden sich 21 Fälle von Osteitis, die sich im Röntgendokument erkennen lassen. Bezogen auf alle 615 Fälle mit Spätkontrolle sind dies nur etwa 3,2%. Viel wichtiger ist jedoch die eindeutige Beziehung zwischen der Komplexität der Verletzung bzw. der Schwierigkeit (Dauer) des Eingriffes und dem Auftreten der Osteitis.

Keine Osteitisfälle finden sich in den Gruppen A1, B2 und C1, ebenso in den Untergruppen B1.2., B1.3. und C3.1.

Von einzelnen Fällen abgesehen, zeigt die Osteitis erst eine Häufung bei den
Gruppen B3, C2 und C3.

Bei der Gruppe C2 finden sich 10 Fälle auf 119 Spätkontrollen, bei C3 4 Fälle
auf 23 Spätkontrollen und bei B3 (sehr kleine Fallzahl) die größte Häufung mit
3 Fällen auf 10 Spätkontrollen. Wir hätten also nur bei Gruppen mit komplexer
artikulärer Fraktur (B3 und C3) eine Infektzahl, welche 10% übersteigt. Dabei ist
aber zu bedenken, daß die Infektion sich in der Regel binnen Wochen manifestiert. Im Gegensatz zu der später auftretenden Arthrose wird vom Patienten
beim Infekt der Operateur beschuldigt. Infizierte Fälle werden bis zur Ausheilung
dokumentiert (in unserem Krankengut mehrheitlich weit über 1 Jahr). Aus diesem Grund ist es wahrscheinlich, daß die meisten Fälle mit einem postoperativen
Infekt in unserer Dokumentation erfaßt sind, im Gegensatz zu den komplika-
tionslosen Fällen, bei welchen eine Dokumentation des Verlaufes eher unter-
bleibt. Ausnahmen würden nur diejenigen Patienten darstellen, welche beim
Auftreten des Infektes den Arzt wechseln. Wir meinen deshalb, daß man die
Häufigkeit der Osteitis auf die Gesamtzahl der Osteosynthesen berechnen dürfte.
Der prozentuale Anteil würde dann noch bedeutend günstiger ausfallen.

Auffallend ist auch, daß die Infektionen nach geschlossenen Frakturen fast
genauso häufig sind wie nach offenen Frakturen.

Die Details sind jeweils in der systematischen Analyse der Untergruppen im
Anhang (Abschn. 3) angegeben und tabellarisch auf S. 292 zusammengestellt.

5.4 Aseptische, ossäre und artikuläre Komplikationen

Störungen der Frakturheilung, welche nicht mit einer Infektion zusammenhän-
gen, sind die verzögerte Konsolidation, die Fehlstellung, die Pseudarthrose, die
Dystrophie, die avaskuläre Nekrose und die Arthrose. Die ersten 3 Komplikationen spielen sich in der Metaphyse ab, die letzten 2 im Gelenk selbst.

Bei diesen Komplikationen müssen die Ergebnisse der hier bearbeiteten Statistik mitberücksichtigt werden (s. Anhang, Abschn. 3 und 4).

5.4.1 Verzögerte Frakturheilung

Unter der asymmetrischen Zugwirkung der Weichteile oder infolge zu früher
Belastung dislozieren instabile Fragmente sekundär und avitale Trümmerzonen
sintern zusammen. Dies kann eine Lockerung oder Ruptur von Implantaten
bewirken.

Die verzögerte Frakturheilung spielt sich ausschließlich in der Metaphyse ab.
Oft läßt sich eine saubere Trennung von der eigentlichen Pseudarthrose aus den
Statistiken nicht herauslesen. In vielen Arbeiten sind auch Fälle nach konservati-
ver Behandlung eingeschlossen. Jahna et al. [66] haben in ihrer ausgedehnten
Kasuistik keine Fälle. Sie streben jedoch grundsätzlich ein Heilung unter Verkür-
zung an, was unserem Empfinden nicht entspricht.

Die frühe Erfassung dieser Störung ist wichtig, weil sie durch rechtzeitige
Reoperation fast ausnahmslos zur Ausheilung kommt. Der 2. Eingriff ist auch

technisch wesentlich einfacher als eine primäre Osteosynthese oder eine etwaige spätere Osteotomie. Näser [112] meldet 1 Reosteosynthese auf 121 Fälle, Comminot [24] 4 auf 100 Fälle (2 Metallbrüche). Bei Vivès et al. [161] sind es 3 Fälle auf 70 (Implantatdislokation oder Ruptur), bei Börner [8] 7 Fälle auf 102.

In unserem Krankengut (s. S. 290 f.) finden sich keine Fälle von verzögerter Frakturheilung nach einfachen extraartikulären Frakturen (A1). Bei den Keilfrakturen (A2) sind es 13 auf 72 nachkontrollierte Fälle, bei den komplexen metaphysären Frakturen (A3) 6 auf 33 nachkontrollierte Fälle. Bei den B-Frakturen, den partiellen artikulären Frakturen, sind metaphysäre Störungen naturgemäß selten (1 Fall auf 187 kontrollierte). Bei den C-Frakturen, den vollständigen artikulären Frakturen, treten die Veränderungen in der Metaphyse ganz in den Hintergrund gegenüber der Arthrose.

5.4.2 Fehlstellungen

Unter dem Begriff Fehlstellung werden in der Literatur vielfach auch verzögerte Frakturheilungen mitberechnet. Eigentlich gilt er nur für die Fälle, bei denen die Konsolidation der Fraktur unter Bildung einer Achsenknickung abgeschlossen ist. Im Gegensatz zur konservativen Therapie – bei welcher Rotationsfehlstellungen möglich sind – betreffen postoperative Fälle ausschließlich Valgusstellung, Varusstellung und Kurvationen. In der Literatur halten sich Valgus- und Varusstellungen ungefähr die Waage. Die Rekurvation wird nur selten erwähnt (Songis-Mortreux [147] 1 Fall). In den Statistiken finden wir auch hier das Problem der Mischung von konservativen und operativen Fällen, so daß ein sauberes Auseinanderhalten oft nicht möglich ist. In den angegebenen Zahlen sind u. U. auch infizierte Fälle eingeschlossen. Songis-Mortreux meldet 5 auf 79 [147], Macek 14 auf 62 [88], Stampfel u. Mähring 1 auf 48 [148], Resch et al. 1 auf 35 [128], Pierce u. Heinrich 6 auf 21 [118], Rüedi et al. 3 auf 84 [139], Börner 5 auf 33 [8], Ovadia u. Beals 27 (Mischstatistik) [116].

Über die Situation im eigenen Krankengut haben wir bereits ausführlich auf S. 68 berichtet. Im Vordergrund steht bei uns die Valgusstellung. Wir stellten fest, daß die sekundäre Fehlstellung immer in die Richtung zurückgeht, in welcher sich die Fraktur beim Unfall einstellte.

Inwieweit diese radiologisch manifesten Fehlstellungen später Reoperationen erfordern, läßt sich aufgrund der ungenügenden Beobachtungsfrist weder in unserer Statistik noch in der Literatur beurteilen. Ebenso läßt sich nicht ermitteln, ob in Folge asymmetrischer Belastung des Gelenkes eine Spätarthrose entsteht.

5.4.3 Pseudarthrose

Diese ist die Folge einer verzögerten Frakturheilung, welche klinisch weder durch Ruhigstellung noch durch Reoperation behandelt wurde und nicht ausheilt. Eigentliche Pseudarthrosen in der Metaphyse sind nicht häufig. In der Literatur schwanken die Zahlen und sind wegen der Vermischung mit konservativ behandelten Fällen oft unsicher. In den meisten Fällen liegen sie unter 2% [88, 112, 137, 139, 148]. Erstaunlich sind die Zahlen von Börner [8]: 7 auf 102, Ovadia u. Beals

[116]: 6 auf 76, Bourne et al. [13]: 4 auf 33 sowie Songis-Mortreux [147]: 3 auf 79. Vermutlich haben diese Autoren nicht scharf genug zwischen verzögerter Frakturheilung und Pseudarthrose unterschieden.

Im hier bearbeiteten Krankengut haben wir nur einen Fall von echter Pseudarthrose vorgefunden, und zwar bei der Untergruppe C2.2 (S. 283).

5.4.4 Synostose

Eine weitere ossäre Komplikation ist die gelegentlich auftretende Synostose zwischen Fibula und Tibia, eine Art Brückenkallus (Abb. 161). Vivès et al. [161] melden einen Fall. In der Ikonographie von Jahna et al. [66] findet sich ein Fall. Die übrigen Publikationen sind stumm. In unserer Kasuistik befinden sich mehrere Fälle, bei allen Frakturtypen. Sie sind im Anhang, Abschn. 3 einzeln aufgeführt. 2 Fälle sind dokumentiert als Abb. 148 und 162.

Diese Synostosen befinden sich meistens 4–6 cm proximal des Gelenkes, also metaphysär, seltener in der Diaphyse. Meistens handelte es sich um suprasyndesmale Fibulatrümmerfrakturen, bei denen auf gleicher Höhe auch an der Tibia eine Frakturzone vorlag. Wenn die Reposition nicht einwandfrei war, entsteht gewissermaßen eine Ossifikation über Kontaktfragmente. Es könnte sich auch um die Folgen eines kommunizierenden Frakturhämatoms bei Riß der Membrana interossea handeln. Manchmal hat man den Eindruck, daß die Synostose durch zu tiefe Bohrungen provoziert wird.

Solche Synostosen können sich funktionell auswirken. Wir haben aber auch Fälle erlebt, bei denen keinerlei Bewegungseinschränkung im oberen Sprunggelenk bestand.

5.4.5 Avaskuläre Nekrose von Gelenkfragmenten

Diese Komplikation tritt bei konservativer Frakturbehandlung geschlossener Frakturen nicht auf. Schon Gay u. Evrard [36] haben darauf hingewiesen. Die großen Zahlen von Jahna et al. [66] bestätigen dies. Randständige Fragmente bleiben an der Gelenkkapsel haften. Nicht reponierte Impressionen werden aus der Umgebung, in welcher sie festsitzen, rasch revitalisiert.

Nekrosen werden hervorgerufen durch Devaskularisation von Fragmenten anläßlich einer Osteosynthese. Daher ist es bei der Reposition besonders wichtig, wenn irgendwie möglich, artikuläre Fragmente im Zusammenhang mit der Gelenkkapsel zu belassen (vgl. S. 156). Im Bestreben, eine möglichst anatomische Reposition der Gelenkfläche zu erreichen, wurde früher diesem Problem sicher zu wenig Beachtung geschenkt. Manchmal ergibt sich aber eine Situation, in der diese Forderungen nicht erfüllbar sind.

Beweise für solche Nekrosen sind nicht leicht zu erbringen. Vermutet werden sie von vielen Autoren [101, 116, 128, 147]. Fälle mit sehr rasch auftretender Arthrose nach anatomischer Reposition einer komplexen Fraktur sprechen für diese Entstehungsweise [74]. Ein typisches persönliches Beispiel ist in Abb. 163 dokumentiert.

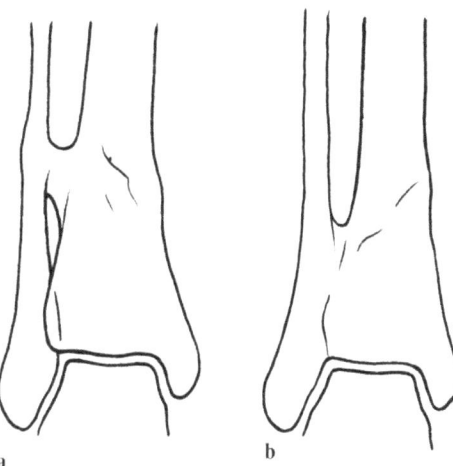

Abb. 161 a, b. Tibiofibulare Synostose in **a** Diaphyse und **b** Metaphyse. Umriß-zeichnung von Röntgenbildern

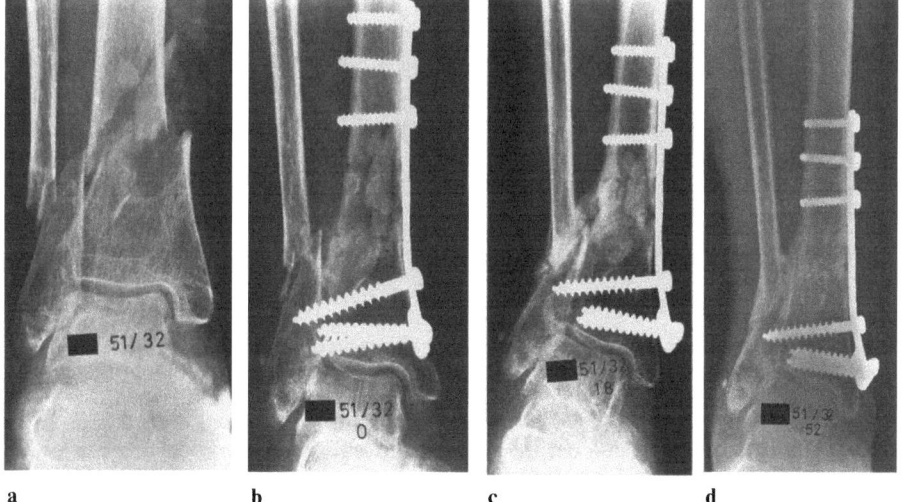

a   b   c   d

Abb. 162 a–d. Klinisch-radiologisches Beispiel zu Operationstechnik, Verlauf und Ergebnis. Valgusfehlstellung nach extraartikulärer Keilfraktur (74jährige Patientin, Verkehrsunfall, geschlossene Verletzung, klaglos gehfähig).

a Extraartikuläre Fraktur vom Schrägtyp mit mehreren Keilen (A2.2); Osteoporose; supraligamentäre Fibulakeilfraktur, Valgusposition

b Osteosynthese der Tibia allein mit medialer T-Platte. Ungenügend zugebogenes Implantat, persistierender Valgus

c Nach 18 Wochen verzögerte Frakturheilung: verstärkte Fehlstellung, Brückenkallus

d Nach 1 Jahr (52 Wochen): Frakturen in unveränderter Stellung geheilt; etablierter Brücken-kallus, keine Metallentfernung

Epikrise: Der Verzicht auf die Fibulaosteosynthese führt zur Fehleinschätzung der distalen Tibiakrümmung. Das Implantat ist zu wenig angebogen, was die Valgusstellung verstärkt und den Brückenkallus fördert.

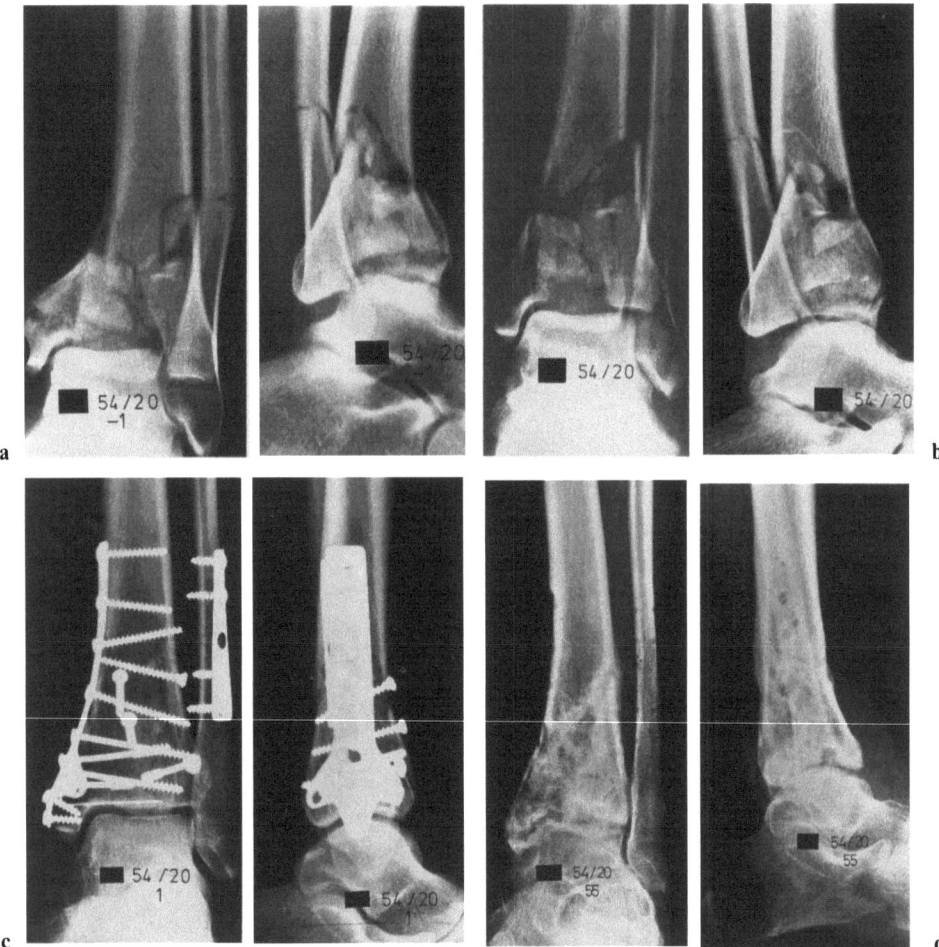

Abb. 163a–d. Klinisch-radiologisches Beispiel zu Operationstechnik. Verlauf und Ergebnis. Früharthrose nach anatomischer Rekonstruktion einer komplexen C-Fraktur (29jähriger Schreiner, Sturz vom Gerüst, Monotrauma, geschlossene Fraktur. Persönliches Beispiel des Autors).

a Komplexe vollständige Fraktur der Gelenkfläche. Zentrale Stempelimpression, relativ große Fragmente. Typische, quere Fibulavarusfraktur in der Diaphyse. Riß der distalen lateralen Bänder. Zweifache Fraktur des Malleolus internus, Subluxation der Talusrolle nach ventral-medial. Eingeteilt als C3.2

b In der Kalkaneusextension Alignement und partielle Reposition der Schalenfragmente, Impression deutlicher

c Osteosynthese nach 7 Tagen. Anatomische Rekonstruktion: Drittelrohrplatte der Fibula, Kleeplatte und kleine Schrauben an der Tibia. Ein horizontaler Kirschner-Draht fixiert eigens das reponierte Imprimat. Die laterale Inzision bleibt wegen Spannung teilweise offen und wird nach Tagen in Etappen verschlossen. Komplikationslose Wundheilung: Abrollen des Fußes, Vollbelastung nach 14 Wochen

d Nach 1 Jahr (55 Wochen): schwerste Arthrose mit Zystenbildung, Einschränkung der Gehfähigkeit, Schmerzen, Arthrodesenindikation

Epikrise: Wahrscheinlich intraoperative Devitalisation als Ursache der Früharthrose.

5.4.6 Dystrophie

Die eigentliche Sudeck-Erkrankung (engl. „reflex dystrophy", franz. „osteody-strophie reflexe Leriche"), subakut beginnend und charakterisiert durch Ruhe-schmerz, torpider Weichteilschwellung, Aufhebung der Beweglichkeit und flecki-ger Osteoporose, ist v.a. an der oberen Extremität bekannt. Nach distalen Tibia-frakturen ist sie ein seltenes Ereignis [88]. Vorübergehende und ausheilende Fälle bestanden im Churer Krankengut [24]. Hourlier [63], Pierce u. Heinrich [118] und Ovadia u. Beals [116] erwähnen sie ebenfalls. Bei diesen Autoren ist es nicht sicher, ob es sich um postoperative Fälle handelt.

Infolge längerdauernder Immobilisation, insbesondere bei chronischer Oste-itis, sind jedoch fleckige Osteoporosen und entsprechende trophische Weichteil-störungen sehr häufig. Da in diesen Fällen auch die Beweglichkeit leidet, enden diese Zustände in der Regel mit einer definitiven Invalidität. Dabei ist die Osteo-porose jedoch nur ein Indikator im Rahmen eines gesamten komplexen Zustands-bildes.

5.4.7 Posttraumatische Arthrose

Das Ziel der Behandlung von Gelenkfrakturen ist die Wiederherstellung einer schmerzfreien Funktion. Bei einem stark belasteten kleinflächigen Gelenk, wie es das obere Sprunggelenk ist, wird diese Aufgabe besonders anspruchsvoll. Alle Autoren [23, 81, 93, 128, 153, 161, 169] sind sich darin einig, daß zur einwand-freien Heilung eine stufenfreie Rekonstruktin der Gelenkfläche und ein infekt-freier Verlauf erforderlich sind. Die frühe Bewegung verbessert Knorpelernäh-rung und Regeneration.

Das Zustandsbild der Arthrose und dessen Beurteilung ist vielfältig. Klinisch entsteht zuerst eine Verdickung des Gelenkes, mit Einschränkung der Beweglich-keit. Der initiale Anlaufschmerz geht in einen Dauerschmerz über mit Reduktion der Gehstrecke. Im Röntgenbild sind die ersten Zeichen eine Osteophytose, später kommt eine Verschmälerung des Gelenkspaltes hinzu. Diese läßt sich im Ver-gleich zur gesunden Seite bei belasteten Röntgenaufnahmen messen [6]. Bei wei-terem Fortschreiten kommt es zur subchondralen Sklerose, zur Deformation und Verbreiterung der Epiphyse, seltener zu Zystenbildungen. Schließlich kann der Gelenkspalt vollständig verlöten. Klinisch besteht dann eine Ankylose. Die Symptomatologie wird auf S. 232 sehr zutreffend beschrieben.

Wie an anderen Gelenken stimmen jedoch klinisches und radiologisches Zu-standsbild oft nicht überein. Insbesondere können röntgenologisch mittelschwere Arthrosen erstaunlich beschwerdearm sein [49, 51, 129].

Jahna et al. [66] haben die Frage der Arthrose 1979 in ihrer großen Serie nach vorwiegend konservativer Behandlung eingehend analysiert. Dabei zeigt sich, daß eine Einschätzung des Schweregrades erst 4–5 Jahre nach den Unfall zuverlässig ist. Später sind Veränderungen nur noch geringgradig. Diese Auffassung deckt sich mit den Untersuchungen von Rüedi et al. 1968 [139] und von Comminot 1981 [24], welche geschlossene postoperative Serien nach mehr als 6 Jahren kontrol-lierten.

Doch läßt sich postoperativ schon nach 1 Jahr im Röntgenbild deutlich erkennen, ob ein Gelenk arthrosefrei ist oder nicht [51, 135]. Bestehen dann Unregelmäßigkeiten, ist die weitere Prognose unsicher, selbst bei einem vollkommen beschwerdefreien Patienten.

Schwere postoperative Arthrosen manifestieren sich sowohl klinisch als röntgonologisch schon nach 1 Jahr [74, 129].

Bei der konservativen Serie von Jahna et al. [66] schein dies nicht im gleichen Ausmaß der Fall zu sein. Wenn man die Ikonographie und die Zahlen studiert, hat man den Eindruck, daß nach konservativer Therapie die Arthrose eher später beginnt und langsamer verläuft, also eher milder ist als die postoperative. Die gleiche Feststellung scheint auch für die alleinige Behandlung mit dem Fixateur externe zuzutreffen [82]. Es besteht hier also das gleiche Phänomen wie bei den Malleolarfrakturen, bei welchen Arthrosen nach unvollkommener Reposition und konservativer Behandlung gutartiger sind als nach einer Osteosynthese mit persistierenden Inkongruenzen [171, 172].

Bezüglich der Häufigkeit nach Osteosynthese sind die Angaben in der Literatur sehr verschieden, weil die Statistiken meistens nicht homogen sind. Die Begriffe sind nicht definiert, die Beobachtungszeiten wechselnd, es sind nur Teile des ursprünglichen Krankengutes erfaßt. Die meisten Autoren berichten global über 20–50% Arthrosen [12, 14, 88, 96, 169]. Geringere Zahlen, allerdings bei einem privilegierten Krankengut (geschlossene Frakturen nach Skiunfall), melden Heim u. Näser [54], Comminot [24] sowie Rüedi [137, 139].

Anhand unserers Krankengutes mußte eine Bewertung nach rein röntgenologischen Kriterien vorgenommen werden (s. Anhang, Abschn. 3, Tabellen auf S. 289 ff.). Die Beobachtungszeit beträgt i. allg. 1 Jahr, seltener mehr. Es ging uns hier v.a. darum, festzustellen, wie häufig und bei welchen Frakturformen die Gelenke arthrosefrei bleiben. In der Detailanalyse wurde bei jeder Untergruppe angegeben, wie viele Fälle Veränderungen am Gelenk aufweisen. Diese haben wir unterschieden in Präarthrose, manifeste Arthrose und bereits durchgeführte Arthrodese.

Als Präarthrose wurden alle Fälle, bei welchen nach 1 Jahr im Röntgenbild Unregelmäßigkeiten der Gelenkkonturen erkennbar sind, bewertet, also solche, bei denen die Prognose voraussichtlich in einer leichten oder mittelschweren Arthrose bestehen wird.

Um jedoch eine bessere Übersicht zu erreichen, wurden im Anhang, Abschn. 4) Präarthrose und Arthrose zusammengelegt und bereits durchgeführte Arthrodesen einer separaten Kolonne zugewiesen. Derartige Evolutionen in eine sehr schwere und frühe Arthrose sind selten und auf komplexe Frakturen beschränkt.

Präarthrosen und Arthrosen fehlen fast gänzlich (unter 1%) bei den extraartikulären Frakturen. Beim reinen partiellen Spaltbruch sind sie noch selten, bei der Impression bedeutend häufiger und am häufigsten bei bestimmten Formen von C2- und C3-Frakturen.

In unserem Krankengut berechneten wir folgende Zahlen:

Nehmen wir Präarthrose, Arthrose und frühe Arthrodese als eine Gruppe zusammen (alle postoperativen Fälle mit pathologischen Gelenkveränderungen), ergibt sich folgendes Bild:

Nachkontrollierte Fälle (über mindestens 1 Jahr): insgesamt 615.

1. Extraartikuläre Frakturen (Typus A): 215 nachkontrolliert, 3 Veränderungen am Gelenk (1 technischer Fehler)
2. Partielle artikuläre Frakturen (Typus B): 187 nachkontrolliert
   - Partieller Spaltbruch (B1), 138 nachkontrollierte Fälle, 10 artikuläre Veränderungen (7,2%)
   - Partielle artikuläre Impressionsfrakturen (B2): 39 nachkontrollierte Fälle, 14 artikuläre Veränderungen (ca. $\frac{1}{3}$)
   - Partielle komplexe Frakturen (B3), 10 nachkontrollierte Fälle, 7 artikuläre Veränderungen (ca. $\frac{2}{3}$)
3. Vollständige artikuläre Frakturen (Typus C): 213 nachkontrolliert
   - Vollständige einfache Fraktur (C1): 71 nachkontrollierte Fälle, davon 14 artikuläre Veränderungen (19,7%). Darunter befinden sich 11 von 19 Frakturen mit Impression.
   - Artikuläre Spaltung mit metaphysärer Impaktion oder Trümmerzone (C2): 119 nachkontrollierte Fälle, davon 59 artikuläre Veränderungen (54%). Darunter befinden sich 11 von 14 Fällen mit zusätzlicher Impression.
   - Komplexe artikuläre Fraktur (C3): 23 nachkontrolliert, davon 15 mit artikulären Veränderungen (ca. $\frac{3}{5}$)

   Zusammenfassend zeigt sich also, daß eine Konkordanz zwischen dem aus dem Unfallröntgenbild – also rein morphologisch – für die Einteilung ermittelten Schweregrad der Frakturen und dem nachträglichen Verlauf und Endzustand besteht. Siehe auch Tabellen auf S. 289 ff.

Beispiele

Röntgenbeispiele von Komplikationen sind in Abb. 162 und 163 dargestellt.

Beispiele von sekundärer Fehlstellung sind dokumentiert als: Abb. 148, 149, 151, 155, 158, 160, 169, 170–172 und 179.

Beispiele mit dem Befund einer Arthrose oder Präarthrose in der Jahreskontrolle sind dokumentiert als Abb. 148, 149, 158, 159 und 163.

Beispiele von Synostosen befinden sich in Abb. 148 und 162.

6 Taktik und Technik beim Weichteilschaden

Beim Weichteilschaden ist zunächst zu unerscheiden zwischen geschlossenen und offenen Frakturen.

Bei den geschlossenen Verletzungen ist in der letzten Zeit v.a. unter dem Einfluß von Tscherne und seinen Schülern [113, 157, 158] die Situation klar erkannt und auch definiert worden.

Bei den Frakturen des distalen Unterschenkelsegmentes mit seinem knappen Hautmantel sind Kontusionen durch direktes Trauma von außen schwerwiegend. Bei der Aufnahme im Krankenhaus sind diese manchmal noch nicht sichtbar, was zu Fehlentscheiden zugunsten einer notfallmäßigen Operation verleiten kann. Die Folge sind dann Hautnekrosen und Infekte.

Aber auch das auf den Unfall sehr rasch folgende Auftreten von massiver Schwellung und von Kompartimentsyndromen läßt sich darauf zurückführen (s. auch Abschn. 5).

Daß die gleichen Erscheinungen auch durch Druck massiv dislozierter Fragmente von innen hervorgerufen werden können, trifft v.a. für das Vertikaltrauma zu.

Es muß hier aber hervorgehoben werden, daß schon die einfache Extension eine partielle Reposition bewirkt. Dadurch wird der Druck von innen reduziert. Für kontusionell bedingte Zirkulationsstörungen der Haut trifft dies nicht zu.

Die primäre Extension mit verzögerter geplanter Osteosynthese hat aber in allen Fällen den Vorteil, eine laufende Beobachtung des Lokalbefundes zu ermöglichen. Damit wird die Erkennung und rasche Behandlung zusätzlicher traumatischer Läsionen möglich. Wir könnten diese als „präoperative Komplikationen" bezeichnen.

Ganz anders sind die Verhältnisse bei den offenen Frakturen. Diese erscheinen schon zahlreich in frühen Statistiken, v.a. beim Sturz und beim Verkehrsunfall [119, 147]. Hier müssen notfallmäßig das Skelett stabilisiert und avitale Weichteile entfernt werden.

Die große Mehrzahl der Hautläsionen betrifft die Medialseite des distalen Unterschenkels. Eine Beurteilung der lokalen Zirkulation kann erst nach einer Grobreposition der Fraktur und einer provisorischen Stabilisierung erfolgen. Wenn es die lokalen Verhältnisse erlauben, wird deshalb zuerst die typische Osteosynthese der Fibula ausgeführt (s. S. 149 und Abb. 132). Dann läßt sich ein einwandfreies Débridement durchführen und die tibiale provisorische Stabilisierung anschließen. Wenn irgendwie möglich, soll in dieser Phase die Tibiagelenkfläche reponiert werden, da dieser Schritt zu einem späteren Zeitpunkt kaum mehr nachgeholt werden kann. Die provisorische Fixation erfolgt mit einzelnen

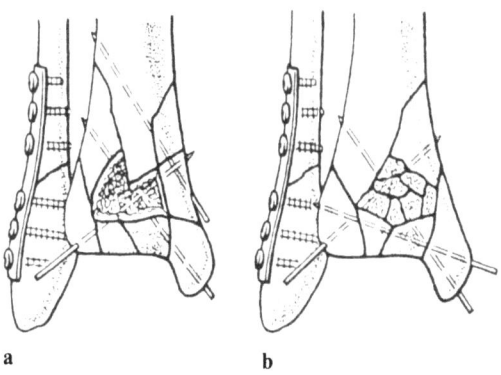

a   b

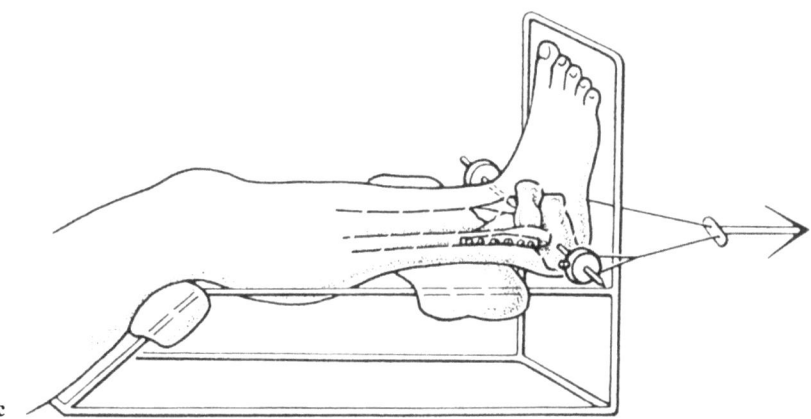

c

Abb. 164a–c. Technische Lösungen bei medialem Weichteilschaden.
a Fibulaplatte, Reposition der Tibiagelenkfläche und Fixation mit Kirschner-Drähten
b Primär bereits eingebrachte Spongiosaplastik
c Fibulaplatte und Kalkaneusextension

Kirschner-Drähten, gelegentlich mit einzelnen feinen Schrauben, evtl. nur mit Kalkaneusextension.

Im Vordergrund steht heute jedoch die Stabilisierung mit dem Fixateur externe. Als Montagen kommen Rahmenkonstruktionen in Dreieckform in Frage (Abb. 165a). Die Verankerung der Steinmann-Nägel erfolgt dann im Talus, im Kalkaneus sowie in der Tibiadiaphyse. Neuerdings ist man fast ausschließlich auf unilaterale mediale Klammerfixateure mit Schanz-Schrauben übergegangen, wobei die distale Fixation vorwiegend im Kalkaneus erfolgt (Abb. 165b). Es werden damit beide Sprunggelenke überbrückt. Die Erfahrung zeigt, daß diese Stabilisierung ausreicht. Bei extraartikulären Frakturen kommt eine V-förmige Anordnung mit 2 Rohren in Frage (Abb. 165c).

Die Fixateur-externe-Stabilisierung hat gegenüber der klassischen Kalkaneusextension den großen Vorteil, die freie Bewegung in Knie und Hüftgelenk zuzulassen, was zirkulatorisch und auch psychologisch stark ins Gewicht fällt.

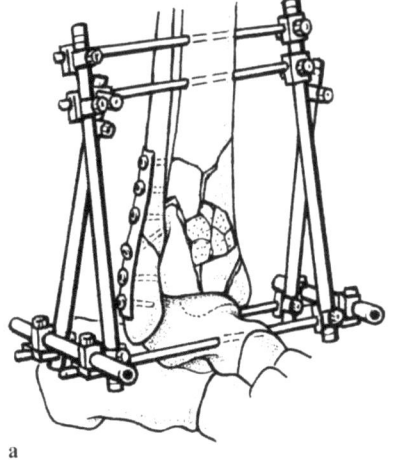

a

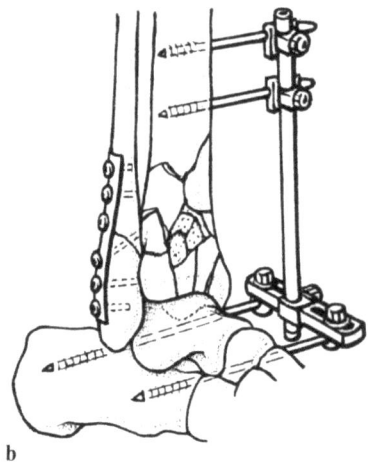

b

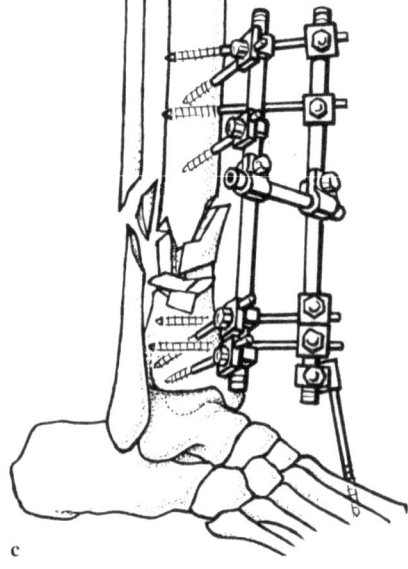

c

Abb. 165 a–c. Fixateur-externe-Systeme bei Weichteilschaden.
a Rahmenfixateur mit Steinmann-Nägeln (Tibia, Talus, Kalkaneus)
b Gelenküberbrückende Fixation mit einem medialen Rohr und distalem T-Stück
c Anteromediale V-Montage mit 2 Rohren. Zusätzliche Fixation im Metatarsale I

Von der primären Einbringung einer Spongiosaplastik wird bei offenen Frakturen eher abgeraten, da die Zirkulationsverhältnisse in der Tiefe unsicher sind, was das Einheilen des Transplantates gefährdet.

Beim Bestehen offener Frakturen 3. Grades mit Verletzungen von Sehnen und Gefäß-Nerven-Bündeln oder großen Hautdefekten muß man sich primär mit provisorischen Maßnahmen behelfen. Große Hautdefekte können nur plastisch gedeckt werden. Die Cross-leg-Plastik hat hier ohne Zweifel den mikrochirurgisch übertragenen, freien Lappen den Rang abgetreten. Dazu ist jedoch von Anfang an die enge Kooperation mit der Mikrochirurgie unerläßlich.

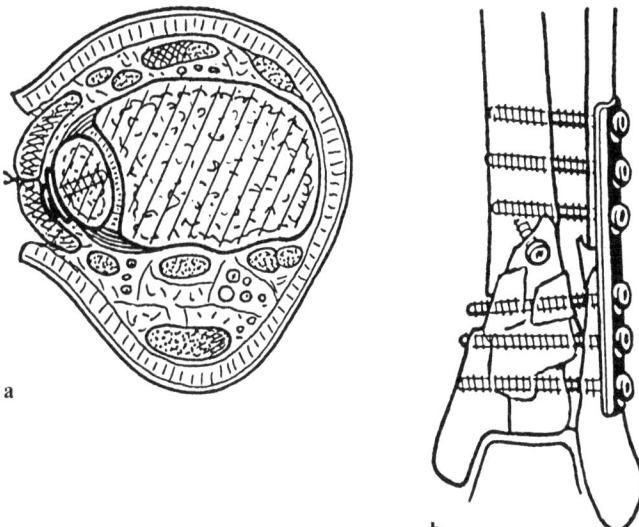

a

b

Abb. 166a, b. Alternativen bei medialem Weichteilschaden.
a Vorschlag von Ganzoni u. Jirecek [35]: Die laterale Inzision bleibt zur Entlastung offen. Die Fibulaplatte wird gedeckt vom mobilisierten M. peronaeus brevis und M. extensor digitorum longus
b Vorschlag von Judet et al. [67]: Fibulaplatte mit langen, die tibiafragmente mitfixierenden Schrauben

Unter Umständen ist eine Second-look-Operation und ein zweites Débridement nach einigen Tagen erforderlich. Die definitive Stabilisierung der Fraktur und die plastische Defektdeckung werden dann mit Vorteil zeitlich in einen einzigen Eingriff zusammengelegt.

Hier sei daran erinnert, daß Vivès et al. [161] beim medialen Weichteilschaden die Reposition der Tibiafraktur von anterolateral her ausführen und die Implantate auch dort plazieren.

Dieses Vorgehen wird in neuester Zeit auch von Ganzoni u. Jirecek [35] empfohlen. Sie lassen dann die laterale Inzision zur Entlastung breit offen und decken die Fibula mit der von dorsal und ventral mobilisierten Muskulatur (Abb. 166a).

Als technische Alternativen sind ferner zu erwähnen:

– Die transfixierende Tibiaverschraubung von lateral her nach Judet et al. [67] („en peigne" – als Kammtechnik bezeichnet). Durch eine Fibulaplatte hindurch können lange Schrauben Tibiafragmente stabilisieren, sofern in der Fibula die beiden kortikalen Gewinde erhalten sind (Abb. 166b).
– Die transplantare Markschienung mit Steinmann-Nägeln. Sie kann in Extremsituationen als provisorische einfachste Fixation hilfreich sein.

In den neuesten Statistiken [8, 13, 14, 63, 88, 169] werden 20–30% der Pilon-tibial-Frakturen als offen angegeben. Tassler [151] analysiert ausschließlich offene Frakturen 2. und 3. Grades.

Im hier analysierten Krankengut ist der Anteil offener Frakturen je nach Morphologie sehr verschieden:

− Bei den extraartikulären Schrägfrakturen (A1.2) sind es schon 12%, bei den Keilfrakturen (A2.2) bereits 28%, bei den komplexen A3 Frakturen fast die Hälfte.
− Bei den partiellen Frakturen (B) sind sie selten, außer bei den komplexen B3-Frakturen.
− Auffallend ist die Seltenheit offener Frakturen bei den einfachen C1-Frakturen (ca. 4%) und bei den Impaktionsfrakturen (C2.1), bei denen nur Valgusfrakturen offen sind (S. 280). Bei den C2.2-Frakturen (metaphysäre Trümmerzone) ist wieder fast die Hälfte offen. Der Anteil sinkt dann überraschenderweise wieder bei den komplexen C3-Frakturen auf 26% und ist generell bei ausgedehnten, in die Diaphyse verlaufenden Brüchen niedriger.

(Bezüglich Details s. Anhang, Tabelle auf S. 289 ff.)

In unserer Serie besteht also eine gewisse Übereinstimmung zwischen Morphologie und Weichteilschaden. Osteitisfälle nach offenen Frakturen sind aber nicht wesentlich häufiger als nach geschlossenen (s. S. 292).

7 Pilon-tibial-Frakturen: What's new?*

Die ausführlich beschriebenen klassischen Behandlungsprinzipien haben ihre Brauchbarkeit und Erfolgschancen in mehreren größeren Patientenkollektiven [8, 24, 54, 137, 139] zwar genügend bewiesen. Dennoch gibt es in jüngster Zeit Autoren [14, 96, 101], die über eine hohe Komplikationsrate von 20–30%, insbesondere bezüglich der Weichteilheilung berichten und dies speziell auf die Plattenosteosynthese an der Tibia zurückführen. Eine Wundheilungsstörung am distalen Unterschenkelende mit seinem äußerst dünnen Weichteilmantel ist aber meist gleichbedeutend mit Infekt bzw. Osteitis und in der Regel auch mit einem schlechten funktionellen Ergebnis.

Die Hauptschuld am „Versagen der Plattenosteosynthese" wird dabei in erster Linie dem Unfallmechanismus bzw. der Art des Weichteiltraumas (direktes statt indirektes Trauma), dem Schweregrad des Bruchs (Typ C statt A) sowie dem Alter des Patienten zugeschrieben. Sicherlich spielen diese Faktoren eine gewichtige Rolle, leider wird aber in der Regel verschwiegen, daß gerade bei der operativen Versorgung der Pilon-tibial-Frakturen die Erfahrung des Operateurs, dessen Operationstechnik bzw. Weichteilbehandlung inkl. Hautnaht sowie die Wahl des Operationszeitpunktes von ausschlaggebender Bedeutung ist. Es erstaunt deshalb auch nicht, daß in den ersten Mitteilungen von Rüedi u. Allgöwer [139] über die Hälfte der Patienten von Allgöwer persönlich versorgt wurden, während Heim nahezu 100% seiner Fälle selbst operiert hatte. Jeder Operateur mit einiger Erfahrung weiß auch, daß seine ersten Fälle meist weniger gute Resultate ergaben als die späteren.

Es kann allerdings kein Zweifel bestehen, daß sich das Gros der Patienten mit intraartikulären Frakturen am distalen Unterschenkel heute aus älteren Menschen mit direktem Trauma und schlechteren Weichteilverhältnissen (Verkehrsunfälle, Sturz aus Höhe etc.) zusammensetzt, während der Sportunfall des Jüngeren mit indirektem Unfallmechanismus weit seltener geworden ist. Dementsprechend dürfte auch der Prozentsatz der offenen Brüche und Polytraumapatienten gestiegen sein. Die Behandlungstaktik muß sich deshalb der neuen Situation anpassen, obschon sich an der Indikation zur Operation kaum etwas geändert haben dürfte.

---

* Th. Rüedi

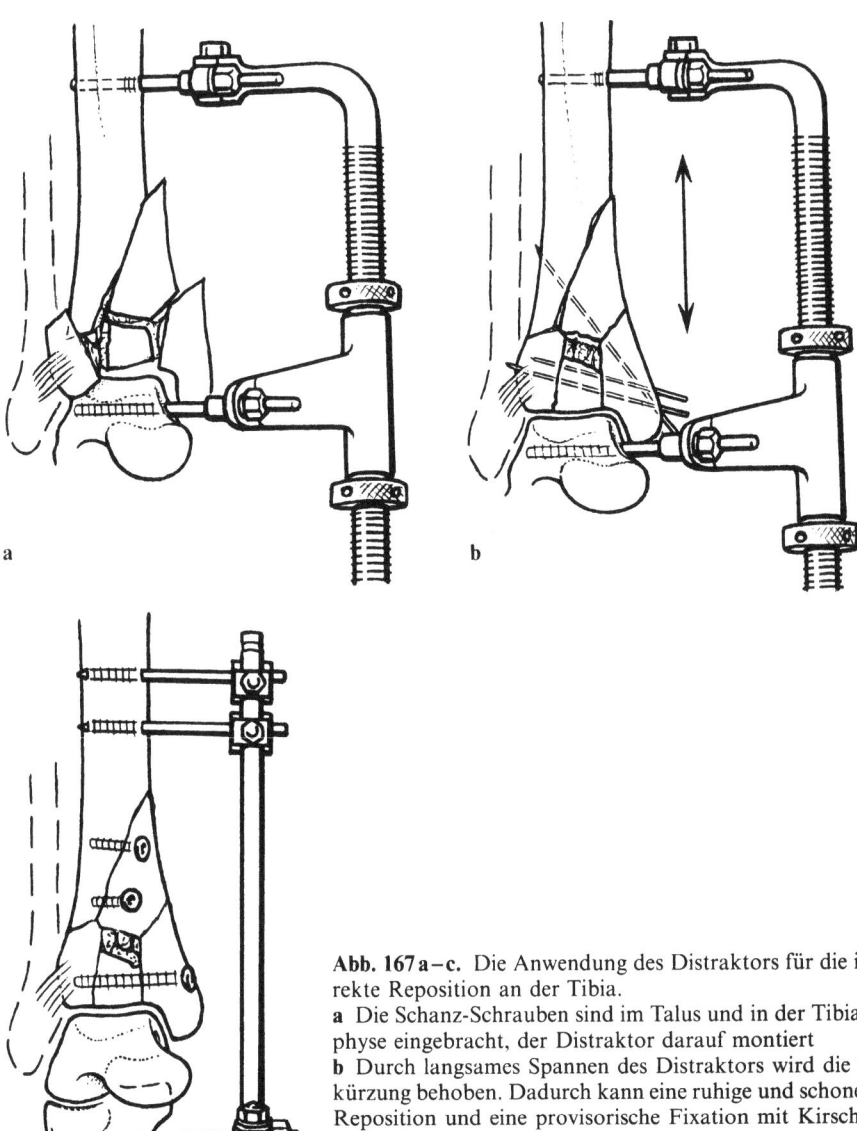

Abb. 167 a–c. Die Anwendung des Distraktors für die indirekte Reposition an der Tibia.
a Die Schanz-Schrauben sind im Talus und in der Tibiadiaphyse eingebracht, der Distraktor darauf montiert
b Durch langsames Spannen des Distraktors wird die Verkürzung behoben. Dadurch kann eine ruhige und schonende Reposition und eine provisorische Fixation mit Kirschner-Drähten erreicht werden
c Medialer Fixateur zur temporären Abstützung einer Minimalosteosynthese der Tibia mit kleinen Schrauben. Die Schanz-Schrauben sind im Kalkaneus eingebracht

Operationszeitpunkt

Sofern die äußeren Umstände – in bezug auf den Patienten, den Operateur und die Gesamtorganisation – es gestatten, ist ein möglichst rasches Vorgehen (Sofort-osteosynthese) innerhalb weniger Stunden nach dem Unfall, insbesondere noch vor dem Auftreten der gefürchteten Weichteilschwellung, zu bevorzugen und in mancher Hinsicht von Vorteil. Gegenüber früheren Mitteilungen dürften die erwähnten Voraussetzungen zur Sofortosteosynthese heute immer seltener erfüllt sein, so daß auch in unserem Krankengut der Anteil an Spätosteosynthesen (nach 1–2 Wochen) stark zugenommen hat. Bestehen auch nur geringste Bedenken in bezug auf die Weichteilsituation oder Verzögerungen in der Verfügbarkeit des Operationssaals bzw. des erfahrenen Operateurs, so sollte nicht mehr operiert werden, d. h. wir dürfen keine Kompromisse eingehen.

Während früher in dieser Situation zur Ruhigstellung eine Kalkaneusdrahtextension angelegt wurde (wenn möglich gezielte Bohrdrahttechnik nach Jahna et al. [66]), wird heute vermehrt die temporäre Fixateur-externe-Applikation zwischen Tibia und Kalkaneus bzw. Talushals empfohlen. Durch leichte Distraktion kann dabei die Fraktur provisorisch reponiert und fixiert werden, ohne daß der Patient völlig immobilisiert ist. Gelingt durch Zug allein bereits eine befriedigende Reposition der gelenkbildenden Fragmente, so kann u. U. auf die Osteosynthese sogar verzichtet und die konservative Therapie angeschlossen werden. Um die Gelenksituation sicher beurteilen zu können, empfiehlt sich die konventionelle Tomographie, die u. E. weiterhin besseren Aufschluß über die Gelenkkongruenz gibt als die CT.

Der Zeitpunkt zur Operation ist erst dann gegeben, wenn sich das posttraumatische Weichteilödem zurückgebildet hat. Bei allen Sekundäreingriffen empfehlen wir die perioperative Antibiotikaprophylaxe (single dose), in der Regel mit einem Cephalosporin der ersten oder zweiten Generation.

Alternative Osteosynthesetechniken

Die klassische Versorgung der Pilon-tibial-Fraktur mittels medialer Abstützplatte (Kleeblatt- oder T-Form) ergibt die beste Stabilität, erscheint aber beim offenen Bruch mit meist medial gelegenen Hautläsionen nicht geeignet und wird deshalb auch häufig für Wundheilungsstörungen verantwortlich gemacht. Es mußten deshalb alternative Stabilisierungsformen gesucht werden, die einerseits die anatomische Rekonstruktion und rigide Fixation der Gelenkfläche garantieren und andererseits eine genügende Verbindung zum Tibiaschaft gewährleisten.

Für die Fibulafraktur mit ihrem in der Regel weit besseren Weichteilmantel (Abb. 132) bevorzugen wir nach wie vor die Drittelrohrplatte, seltener die reine Verschraubung. Die Rekonstruktion der korrekten Fibulaanatomie als erster Operationsschritt dient dabei der heute viel gepriesenen indirekten Reposition der distalen Tibiagelenkfläche. Als weiteres Hilfsmittel für den Wiederaufbau der Tibia kann der Distraktor verwendet werden, der am zweckmäßigsten zwischen Tibiaschaft und Talushals bzw. Kalkaneus eingesetzt wird. Falls bereits ein temporärer Fixateur externe angelegt worden war, so können dieselben Schanz-Schrauben oder Steinmann-Nägel zum Anlegen des Distraktors verwendet werden.

Bei qualitativ gutem Knochen und großen, anatomisch genau einpaßbaren Kortikalisfragmenten, kann u. E. die reine Verschraubung durchaus genügend Stabilität vermitteln, um eine frühfunktionelle Nachbehandlung ohne Zusatzschiene zu gestatten. Wir wählen dazu in der Regel die 4,0-mm-Spongiosa- oder 3,5-mm-Kortikaliszugschrauben. Beide Gewindeformen geben in der Regel sehr guten Halt, so daß wir auf die größeren Schraubentypen fast ganz verzichten können. Die neu entwickelten, selbstschneidenden, kanülierten Schrauben (3,5

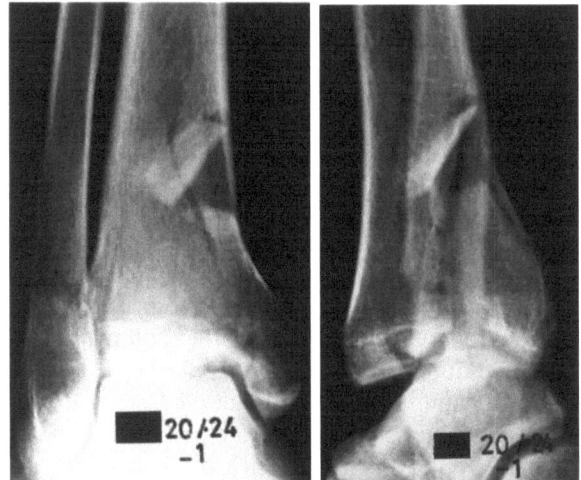

a

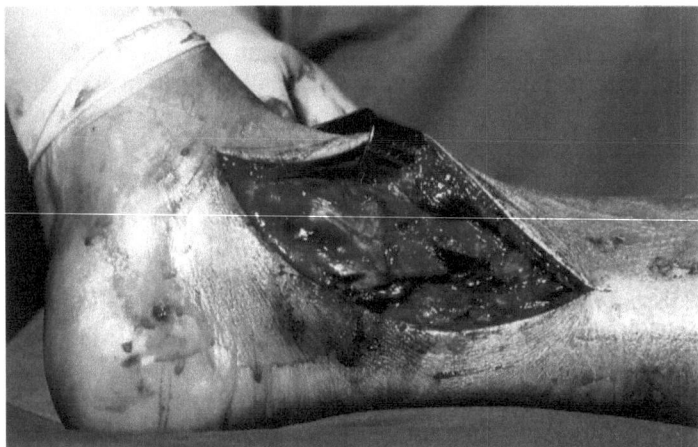

b

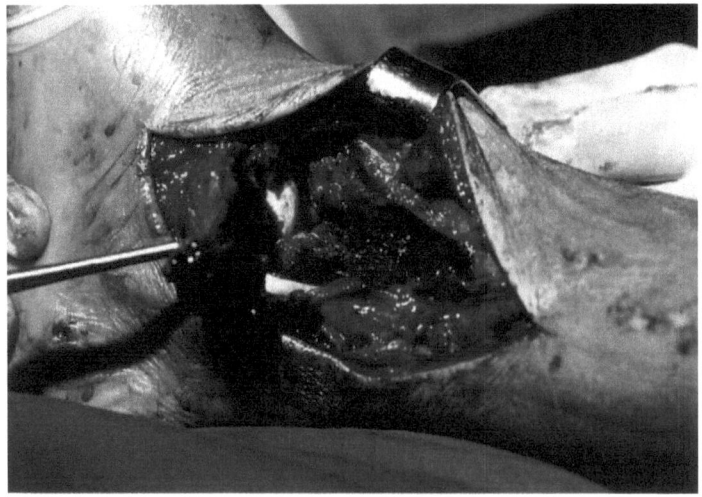

c   Abb. 168 a–c

oder 4 mm) vereinfachen dabei das operative Vorgehen wesentlich. Nach Fragmentreposition und provisorischer Fixation mit den entsprechenden Kirschner-Drähten (1,2 mm) werden diese – meist an idealer Stelle plaziert – direkt als Führungsdraht für die kanülierten Schrauben benützt. Erweist sich die reine Verschraubung als nicht genügend bewegungsstabil und bestehen Bedenken gegen das Anbringen der klassischen Abstützplatte – z. B. bei offener Fraktur oder sonst prekärem Weichteilmantel –, so kann die fehlende Stabilität durch einen Fixateur externe ergänzt werden. Bewährt hat sich die Rahmenkonfiguration zwischen Tibiaschaft und Talushals oder Kalkaneus. Je nach Frakturtyp und Weichteilen kann auch eine unilaterale oder kompliziertere V-Konstruktion aufgebaut werden. Eine gelenküberbrückende Montage sollte dabei nicht länger als 6 Wochen in situ bleiben, um so die Gelenkbeweglichkeit nicht zu kompromittieren.

Bei Weichteildefekten am distalen Unterschenkel, die weder primär noch früh sekundär mit einfachen Mitteln (z. B. Thiersch) gedeckt werden können, empfiehlt es sich sehr rasch – innerhalb weniger Tage nach dem Unfall – eine plastische Deckung, meist mittels mikrovaskulärem Lappen zu erörtern. Die plastischen Chirurgen sollten deshalb speziell bei offenen Frakturen und sofern verfügbar, schon bei der Primärversorgung zugezogen werden, bzw. der Patient in ein entsprechend eingerichtetes Zentrum verlegt werden.

Auffüllen des metaphysären Knochendefektes

Das qualitativ beste Material zum Auffüllen eines epi- bzw. metaphysären Knochendefektes bleibt sicherlich die autologe Spongiosa. Als einziger Nachteil haftet ihr allerdings der geringe mechanische Halt an, der zur sicheren Unterstützung der impaktierten Gelenkfläche notwendig ist. Nachdem sich am Tibiakopf aus denselben Gründen die zusätzliche Verwendung von massiveren kortikospongiösen Beckenkammspänen oder -keilen bestens bewährt hat, dürfte sich diese Art der Defektauffüllung auch bei ausgewählten Formen von Pilon-tibial-Frakturen mit größeren Defekthöhlen als zweckmäßig erweisen. Am Tibiakopf konnte durch die Verwendung von kortikospongiösen Spänen sehr oft auch auf eine

---

Abb. 168 a–h. Klinisch-radiologisches Beispiel zu Operationstechnik, Verlauf und Ergebnis. Osteosynthese einer Impressionsfraktur nur mit kleinen Schrauben (29jähriger ausländischer Bauarbeiter, Sturz vom 6 m hohen Gerüst, geschlossene Fraktur, keine Nebenverletzungen. Wegen Schwellung und beginnender Blasenbildung primäre Extension und Osteosynthese nach 8 Tagen. Aktive Mobilisierung ab 6. Tag. Entlassung aus dem Krankenhaus nach 20 Tagen mit entlastendem Gehapparat. Teilarbeitsfähig als Bauarbeiter nach 18, voll arbeitsfähig nach 20 Wochen; keine Rente).
a Partielle Fraktur; ventrale Wand intakt. Posteromediale, schräge Stempelimpression. Mehrfache Spaltung der dorsalen Metaphyse; Subluxation des Talus; typische Fibulavalgusfraktur. Vertikalfraktur des Malleolus internus. Wäre einzuteilen als B2.3
b Atypische dorsomediale Inzision. Sicht auf Frakturlinie und kortikale Fensterung
c Operationssitus: Fragmente und Impression deutlich erkennbar; Malleolus internus nach distal weggehalten. Dorsal die Sehne des M. tibialis posterior

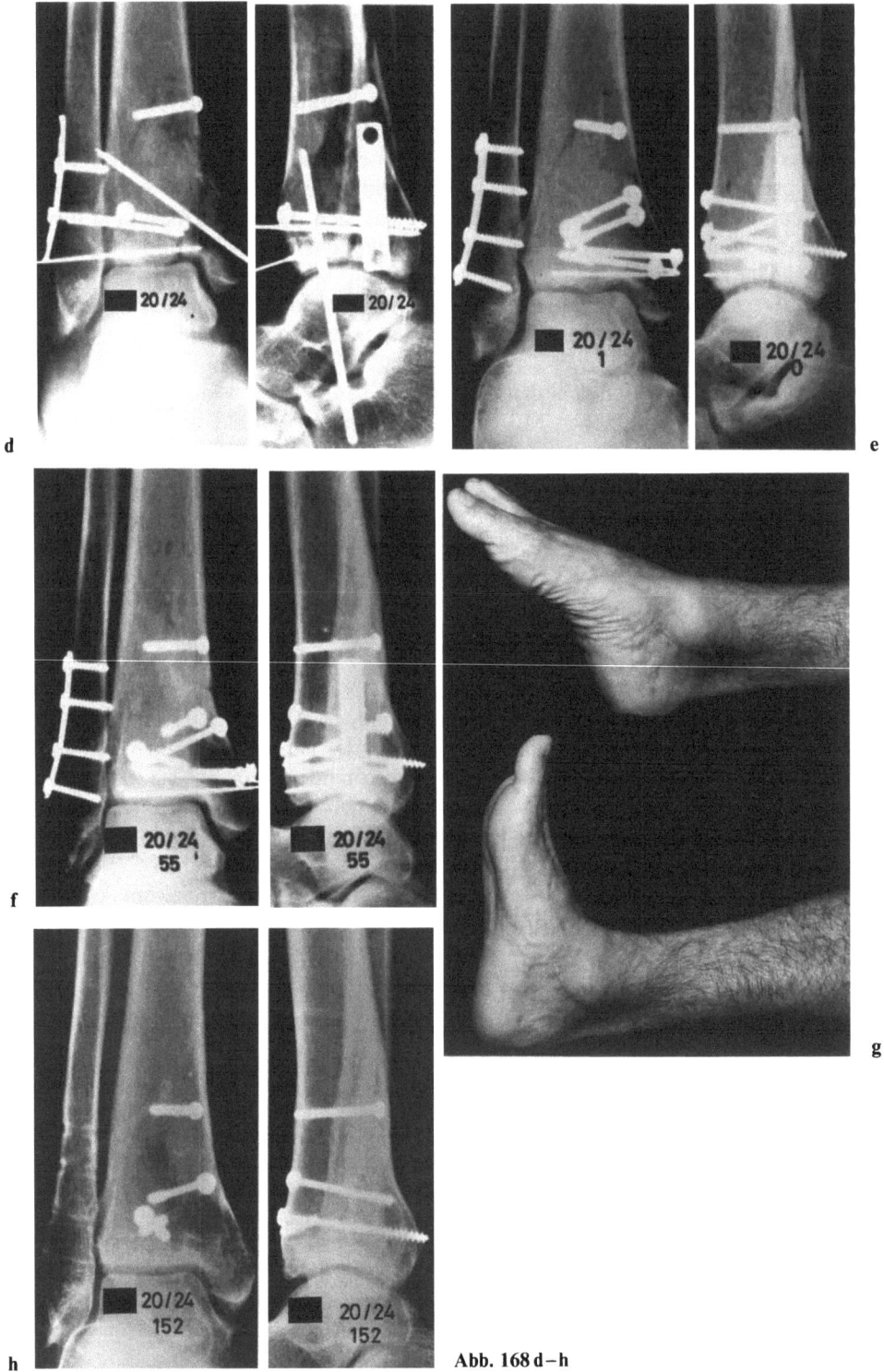

d

e

f

g

h   Abb. 168 d–h

Abstützplatte verzichtet werden, was an der distalen Tibia in ähnlicher Weise möglich ist.

Obschon wir heterologen Knochentransplantaten beim frischen Gelenkbruch skeptisch gegenüberstehen, kann als weitere Alternative Calciumtriphosphatgranulat (z. B. Ceros 82) verwendet werden. Im Gegensatz zum Hydroxyapatit (Ceros 80) wird Calciumtriphosphat nicht nur eingebaut, sondern – wenn auch langsam – über Jahre durch Knochen ersetzt. Ähnlich wie die Spongiosa hat allerdings das Granulat auch keine sehr große mechanische Unterstützungswirkung.

Abb. 168a–h (Fortsetzung)
d Röntgenaufnahme in situ: provisorische Osteosynthese der Fibula. Die Tibiafraktur ist reponiert, die Impression beseitigt. Das große dorsale Gelenkfragment und die nach proximal reichende kortikospongiöse Schale sind mit kleinen Schrauben und Unterlagsscheibe fixiert. Die Spongiosa ist in den Defekt implantiert, die Impression und der Malleolus internus mit Kirschner-Drähten gefaßt. Die Bruchspalten sind noch deutlich sichtbar
e Röntgenkontrolle nach Abschluß der Osteosynthese: Die gesamte Rekonstruktion an der Tibia erfolgte mit kleinen Schrauben. Ein gelenknaher Kirschner-Draht wurde belassen. Frakturspalten sind nicht mehr sichtbar
f Röntgenkontrolle nach 1 Jahr (55 Wochen): Fraktur geheilt, keine Arthrose
g Volle Dorsal- und Plantarflexion nach 3 Jahren
h Röntgenkontrolle nach 3 Jahren (152 Wochen): Es wurde eine Teilmetallentfernung durchgeführt (durchtastbare Implantate). Keinerlei Zeichen einer Arthrose
Epikrise: Optimale Rekonstruktion einer Impressionsfraktur. Stabilisierung praktisch nur mit kleinen Schrauben. Arthrosefrei nach 3 Jahren.

8 Sekundäre Eingriffe

8.1 Sekundäre Osteosynthesen an der Fibula

Wir haben auf S. 149 f. angegeben, unter welchen Umständen auf eine primäre Fibulaosteosynthese verzichtet werden kann. Es betrifft dies v. a. extraartikuläre Frakturen mit erhaltenem Kontakt zwischen den Tibiahauptfragmenten. Die biologische und mechanische Situation an der Tibia muß dann sehr zuverlässig sein; dies ist aber eher die Ausnahme.

Wenn man postoperativ Zeichen einer beginnenden Achsenfehlstellung erkennt, ist die sekundäre Osteosynthese der Fibula dringlich. Sie wird nach der auf S. 150 ff. beschriebenen Technik ausgeführt. Damit kann eine beginnende Valgusfehlstellung am distalen Unterschenkel meist erfolgreich aufgehalten werden. Die Fibulafraktur heilt dann problemlos (ein Beispiel findet sich in Abb. 169).

Die Lockerung einer Fibulaosteosynthese ist ein Hinweis auf eine verzögerte Heilung der Tibiafraktur. In diesen Fällen ist aus mechanischen Gründen die Reosteosynthese der Fibula ungenügend. Ein Korrektureingriff an der Tibia drängt sich auf (Abb. 158 und 172).

8.2 Reosteosynthese an der Tibia

Durch die primäre Osteosynthese wurde – als zweite Phase der Operationstaktik – die Gelenkfläche wiederhergestellt. Gröbere Dislokationen sind beim Ersteingriff beseitigt worden. Kleinere Unebenheiten oder Knorpelschäden sind der chirurgischen Behandlung entzogen. Die einzig wirksame Therapie für deren Regeneration besteht in der intensiven unbelasteten Bewegung. In sehr vielen

→

Abb. 169 a−g. Klinisch-radiologisches Beispiel zu Operationstechnik, Verlauf und Ergebnis. Sekundäre Fibulaosteosynthese, laterale Tibiaosteotomie (37jährige Malerin, Sturz vom Gerüst, offene Fraktur. Frühgravidität, später Abort. Langwieriger Verlauf infolge medialem Infekt, funktionell Defektheilung).
a Vollständige artikuläre Fraktur (laterale Spaltung) mit metaphysärer Trümmerzone. Grobe Dislokation (offen 1. Grades, mediale Wunde); Valgusposition; typische diaphysäre Fibulatrümmerfraktur. Eingeteilt als A2.2
b Notfalloperation. Débridement, nur mediale Platte, keine Spongiosaplastik. Spannungsfreier Wundschluß. Keine Antibiotika; komplikationsloser Verlauf. Spitalaustritt nach 3 Wochen mit Zirkulärgips

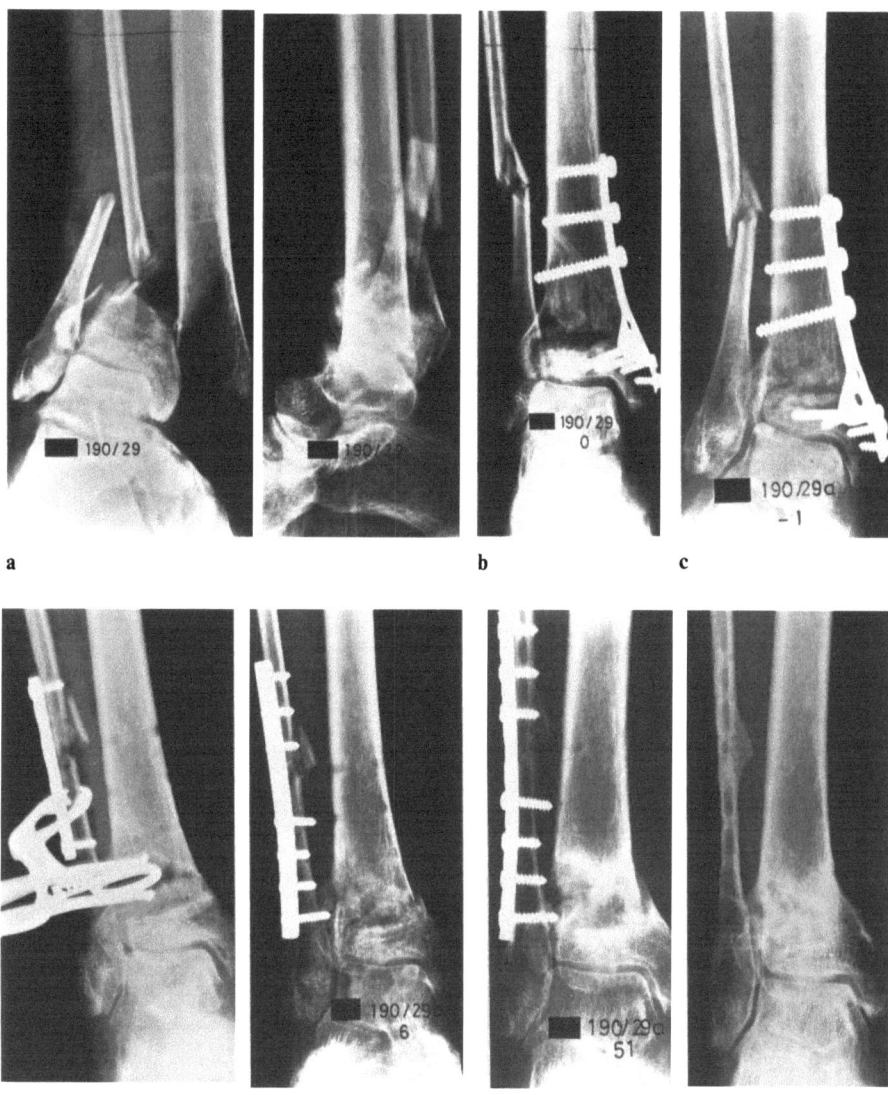

c Zunehmende Valgisierung infolge verzögerter Konsolidation in der lateralen Tibiametaphyse und an der Fibulafraktur

d Nach 3 Monaten sekundäre Fibulaosteosynthese (8-Loch, 3,5-mm-DC-Platte) und laterale Tibiaosteotomie mit kortikospongiöser Spaneinbolzung. Entfernung der medialen Platte. Achsengerechte Stellung (intraoperative Aufnahme)

e 6 Wochen später metaphysärer medialer Infekt, Osteoporose

f Zustand nach 1 Jahr: Fibula geheilt, Infektpseudarthrose, welche erst nach mehreren Eingriffen ausheilen wird, aber das Gelenk nicht erfaßt

g Schlußröntgenbild nach Konsolidation und Metallentfernung

Epikrise: Eine primäre Osteosynthese der Fibula hätte die sekundäre Fehlstellung wahrscheinlich verhindert. Die sekundäre Fibulaosteosynthese stellt die Achsen wieder ein und führt zur raschen Konsolidation. Der mediale – nach der Plattenentfernung manifeste – Infekt blieb davon unabhängig.

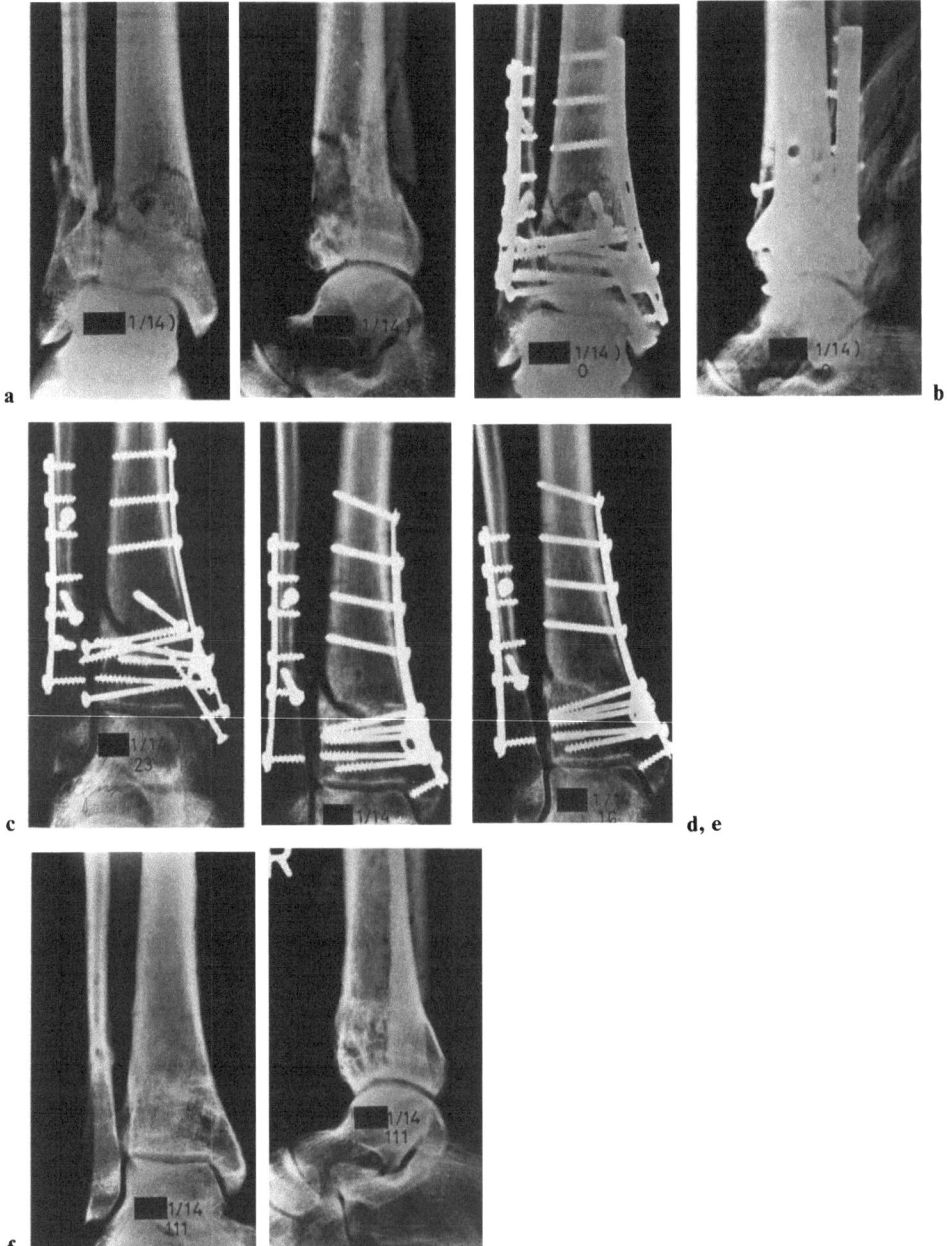

Abb. 170a–f. Klinisch-radiologisches Beispiel zu Operationstechnik, Verlauf und Ergebnis. Re-osteosynthese der Tibia rechts wegen verzögerter Konsolidation (39jähriger Mechaniker, Sturz beim Skifahren, beidseitige, geschlossene Pilon-tibial-Frakturen (Abb. 170 und 171). Primäre Osteosynthesen auswärts. Nach der Reosteosynthese entlastende Gehapparate beidseits. Schwimmen nach Wundheilung. Vollbelastung nach 3 Monaten. Nach 6 Monaten 50%, nach 14 Monaten voll arbeitsfähig im Beruf. Rechts funktionell voll wiederhergestellt, links mäßige Einschränkung in OSG und USG; Gehbehinderung in unebenem Gelände). (Aus [59])

Fällen gelingt es damit, die posttraumatische Arthrose in einem radiologisch und klinisch erträglichen Rahmen zu halten. Dies gilt auch für kleinere Impressionen [24, 135].

Im Gegensatz zu den Verhältnissen bei größeren Gelenken sind rekonstruktive sekundäre Korrekturen an der kleinen distalen Tibiagelenkfläche nur selten möglich. Führt der Knorpelschaden zu einer rasch progredienten Arthrose, so kann der schmerzhafte Zustand nur durch eine sekundäre Arthrodese (s. S. 229) behandelt werden. Endoprothesen konnten bisher nicht überzeugen [8].

Die verzögerte Konsolidation an der distalen Tibia ist stets in der Metaphyse lokalisiert. Es ist dies derjenige Bereich, in welchem primär ein Defekt oder eine Devitalisation bestand und u. U. als solche nicht erkannt wurde. Die Spongiosaplastik wurde entweder nicht ausgeführt oder ist infolge ungenügender Stabilität nicht eingeheilt. Aus dieser verzögerten Konsolidation entstehen entweder axiale Fehlstellungen – welche ossär ausheilen – oder Pseudarthrosen. Sofern sich das Problem lateral befindet, entsteht dann eine Valgusstellung, ist es medial, so entsteht eine Varusstellung. Das Osteosynthesematerial kommt unter zunehmende Beanspruchung (Wechsellast). Die Schrauben lockern sich, evtl. tritt ein Implantatbruch auf.

Wenn eine Tibiaosteosynthese nach 20 Wochen nicht einwandfrei konsolidiert ist, wenn Restbeschwerden und Schwellungen fortbestehen, so weist dies auf eine verzögerte Frakturheilung hin. Sobald der Befund gesichert ist, sollte mit einer Reintervention nicht gezögert werden. Durch Immobilisation verschlechtert sich nicht nur die Trophik des Beines, sondern auch die Moral des Patienten. Dazu kommt, daß die Reintervention technisch ausgesprochen einfach ist, da sie sich auf eine einzige Lokalisation beschränken kann. Das Hauptproblem besteht darin, den Patienten zu überzeugen, da er begreiflicherweise eine erneute Operation scheut.

Die Planung des Eingriffes gilt sowohl der Konsolidation als auch der Korrektur der Fehlstellung. Eine erneute Spongiosaplastik (evtl. zusätzlich ein kortikospongiöser Span) ist unerläßlich.

Als Zugang sind *immer* die bestehenden Narben zu verwenden, auch wenn diese nicht ideal liegen. Durch Verlängerungen nach proximal oder distal kann meistens ein ausreichender Zugang gewonnen werden.

---

a Vollständige Pilon-tibial-Fraktur mit artikulärem Spalt lateral und metaphysärer Impaktion; Valgusposition. Typische supramalleoläre Fibulatrümmerfraktur, Schrägfraktur des Malleolus internus. Wäre einzuteilen als C2.1

b Notfallmäßige Osteosynthese der Fibula mit 7-Lochdrittelrohrplatte, der Tibia mit Kleeplatte und kleinen Schrauben; Spongiosaplastik

c Nach 4½ Monaten (23 Wochen) verzögerte Konsolidation in der Metaphyse; Valgustendenz

d Reosteosynthese der Tibia: Durch die gleiche Inzision Fixation mit 2 übereinander gelagerten, verschieden langen Kleeplatten unter starker Kompression (Spannloch proximal in der Tibia). Erneute Spongiosaplastik

e Konsolidation nach 3 Monaten. Metallentfernung nach 1½ Jahren

f Kontrolle nach 2 Jahren (111 Wochen): geringe Unregelmäßigkeit in der tibialen Gelenkfläche, praktisch arthrosefrei

Epikrise: s. Abb. 171.

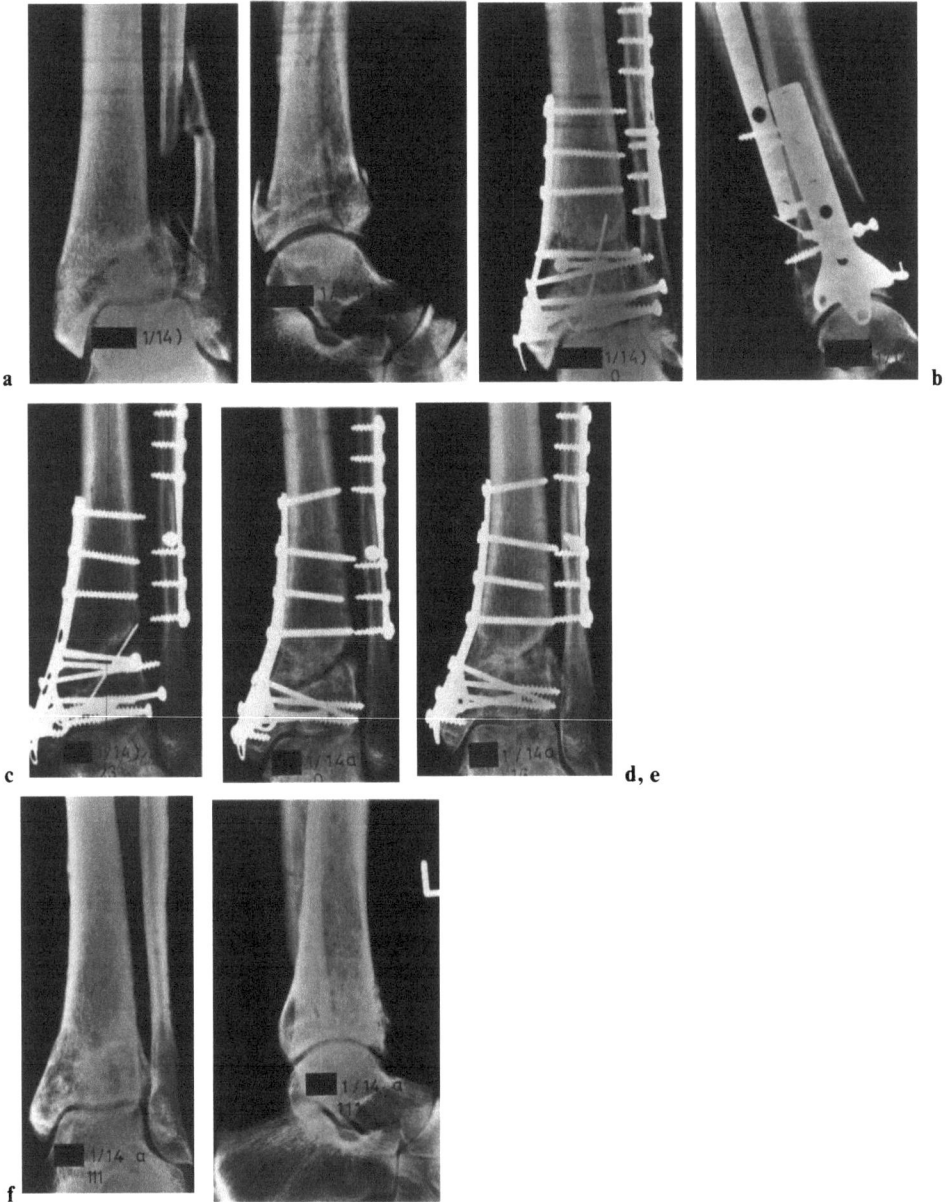

Abb. 171a–f. Klinisch-radiologisches Beispiel zu Operationstechnik, Verlauf und Ergebnis. Reosteosynthese der Tibia links wegen verzögerter Konsolidation (gleicher Patient wie Abb. 170). (Aus [59])

a Vollständige Pilon-tibial-Fraktur links mit artikulärem Spalt lateral. Metaphysäre Impaktion nahe am Gelenk. Ventral-lateral wahrscheinlich Impression; Valgusposition, diaphysäre Fibulakeilfraktur. Wäre einzuteilen als C2.1 (mit Impression)

b Notfallmäßige Osteosynthese der Fibula mit 7-Lochdrittelrohrplatte, der Tibia mit Kleeplatte und kleinen Schrauben; Spongiosaplastik

c Nach 4½ Monaten (23 Wochen) verzögerte Konsolidation in der Metaphyse. Verstärkte Valgustendenz

Neue Inzisionen in diesem vaskulär gefährdeten Hautgebiet können zu Nekrosen führen. Sie können aber auch die Entstehung atrophischer Hautbezirke begünstigen, unter welchen der Knochen bekanntlich nicht ausheilt.

Das gelockerte oder gebrochene Implantat wird freigelegt und entfernt. Proximal und distal – außerhalb der Implantatlage – werden parallele Kirschner-Drähte eingebohrt, an welchen die gewünschten Winkel gemessen werden können. Die Pseudarthrose wird dargestellt und der fibröse Kallus auskürettiert. Für die Korrektur der Achse bewährt sich auch hier die Verwendung eines Distraktionsinstrumentes (Fixateur externe oder Distraktor). Unter Umständen kann auch eine distal bereits festgeschraubte Platte zur Distraktion verwendet werden (mit Hilfe des umgekehrten Plattenspanners) [92].

Die vorbereitete autologe Spongiosa wird unter Druck in den Defekt implantiert.

Unter strikter Vermeidung zusätzlicher Devitalisationen wird ein kräftigeres Implantat an die Stelle des früheren eingesetzt und gespannt.

Postoperativ ist die Mobilisation intensiv zu fördern. In der Regel ist nach 2–3 Monaten eine einwandfreie Konsolidation und eine volle Belastungsfähigkeit erreicht.

In den Abb. 170–172 sind typische Beispiele für diese Ausführungen dargestellt.

8.3 Korrekturoperationen nach fehlverheilten Pilon-tibial-Frakturen*

Nach korrekter Osteosynthese können in der Regel gute Resultate bezüglich Schmerz und Funktion erwartet werden. Bei den Pilon-tibial-Frakturen spielt jedoch nicht nur der ossäre Schaden und hier insbesondere der subchondrale Substanzverlust, sondern auch die Zerstörung des Knorpels durch die relativ hohen Energien eine Rolle. Ausgedehnte Knorpelzerstörungen machen dann eine Arthrodese notwendig. Der geschädigte Knorpel reagiert viel empfindlicher auf Fehlstellungen. Einseitige Usuren und die Entwicklung einer posttraumatischen Arthrose sind sehr bald die Folge.

---

* A. Gächter

---

d Reosteosynthese der Tibia: Durch die gleiche Inzision Fixation mit übereinander gelagerten, verschieden langen Kleeplatten unter starker Kompression (Spannloch proximal in der Tibia). Erneute Spongiosaplastik; Achse korrigiert
e Nach 4 Monaten lateral noch nicht voll durchgebaut, aber belastungsfähig. Metallentfernung nach 1½ Jahren
f Kontrolle nach 2 Jahren (111 Wochen): beginnende Arthrose
Epikrise: Die Reosteosynthese der Tibia erfordert ein verstärktes Implantat, eine erneute Spongiosaplastik sowie eine streng funktionelle Nachbehandlung (Trophik). Das schlechtere Resultat *links* geht wahrscheinlich auf eine nicht bemerkte Impression zurück.

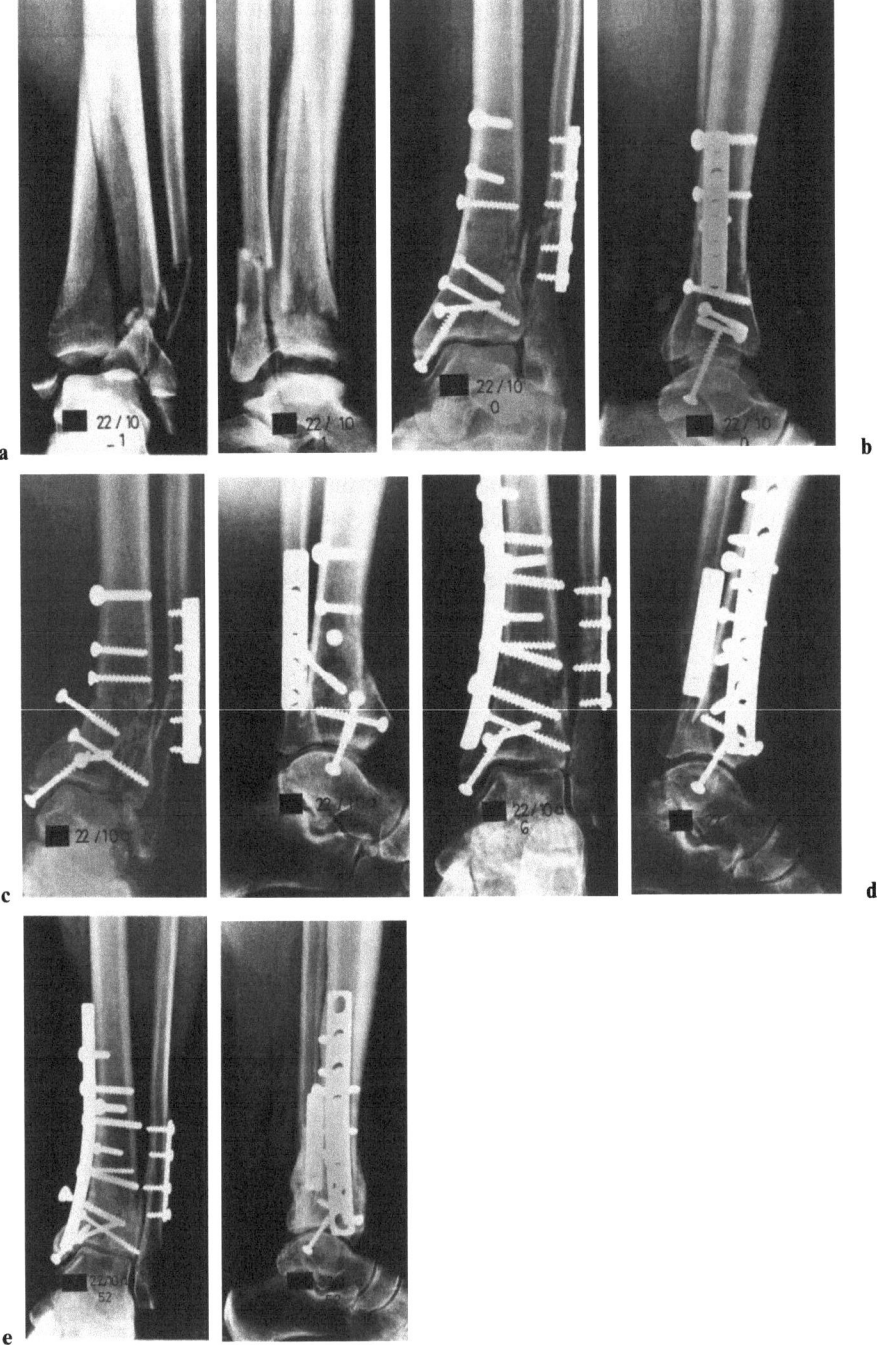

Abb. 172a–e. Klinisch-radiologisches Beispiel zu Operationstechnik, Verlauf und Ergebnis. Reosteosynthese nach sekundärer Dislokation in der Metaphyse (adipöse 38jährige Hausfrau, Autounfall, geschlossene Fraktur mit Hautkontusion, keine Nebenverletzungen. Hat wahrscheinlich entgegen Verordnung früh belastet).

Es können 7 Fehlstellungen nach Pilon-tibial-Frakturen beobachtet werden:

1. Gelenkinkongruenz (Niveauunterschiede, verbreiterte oder verschmälerte Malleolengabel)
2. Spitzfußstellung
3. Varusfehlstellung
4. Valgusfehlstellung
5. Antekurvationsfehlstellung
6. Retrokurvationsfehlstellung
7. Rotationsfehlstellung

Zudem sind Kombinationen der einzelnen Fehlstellungen möglich.

In der Literatur finden sich nur sehr spärliche Hinweise auf Korrekturosteotomien [57, 58]. Bei den meisten größeren Serien [74, 129, 137, 169] werden nur in Einzelfällen Osteotomieprobleme erwähnt.

Vor einer Osteotomie müssen verschiedene Fragen beantwortet werden können:

- Lohnt sich eine Osteotomie noch oder soll eher eine Arthrodese des oberen Sprunggelenkes ausgeführt werden? Dies dürfte wohl eine der schwierigsten Fragen sein und sie kann sicher nur zusammen mit den Ansprüchen des Patienten gelöst werden.
- Welche Osteotomieform ist indiziert?
- Welches Implantat kann verwendet werden? Soll evtl. ein Fixateur externe eingesetzt werden?
- Ist eine Korrekturosteotomie möglich, ohne daß eine segmentale Knochennekrose zu befürchten ist?

Gelenkinkongruenz

Diese Fehlstellungen sind oft schwierig zu beheben. Zur präoperativen Planung empfiehlt sich die Durchführung einer CT.

---

a Vollständige Pilon-tibial-Fraktur mit 2 lateralen, dislozierten, artikulären Fragmenten, metaphysärer Trümmerzone und Verlauf in die Diaphyse. Diaphysäre Fibulaquerfraktur. Dislozierte Querfraktur des Malleolus internus. Eingeteilt als C2.3
b Wegen Hautkontusion primäre Extension. Osteosynthese nach 10 Tagen: Fixation der Fibula mit 5-Loch 3,5-mm-DC-Platte (alle Schrauben sind etwas zu kurz). Fixation der Tibia mit Schrauben allein. Spongiosaplastik vom Becken. Komplikationslose Wundheilung; Entlassung aus dem Krankenhaus nach 20 Tagen in Gipsschiene
c Nach 2 Monaten Varusfehlstellung, sekundäre Dislokation des lateralen Gelenkfragmentes und Schraubenlockerung. Ausriß der Fibulaplatte
d Reosteosynthese der Tibia mit gerader Platte, der Fibula mit kürzerer Drittelrohrplatte. Nochmalige Spongiosaplastik, Verlauf komplikationslos. Rasche Konsolidation der Fibula
e Kontrolle nach 1 Jahr (52 Wochen): Die Varusstellung hat sich trotz dicker Platte wieder eingestellt und beträgt ca. 14°. Die Fraktur ist konsolidiert; Beschwerden durch die Fehlstellung. Spätere Stellungskorrektur durch Osteotomie
Epikrise: Ausriß der Fibulaplatte wahrscheinlich wegen zu kurzer Schraube. Die sekundär eingeführte kürzere Fibulaplatte führt zur raschen Konsolidation. Schraubenosteosynthesen bei distalen Tibiafrakturen allein sind auf Belastung nicht genügend widerstandsfähig. Ein zusätzlicher Fixateur externe (s. Abb. 152) hätte wahrscheinlich zur Konsolidation geführt.

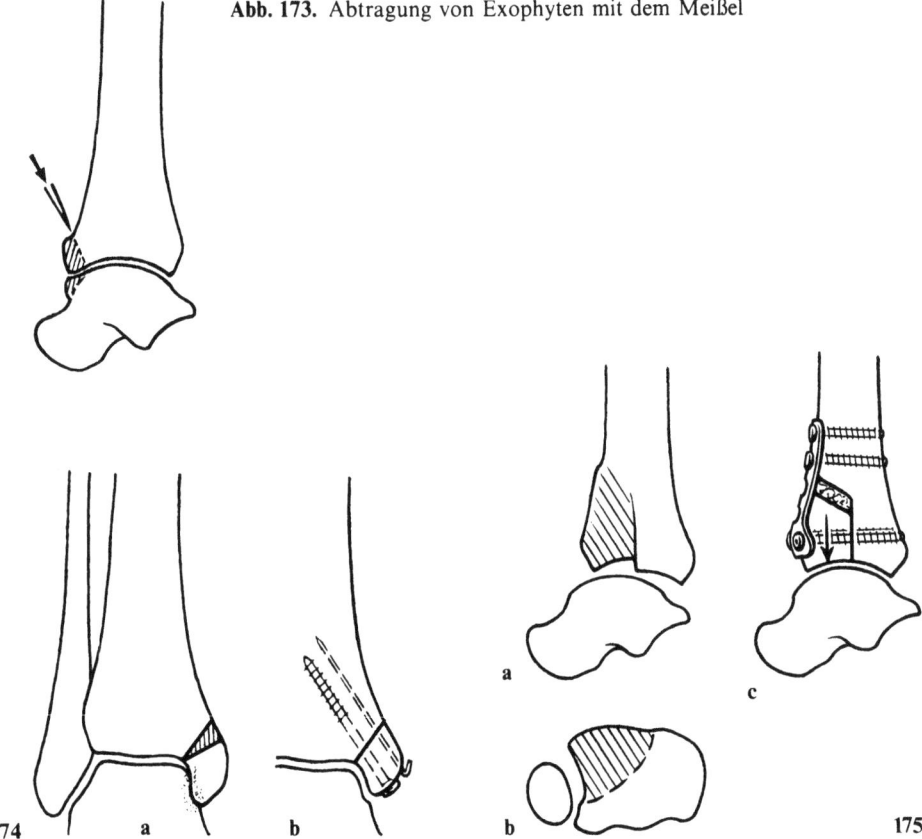

Abb. 173. Abtragung von Exophyten mit dem Meißel

174   a   b   b   175

Abb. 174a, b. Osteotomie des Malleolus internus.
a Keilosteotomie bei Druckusur des Malleolus am Talus („Impingement")
b Fixation mit Schraube und Kirschner-Draht

Abb. 175a–c. Osteotomie bei persistierender Stufe in der Frontalebene.
a Die Stufe im seitlichen Röntgenbild, hier ventral abgebildet
b Die Darstellung der dislozierten Zone im CT
c Verschiebeosteotomie. Defektfüllung mit kortikospongiösem Span, Fixation mit kleiner T-Platte

Am einfachsten ist wohl die Osteotomie am medialen Malleolus, sofern es die Durchblutungsverhältnisse zulassen. In der Regel wird sich eine aufklappende Osteotomie anbieten (Abb. 174). Es muß jedoch genau überlegt werden, ob nicht evtl. ein Rotationsfehler als Ursache für die Gelenkinkongruenz angeschuldigt werden muß. Schwieriger ist bereits die Behebung einer größeren Stufenbildung in der sagittalen Ebene. Durch das Hochrutschen eines Volkmann-ähnlichen Dreiecks kann es zu Subluxationsstellungen des Talus nach dorsal kommen, oder es hat sich ein großes ventrales Fragment nach kranial verschoben. Die selektive Osteotomie eines solchen hochgerutschten Fragmentes ist recht schwierig, da auch die Bandansätze der Syndesmose berücksichtigt werden müssen (Abb. 175).

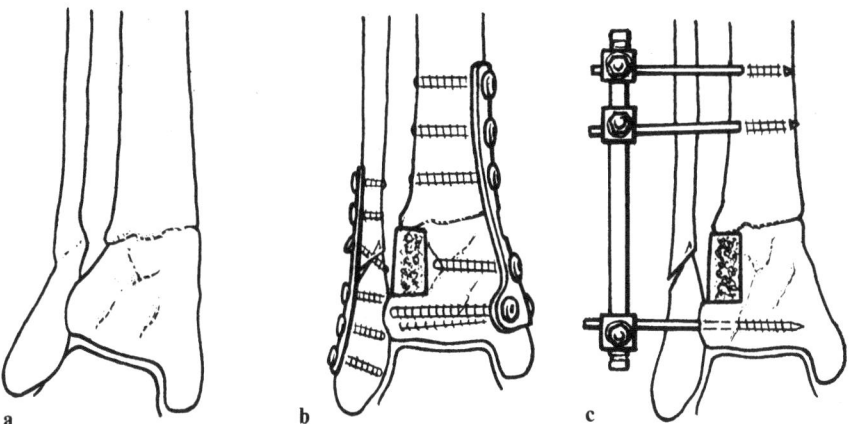

a   b   c

Abb. 176 a–c. Osteotomie bei Valgusfehlstellung.
a Fehlstellung in der Ansicht von ventral
b Schrägosteotomie der Fibula und laterale Tibiaosteotomie. In den Spalt wird ein kortikospongiöser Span eingebolzt. Stabilisierung der Fibula mit Drittelrohrplatte und interfragmentärer Zugschraube, der Tibia mit T-Platte
c Alternative: rein laterale Stabilisierung mit Fixateur externe

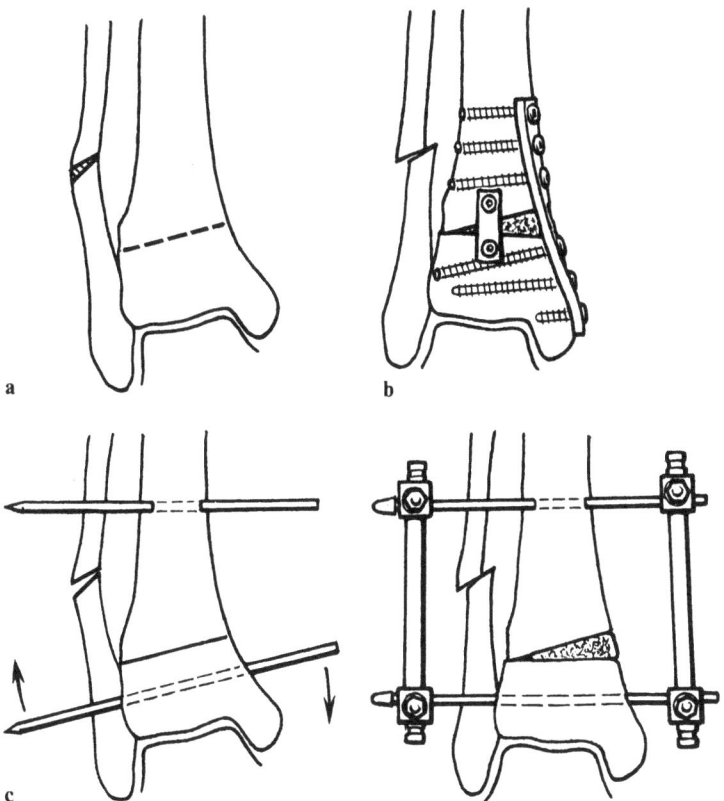

a   b

c

Abb. 177 a–c. Osteotomie bei Varusfehlstellung.
a Die Ausgangslage in der Sicht von ventral mit eingezeichnetem Resektionskeil in der Fibuladiaphyse und der Osteotomielinie in der proximalen Metaphyse der Tibia
b Aufrichtung der Tibia von medial und Einbolzen eines kortikospongiösen Spans in den Defekt. Fixation mit Doppelplatte
c Alternative mit Fixateur externe als Rahmenkonstruktion

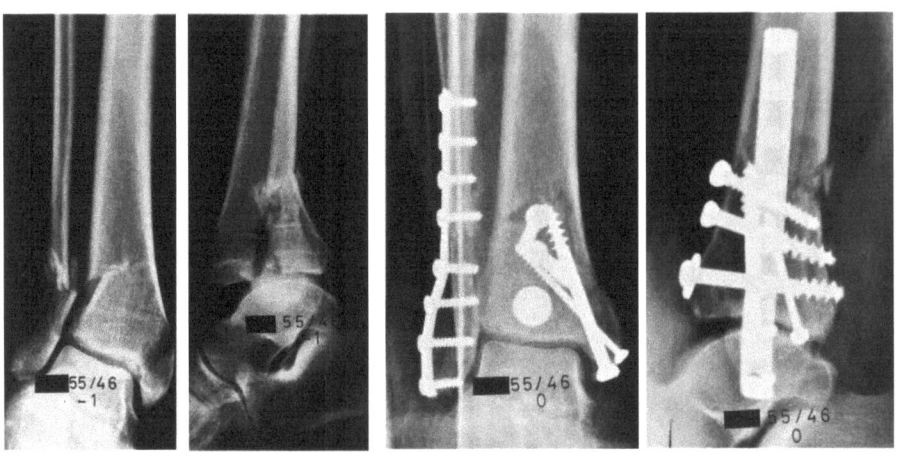

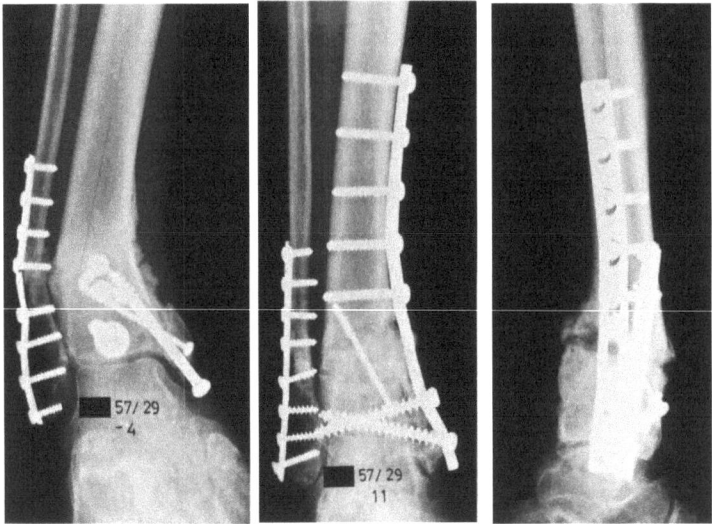

Abb. 178 a–f. Metaphysäre Pseudarthrose der Tibia.

a Partielle Pilon-tibial-Fraktur mit intakter anteromedialer Wand. Dorsale metaphysäre Trümmerzone (partielle Impaktion mit Talussubluxation); Valgusstellung; typische supramalleoläre Fibulatrümmerfraktur; Vertikalfraktur des Malleolus internus. Der Fall ist jüngeren Datums und befindet sich noch nicht in der bearbeiteten Kasuistik der AO-Dokumentationszentrale. Er wäre einzuteilen als B1.3. Seltener Fall. Die sekundäre Fehlstellung (Varus) entspricht nicht der initialen axialen Dislokation (Valgus).

b Osteosynthese der Fibula mit 8-Lochdrittelrohrplatte, der Tibia mit großen Schrauben von ventral. Der Malleolus internus wird mit einer großen Spongiosaschraube fixiert, welche schräg nach ventral proximal orientiert ist. Dadurch entsteht in der schmalen intakten Metaphyse eine mechanisch ungünstige Konzentration grober Fremdkörper. Wegen zweifelhafter Stabilität Gipsfixation für 4 Wochen

c Sekundäre Dislokation in Varusstellung durch ventralen Einbruch und dorsalen Defekt. Plattenbruch an der Fibula

d Reosteosynthese wegen etablierter Pseudarthrose nach 9 Monaten. An der Tibia mediale DCP, an der Fibula nochmals Drittelrohrplatte

e 8 Monate später wegen persistierender Pseudarthrose zweite Reosteosynthese an der Tibia. Mediale Titan-DC-Platte. Zusätzlich ventral Spezialplatte für Halswirbelsäule mit Hohlschrauben. Medial supramalleolär 2 Titan-Staples. Röntgenbild nach Ausheilung. Tibiofibulare Synostose; Arthrose mit Verschmälerung des Gelenkspaltes und Osteophytose

f Intraoperative Photographie zeigt die Anordnung der beiden Platten bei der zweiten Pseudarthrosenoperation

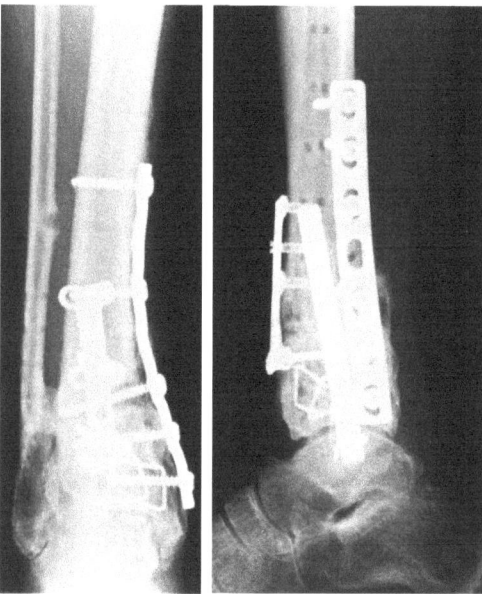
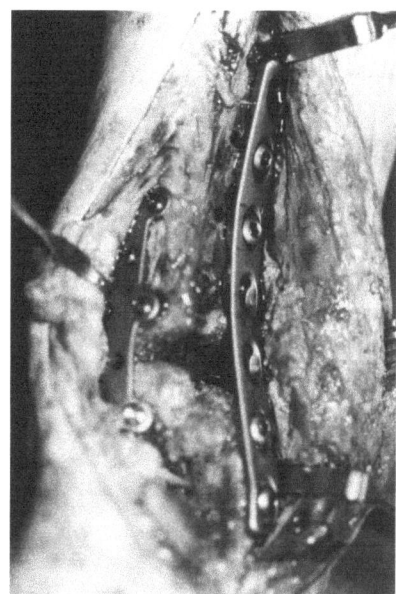

e   f

Zuletzt kann noch die Abtragung einer ventralen Tibia- und/oder Talusexostose (Abb. 173) genannt werden. Sie wird v. a. zur Verbesserung der Dorsalextension notwendig sein.

Antekurvations- und Retrokurvationsfehlstellung

Diese sind meist kombiniert mit Varus-, Valgus- oder Rotationsfehlstellungen. Bei alleiniger Korrektur von Ante- oder Retrokurvationsfehlstellung empfiehlt sich die Zuggurtungsosteosynthese.

Spitzfußfehlstellung

Diese ist vorhanden bei Antekurvationsfehlstellungen der Tibia, ist aber am häufigsten wohl wegen chronischer Schmerzen und schwieriger Nachbehandlung anzutreffen. Die posttraumatische Spitzfußstellung ist ein hartnäckiges Problem und kann meist nur mit einer Arthrodese im oberen (oder unteren) Sprunggelenk korrigiert werden, falls Weichteileingriffe nicht zum Ziele führen.

Varus- und Valgusfehlstellung

Vor der Korrektur solcher Fehlstellungen muß unbedingt die Gegenseite geröntgt werden. Prinzipiell werden im oberen und unteren Sprunggelenkbereich Valgusfehler besser ertragen als Varusfehlstellungen. Die Korrektur des Varusfehlers wird also häufiger indiziert sein als eine Valgusfehlstellungskorrektur (Abb. 176). Bei diesen Korrekturen ist die Fibula ebenfalls zu osteotomieren. Die Fixation mit einer einzelnen Platte ist in der Regel ungenügend. Sogar für die Tibia müssen meist 2 verschiedene Implantate angelegt werden. Bei aufklappenden Osteotomien ist auch die Anwendung eines Fixateur externe zu überlegen (Abb. 177).

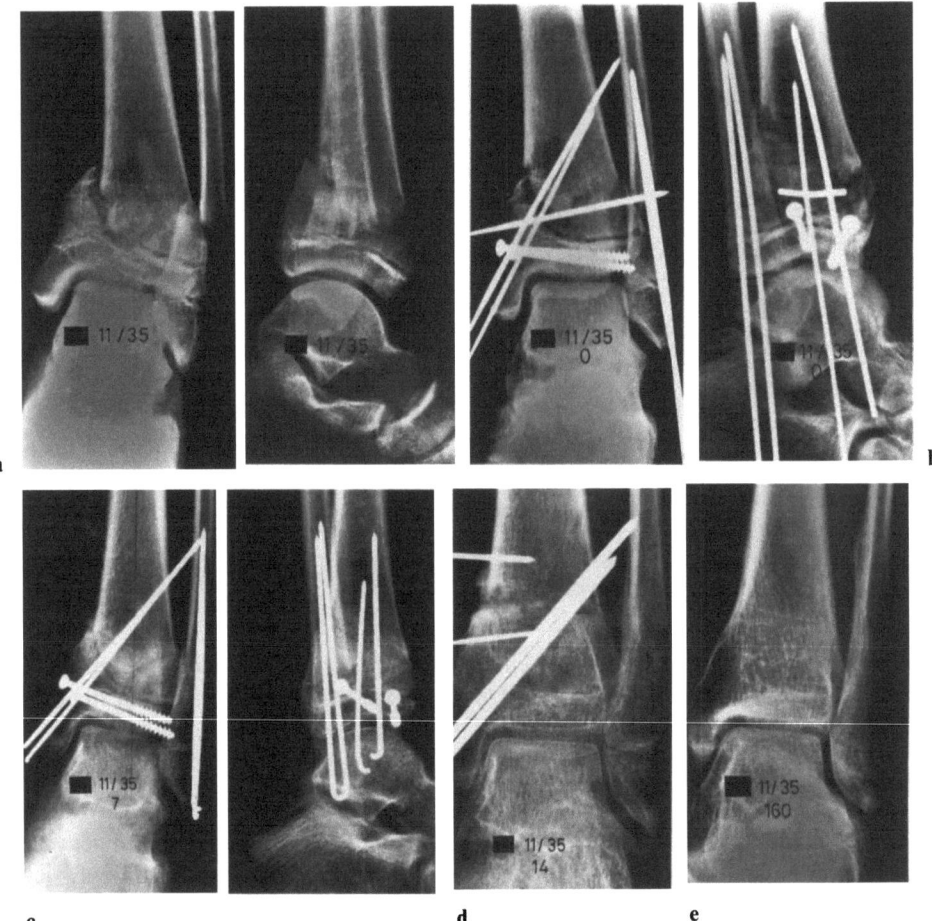

Abb. 179a–e. Klinisch-radiologisches Beispiel zu Operationstechnik, Verlauf und Ergebnis. Osteotomie bei Varusfehlstellung nach partieller Impaktion einer kindlichen Epiphysenfraktur (14jähriger Patient mit entferntem Wohnort, Sturz bei Bergwanderung, geschlossene Fraktur. Osteotomie und Spätkontrollen im Ausland).

a Vollständige artikuläre Fraktur mit schräg verlaufender, im Prinzip sagittaler Spaltung und partieller Impaktion in der medialen Metaphyse. Varusposition, leichte Antekurvation. Typische supramalleoläre Fibulaschrägfraktur. Einziger Fall einer vollständigen Fraktur (C) bei offener Wachstumsfuge. Als Röntgenbeispiel zur Klassifikation verwendet als Abb. 110.

b Osteosynthese der Epiphysenspaltung mit 2 kleinen horizontalen Spongiosaschrauben. Stabilisierung zwischen distalem und proximalem Frakturanteil mit 3 Kirschner-Drähten. Die präliminäre Fixation an der Fibula mit Kirschner-Drähten hat deren physiologische Krümmung nicht genügend berücksichtigt. Dadurch ist eine leichte Varusstellung verblieben. Komplikationsloser Verlauf. Gipsfixation für 6 Wochen

c Kontrolle nach Gipsentfernung (7 Wochen). Fraktur wegen des metaphysären Defektes in zunehmender Varusstellung geheilt

d Aufrichtungsosteotomie an der proximalen Metaphyse mit Spongiosaplastik (nach 14 Wochen). Problemlose Ausheilung

e Kontrolle nach 3 Jahren (160 Wochen). Wachstum abgeschlossen. Stellung achsengerecht; Gelenkkonturen regelmäßig; volle Funktion

Epikrise: Äußerst seltene Verletzung. Entscheidend für die zunehmende sekundäre Varusstellung sind die Versorgung der Fibula und der spongiöse metaphysäre Defekt.

Bei aufklappenden Osteotomien wird mit Vorteil ein kortikospongiöser Span eingebolzt.

Rotationsfehler

Die Rotation bzw. Torsion der Tibia ist klinisch und radiologisch nur sehr schwierig zu bestimmen. Meist wird man ex juvantibus während der Operation versuchen müssen, durch Korrektur der Rotation eine möglichst optimale Einstellung der Malleolengabel zu erzielen. Auch hier gilt, daß eine Außenrotationsfehlstellung besser vertragen wird als eine Innenrotationsfehlstellung.

Allgemeine Hinweise für Osteotomien

- Vor Korrekturosteotomien soll immer auch die Gegenseite geröntgt werden.
- Bei Gelenkinkongruenzen empfiehlt sich die Anfertigung einer CT des oberen Sprunggelenkes. Auf Sprunggelenkhöhe soll dabei sehr engmaschig geschichtet werden. Da die gesunde Seite normalerweise mittomographiert wird, lassen sich auch rotationsbedingte Inkongruenzen abschätzen.
- Den Durchblutungsverhältnissen im Knochen muß bei Osteotomien besondere Beachtung geschenkt werden.
- Für aufklappende Osteotomien empfiehlt sich der Einsatz von kortikospongiösen Spänen mit zusätzlicher Spongiosaanlagerung.
- Bei den meisten Osteotomien ist auch eine Fibulaosteotomie erforderlich.
- Die Implantate müssen optimale Stabilität gewährleisten. An der Tibia sind häufig 2 Implantate notwendig (z. B. mediale und laterale Platte). Dies wiederum stellt einige Probleme an die Weichteile. Bei prekären Haut- und Weichteilverhältnissen empfiehlt sich die Anwendung eines Fixateur externe.

8.4 Arthrodesen des oberen Sprunggelenkes *

Arthrodesen werden in 3 Situationen ausgeführt:

Primär kommen sie gelegentlich dort in Frage, wo eine rekonstruktive Osteosynthese unmöglich erscheint. Dieses Vorgehen wird aber nur ganz vereinzelt empfohlen, allenfalls als Ausnahmeverfahren akzeptiert [8, 96, 116, 165]. Der Eingriff ist technisch wahrscheinlich anspruchsvoller als eine in Etappen ausgeführte, implantatarme Osteosynthese, besonders wenn Weichteilschäden bestehen oder die Fraktur weit nach proximal reicht.

In unserer Kasuistik sind 4 primäre Arthrodesen dokumentiert: eine bei der Untergruppe C2.1 (geschlossene, kurze Fraktur mit Kombination von metaphysärer Impaktion und artikulärer Impression), ferner 3 Fälle bei C3-Frakturen (2 geschlossen).

Die sekundären Arthrodesen dienen der Behandlung von Komplikationen: der chronische artikuläre Infekt bzw. die schmerzhafte Arthrose.

---

* F. Hefti

Wenn eine Osteitis artikulär fixiert ist und daher nicht ausheilt, wird die Arthrodese unvermeidbar. Aus der Literatur läßt sich ihr Anteil am Krankengut im Vergleich zu den anderen Indikationen nicht immer eindeutig ermitteln. Lediglich Rüedi et al. [139] berichten über 1 Fall auf 78 Patienten, Breitfuß et al. [14] über 8 auf 131; K. H. Müller u. Prescher [101] über 10 auf 31, Songis-Mortreux [147] über 7 auf 79 Patienten.

Arthrodesen wegen Arthrosen melden getrennt Comminot [24] 1 Fall auf 92 Patienten, Rüedi [135] 4 auf 84. Dies sind sicher Ausnahmen bei einem privilegierten Krankengut.

Meistens beträgt der Anteil um 10%: Breitfuß et al. [14] melden 8 auf 131, Songis-Mortreux [147] 10 auf 79, Macek [88] 6 auf 62, Bourne [12] 7 auf 42.

Frühe Arthrodesen – vor Ablauf des 1. Jahres – deuten auf einen rasch progredienten ungünstigen Verlauf als Folge einer aseptischen Nekrose von Gelenkfragmenten (s. auch S. 198).

Allgemeines

Mit dem Begriff „Arthrodese" assoziieren wir gedanklich etwas Eingreifendes, Verstümmelndes. Die primäre Funktion eines Gelenkes ist es ja, Bewegung zu ermöglichen. Versteifen wir ein Gelenk, so berauben wir es der eigentlichen Funktion, was je nach Gelenk eine mehr oder weniger starke Behinderung zur Folge hat. Eine der größten Leistungen in der Orthopädie der letzten 30 Jahre besteht im operativen Gelenkersatz und damit in der Erhaltung der Beweglichkeit. An der unteren Extremität kann man seit den 70er Jahren bei der Totalprothesenarthroplastik des Hüftgelenks von einer außerordentlich erfolgreichen Operation sprechen. Die Hüftgelenksarthrodese wird heute selbst für relativ junge Patienten kaum mehr diskutiert. Eine Versteifung des Hüftgelenks ist für den Patienten auch äußerst eingreifend. Er kann nur noch mit sehr manifestem Hinken gehen und muß die fehlende Beweglichkeit im Hüftgelenk durch Bewegungen der Lendenwirbelsäule kompensieren, was Folgeschäden für die Wirbelsäule, aber auch für das Kniegelenk und die gegenseitige Hüfte bringt. Seit den frühen 80er Jahren ist auch die Kniegelenksarthroplastik eine äußerst erfolgreiche Therapieform. Auch hier werden Arthrodesen nur noch in den seltensten Fällen durchgeführt, allenfalls bei schweren Infektionen. Die heutigen Knieprothesenmodelle verlangen nur noch ein sparsames Abtragen der Gelenkflächen und des darunterliegenden Knochens, so daß später eine Versteifung immer noch möglich ist. Auch im Falle des Kniegelenks führt eine Versteifung zu einer schweren funktionellen Behinderung. Die fehlende Beweglichkeit im Kniegelenk kann beim Gehen nicht so kompensiert werden, daß der Patient hinkfrei gehen kann. Zudem ist der Patient durch das gestreckte Bein beim Sitzen massiv gestört.

Die Situation im Falle des oberen Sprunggelenkes läßt sich mit derjenigen der beiden obengenannten Gelenke nicht vergleichen. Dies hat mehrere Gründe:

– OSG-Arthrosen sind wesentlich seltener als solche im Bereich des Knie- oder Hüftglenkes.
– Die Hebelverhältnisse sind im Berich des oberen Sprunggelenkes wesentlich günstiger als im Knie- oder Hüftgelenk.

- Das obere Sprunggelenk ist umgeben von einer Reihe von weiteren Fußgelenken, welche eine fehlende Beweglichkeit recht gut kompensieren.
- Die Gelenkprothetik ist beim oberen Sprunggelenk wesentlich weniger erfolgreich als im Bereich des Knie- und Hüftgelenkes.

Bei einer gut durchgeführten Arthrodese des oberen Sprunggelenkes ist auf ebenem Gelände ein hinkfreier Gang möglich, der Patient kann sich relativ zügig fortbewegen ohne jegliche Behinderung. Auch das Treppensteigen ist problemlos möglich. Die Arthrodese behindert den Patienten erst beim Laufschritt oder beim steilen Bergauf- oder Bergabgehen.

Ätiologie der OSG-Arthrose

Fast immer ist es der arthrosebedingte Schmerz, der zur Indikation einer Versteifung des oberen Sprunggelenks führt. Arthrosen im oberen Sprunggelenk können bei folgenden Zuständen auftreten:

- posttraumatisch bei intraartikulären Frakturen sowohl im Bereich von Tibia und Fibula als auch im Bereich des Talus,
- bei chronischer Instabilität des oberen Sprunggelenks,
- bei Zuständen nach Infektionen,
- bei der chronischen Polyarthritis,
- Arthrose bei hämophiler Arthropathie,
- Osteochondrosis dissecans des Talus.

Keine der oben erwähnten Ursachen führt *häufig* zur Arthrose. Insbesondere sind posttraumatische Arthrosen bei extraartikulären Frakturen im Bereich des distalen Unterschenkels eine ausgesprochene Seltenheit. Noch wesentlich seltener sind Arthrosen bei chronischer Instabilität des oberen Sprunggelenkes. Obwohl die Instabilität des oberen Sprunggelenkes mit rezidivierenden Supinationstraumata außerordentlich häufig vorkommt, sind an unserer Klinik in Basel (Orthopädische Universitätsklinik) seit 1970 nur 3 Patienten am oberen Sprunggelenk wegen instabilitätsbedingter Arthrose arthrodesiert worden.

Daß das obere Sprunggelenk relativ wenig arthrosegefährdet ist, zeigt eine Beobachtung bei Hämophilen. Bei schweren Hämophilen ereignen sich die ersten Gelenkblutungen in früher Kindheit meist im Bereich der Sprunggelenke. Die eigentlichen Problemgelenke der Hämophilen sind jedoch das Kniegelenk und das Ellbogengelenk. Diese beiden Gelenke müssen später häufig operativ behandelt werden, zuerst mit Synovektomie, später mit gelenkprothetischem Ersatz. Das obere Sprunggelenk hingegen ist verhältnismäßig selten Anlaß für einen operativen Eingriff bei Hämophilen, obwohl die Gelenkblutungen fast immer in diesem Gelenk anfangen.

Aber auch posttraumatische Arthrosen im oberen Sprunggelenk sind in Anbetracht der Häufigkeit von Frakturen in der Nähe dieses Gelenkes verhältnismäßig selten. In einer neueren Arbeit wurden von Bauer et al. [4] 143 Patienten mit Malleolarfrakturen nachkontrolliert. Die Nachkontrollzeit betrug durchschnittlich 29 Jahre. Alle diese Patienten wurden konservativ behandelt. Nach fast 30 Jahren waren 83% der Patienten symptomfrei und 82% hatten radiologisch keine Zeichen einer Arthrose, obwohl viele dieser Patienten mit der konservativen

Behandlung keine perfekte anatomische Reposition der Fraktur genossen hatten. Über ähnlich gute Resultate berichteten Lange et al. [77] nach operativer Versorgung von Sprunggelenkfrakturen. Die Nachkontrollzeit betrug hier allerdings im Durchschnitt nur etwa 5 Jahre. Nur 15% der Patienten waren symptomatisch, fast 30% hatten allerdings röntgenologisch (wenn auch oft diskrete) Arthrosezeichen. Nicht ganz so gut ist die Prognose bei der Pilon-tibial-Fraktur. Hier wirken meist wesentlich größere Kräfte als bei üblichen Malleolarfrakturen. Die Qualität der primären Versorgung spielt auch eine wesentlich größere Rolle als bei den Malleolarfrakturen.

Der Anteil an guten Resultaten wird auch in der Literatur recht unterschiedlich angegeben, von 90% [54] über 80% [137] oder auch wesentlich weniger [74, 91]. So ist es nicht verwunderlich, daß beinahe die Hälfte der heute durchzuführenden OSG-Arthrodesen wegen Arthrosen erfolgen, die als Folge einer Pilon-tibial-Fraktur aufgetreten sind.

Klinik

Im Vordergrund stehen belastungsabhängige Schmerzen. Die Schmerzen sind im oberen Sprunggelenk lokalisiert, v. a. im ventralen Bereich. Sie sind beim Anlaufen schlimmer und können mit dem Gehen etwas geringer werden. Typischerweise schmerzt jeder Schritt, v. a. im zweiten Teil der Standphase, während der der ventrale Anteil des oberen Sprunggelenks mit der Dorsalextension beim Nachvorne-Gehen des Kniegelenks unter Kompression gerät. Dies führt zu einem Schonhinken, d. h. der Patient vermeidet die Endphase der Standphase und rollt den Fuß nicht mehr richtig ab, er belastet frühzeitig das Gegenbein. Viele Patienten verschaffen sich Entlastung durch Außenrotation des betroffenen Beines. Dadurch vermindern sie die Kompression des ventralen Anteils des oberen Sprunggelenkes bei der Dorsalextension und verkürzen den Hebelarm.

Bei der klinischen Untersuchung sind die Gelenkkonturen verstrichen, meist sind die Knöchel geschwollen, die Gelenkkapsel ist verdickt und ein Erguß ist palpabel. Die Malleolen sind wegen des Einsinkens der Gelenkflächen gegenüber der Fußsohle abgesunken. Dies kann neben dem Schwellungszustand zu zusätzlichen Problemen mit den Schuhen führen. Die Beweglichkeit im oberen Sprunggelenk ist meist massiv eingeschränkt und endgradig schmerzhaft, insbesondere die Dorsalextension. Meist besteht eine lokale Druckempfindlichkeit, welche diffus um das obere Sprunggelenk verteilt ist. Die stärksten Schmerzen bestehen aber meist im ventralen Anteil des Gelenks an der vorderen Tibiakante unter den Sehnenfächern des M. tibialis anterior und M. extensor hallucis longus.

Röntgenologisch bestehen die typischen Zeichen einer Arthrose: Der Gelenkspalt ist verschmälert oder aufgehoben, die Gelenkkongruenz ist zerstört, es besteht eine Sklerose der gelenknahen Anteile, insbesondere der Tibia, weniger im Talusbereich, es bestehen arthrotische Randzacken, wobei es v. a. im ventralen Bereich der Tibia häufig zu großen Osteophyten kommt. Im Bereich des Talus findet man dann meistens Geröllzysten.

Primäre therapeutische Möglichkeiten

Die Arthrodese sollte den Endpunkt der Behandlung darstellen. Auch wenn das Ergebnis funktionell meist erfreulich gut ist, sollte ein Gelenk nicht versteift werden, bevor nicht alle anderen therapeutischen Möglichkeiten ausgeschöpft sind. Zunächst kann eine Reihe von konservativen Maßnahmen ergriffen werden. Durch hohes Schuhwerk kann das Sprunggelenk stabilisiert und die Schmerzen damit günstig beeinflußt werden. Genügt das stabile hohe Schuhwerk nicht, so kann die Situation durch Schuhzurichtungen noch verbessert werden. Eine Fersenführung und ein Schuhinneneinbau im Malleolenbereich können das obere Sprunggelenk weiter stabilisieren. Das Tiefertreten des Talus kann durch ein Fersenpolster ausgeglichen werden. Die Belastungsspitzen beim Auftreten können durch einen gepufferten Absatz vermindert, und die verminderte Beweglichkeit im oberen Sprunggelenk kann durch eine geeignete Abrollrampe, welche möglichst weit hinten am Schuhwerk angebracht werden soll, günstig beeinflußt werden. Die Abrollrampe erlaubt ein flüssiges Abrollen mit weniger Dorsalextension des Fußes am Ende der Abrollphase. Weiterhin kann durch eine Absatz- oder Sohlenerhöhung von 15 mm auf der Gegenseite die Situation des Patienten zumindestens subjektiv oft verbessert werden.

Genügen die konservativen Maßnahmen nicht, kann bei noch nicht allzu weit fortgeschrittener Arthrose eine Gelenktoilette oft wenigstens vorübergehend Erleichterung bringen. Hierbei erweist sich insbesondere die Cheilotomie, d. h. das Abmeißeln des ventralen Osteophyten am Talus, oft als außerordentlich nützlich und beschwerdelindernd. Auch die ausgiebige Spülung des Gelenks und die Entfernung von freien Gelenkkörpern führt oft zu einer länger dauernden Beruhigung der Situation, die chronische Reizsynovitis legt sich etwas und der Patient hat oft für mehrere Monate weniger Beschwerden. Die Arthroskopie des oberen Sprunggelenks vermag hier nicht allzuviel beizutragen. Eine günstige Wirkung kann die arthroskopische Spülung haben, die allerdings nicht lange andauert. In bezug auf die Diagnostik bringt die Arthroskopie nicht sehr viel, da die Gelenkflächen nur ungenügend eingesehen werden können, insbesondere die Unterfläche der Tibia und der hintere Anteil des Talus können nicht beurteilt werden. Die Arthrose des oberen Sprunggelenks bleibt somit vorwiegend eine röntgenologische Diagnose. Die Resektionsarthroplastik, die mit dem Shaver durchgeführt wird, hat beim oberen Sprunggelenk keine besonders günstige Wirkung, es sind uns jedenfalls keine überzeugenden Resultate bekannt.

Abklärungen

Grundsätzlich genügt ein a.-p.- und ein seitliches Röntgenbild zur Diagnose einer Arthrose des oberen Sprunggelenkes. Vor der Durchführung einer Arthrodese sollte aber unbedingt auch das untere Sprunggelenk beurteilt werden können. Ist von der Klinik her nicht eindeutig, daß hier keine Arthrose vorliegt, so müssen evtl. Tomogramme (konventionelle oder CT) angefertigt werden. Die MRI-Untersuchung bringt uns selten zusätzliche wesentliche Informationen. Bei einer Infektsituation kann ein Szintigramm notwendig sein.

Indikation zur Arthrodese

Die Indikation zur Arthrodese des oberen Sprunggelenkes ist fast immer eine Schmerzindikation. Es gibt nur wenige Situationen, bei denen die Indikation aus einem anderen Grund gestellt wird. Eine solche kann beispielsweise bei einer

Luxationsfraktur des Talus gestellt werden, insbesondere wenn diese nicht sofort versorgt werden kann. Hier kann es sinnvoll sein, primär eine Arthrodese des oberen Sprunggelenkes durchzuführen, um die Durchblutung des Talus zu erhalten [149]. In vielen Fällen kann die Talusnekrose vermieden werden, da es von der Tibia her mit der Arthrodese zum Einsprossen von Gefäßen kommt.

Eine weitere, sehr seltene Indikation, die nicht auf Schmerzen zurückzuführen ist, kann ausnahmsweise bei einem Fallfuß bestehen. Hier eignet sich allerdings in den meisten Fällen die Operation nach Lambrinudi besser, bei der das untere Sprunggelenk unter Entnahme eines ventralen Keils arthrodesiert und so das Herunterfallen des Fußes beim Gehen verhindert wird. Auch ein Tumor (z. B. ein Synovialsarkom der Gelenkschleimhaut) kann eine seltene, nicht arthrose- und schmerzbedingte Indikation zur Arthrodese darstellen.

Die Indikation zur Arthrodese des oberen Sprunggelenks ist gegeben bei röntgenologisch schwerer Arthrose des oberen Sprunggelenks und eindeutiger klinischer Symptomatik, die durch konservative Maßnahmen und/oder durch eine Gelenktoilette nicht gebessert werden konnten. Bei der posttraumatischen Arthrose halten wir das Einsetzen einer OSG-Arthroplastik kaum je für indiziert (Näheres darüber s. Resultate, S. 239). Die OSG-Arthroplastik läßt sich allenfalls bei der rheumatischen Arthrose diskutieren oder bei älteren Patienten mit posttraumatischer Arthrose, wenn zusätzlich erhebliche Veränderungen des unteren Sprunggelenks bestehen. Meist ist aber auch in solchen Fällen eine Triple-Arthrodese (gleichzeitige Versteifung des oberen und unteren Sprunggelenks sowie des Talonavikulargelenks) günstiger. Im englischen Sprachgebrauch wird diese Arthrodese als Double-Arthrodese bezeichnet.

Operationsmethoden

Die ersten Berichte über erfolgreiche Arthrodesen des oberen Sprunggelenkes gehen in die 80er Jahre des letzten Jahrhunderts zurück. Albert (1881)[1] berichtete über 4 Versteifungen von Kniegelenken und erwähnte Nicoladoni, dem dasselbe am oberen Sprunggelenk gelungen sei. Es handelte sich damals um eine einfache Entknorpelung, die 1908 auch von Goldthwait beschrieben wurde (zit. nach [170]).

Grundsätzlich unterscheiden wir Anfrischungsarthrodesen, Würfelarthrodesen, Verriegelungsarthrodesen und Kompressionsarthrodesen (Abb. 180a). Bei der *Anfrischungsarthrodese,* wie sie Goldthwait beschrieben hat, werden lediglich die tibialen, fibulären und talaren Gelenkflächen angefrischt. Goldthwait (zit. nach [170]) benützte keine innere Fixation, sondern es wurde ein Gips angelegt. Diese Arthrodese kann auch heute noch durchgeführt werden, wobei wir aber zur Fixation Staples verwenden. Im Prinzip werden die Gelenkflächen angefrischt und Titaniumstaples mit dem 3M-Staplizer kranzförmig um die zu arthrodesierende Fläche eingebracht. Damit kommt es bei jüngeren Patienten mit guten Durchblutungsverhältnissen problemlos zur Fusion. Die Voraussetzungen für den knöchernen Durchbau sind günstig, da 2 spongiöse horizontale Knochenflächen vorliegen. Es ist daher keine wesentliche Kompression notwendig, um eine

---

[1] Albert E (1881) Zentralbl Chir 8:766

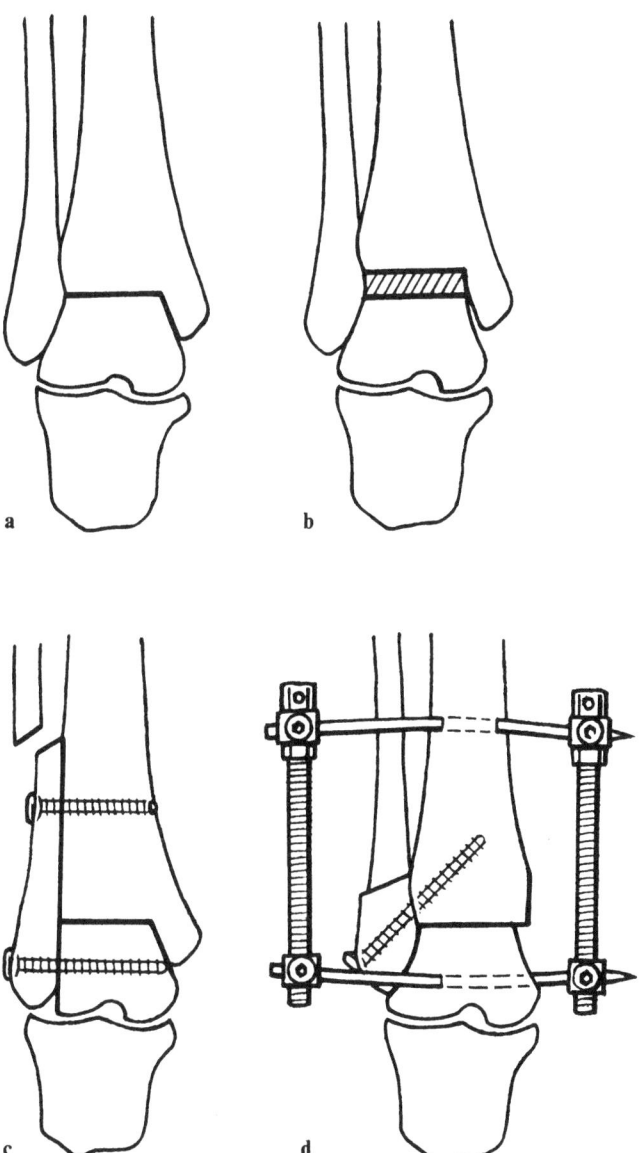

Abb. 180a–d. Schemata der verschiedenen Arthrodesen.
a Anfrischungsarthrodese nach Goldthwait 1909 (zit. nach [170]). Nach Anfrischen der Gelenkflächen erfolgt die Fixation mit einem Gipsverband
b Würfelarthrodese nach Chuinard u. Pettersen [21]. Es wird ein homologer Knochenspan
zwischen die angefrischten Gelenkflächen eingebolzt. Fixation mit Gipsverband
c Verriegelungsarthrodese nach Lange [76]. Mit Hilfe der Fibula, welche lateral auf das ver-
steifte Gelenk überbrückend angeschraubt wird, wird eine stabile Verbindung geschaffen
d Kompressionsarthrodese nach Charnley [20]. Die äußeren Spanner sorgen ventral für eine
gute Kompression. Dorsal wird die Kompression durch den Zug der Achillessehne bewirkt

solide ossäre Verbindung zu erreichen. Nachteil dieser Methode (wie auch der Verriegelungs- und der Kompressionsarthrodese) ist die Tatsache, daß die Extremität durch die Resektion der Gelenkflächen etwas kürzer wird.

Der Nachteil der Verkürzung wird vermieden mit der sog. Würfelarthrodese, die Chuinard u. Pettersen [21] beschrieben haben (Abb. 180 b). Hierbei wird ein würfelförmiges Knochenstück zwischen die angefrischten Knochenflächen der Tibia und des Talus eingebolzt. Würfelarthrodesen haben neben der Vermeidung der Verkürzung auch den Vorteil, daß eine Kompression ohne metallisches Implantat erreicht werden kann. Dies ist besonders bei Zuständen nach Infektionen günstig. Allerdings ist die Gefahr relativ groß, daß der eingebrachte Span bricht, weshalb diese Arthrodesen nicht mehr sehr gebräuchlich sind. Zudem wächst ein homologer Span oft nur sehr langsam oder schlecht ein und die Gewinnung eines genügend großen und soliden autologen Spans ist nicht ohne weiteres möglich.

Am gebräuchlichsten sind heute noch Verriegelungs- und Kompressionsarthrodesen. Bei der Verriegelungsarthrodese, die Lange [76] 1962 beschrieben hat, wird die Fibula etwa handbreit oberhalb des oberen Sprunggelenks osteotomiert, die Gelenkflächen der Tibia und des Talus werden angefrischt und die Fibula wird lateral, die beiden zu arthrodesierenden Fragmente überbrückend, mit 2 Schrauben fixiert (Abb. 180 c). Eine Variante dieser Verriegelungsarthrodese haben Marcus et al. [90] beschrieben. Sie empfehlen eine keilförmige Osteotomie des Talus und der Tibia, verwenden dann ebenfalls einen Fibulaspan zur Verriegelung und fixieren diesen von lateral her mit 2 Schrauben. Zusätzlich werden von medial her Staples eingebracht.

Die gebräuchlichste Arthrodese ist heute die Kompressionsarthrodese. Sie wurde 1951 von Charnley [20] (Abb. 180 d) beschrieben. Hierbei wird die Fibula ebenfalls osteotomiert, die Gelenkflächen werden angefrischt und es wird ein Fixateur externe zwischen Tibia und Talus plaziert. Der Fixateur externe soll möglichst ventral in den Talus eingebracht werden. Durch den Zug der Achillessehne entsteht eine Dreipunktewirkung. Die angefrischten osteotomierten Flächen kommen dadurch vorne und hinten gleichmäßig unter Kompression. Da dies in der Praxis nicht immer so gut funktioniert wie in der Theorie, hat Hagen [39] 1986 einen Y-förmigen Fixateur vorgeschlagen, der im Talus an 2 Orten verankert werden kann. Wir verwenden für die Kompressionsarthrodese den Spindelfixateur. Auch bei diesem lassen sich 2 Längsstäbe anbringen, die proximal an der gleichen Schanz-Schraube fixiert werden, distal aber, d. h. im Talus, an 2 verschiedenen Schrauben. Kann keine genügende Kompression mit einem System erreicht werden, so bringen wir 2 Systeme an. Scranton [144] hat eine Kompressionsarthrodese mit einer T-Platte empfohlen. Diese Platte wird medial eingebracht und erlaubt eine gute Kompression.

Operationstechnik der Kompressionsarthrodese des oberen Sprunggelenkes

Wir verwenden nicht den von Charnley angegebenen ventralen Zugang, sondern eine laterale und mediale Schnittführung.

Laterale Seite. Bogenförmiger Schnitt retromalleolär von etwa handbreit oberhalb des Malleolus lateralis, hinter diesem hindurch gegen distal und etwas nach ventral gezogen bis auf die Höhe des Sinus tarsi (Abb. 181 a). Subperiostale Dar-

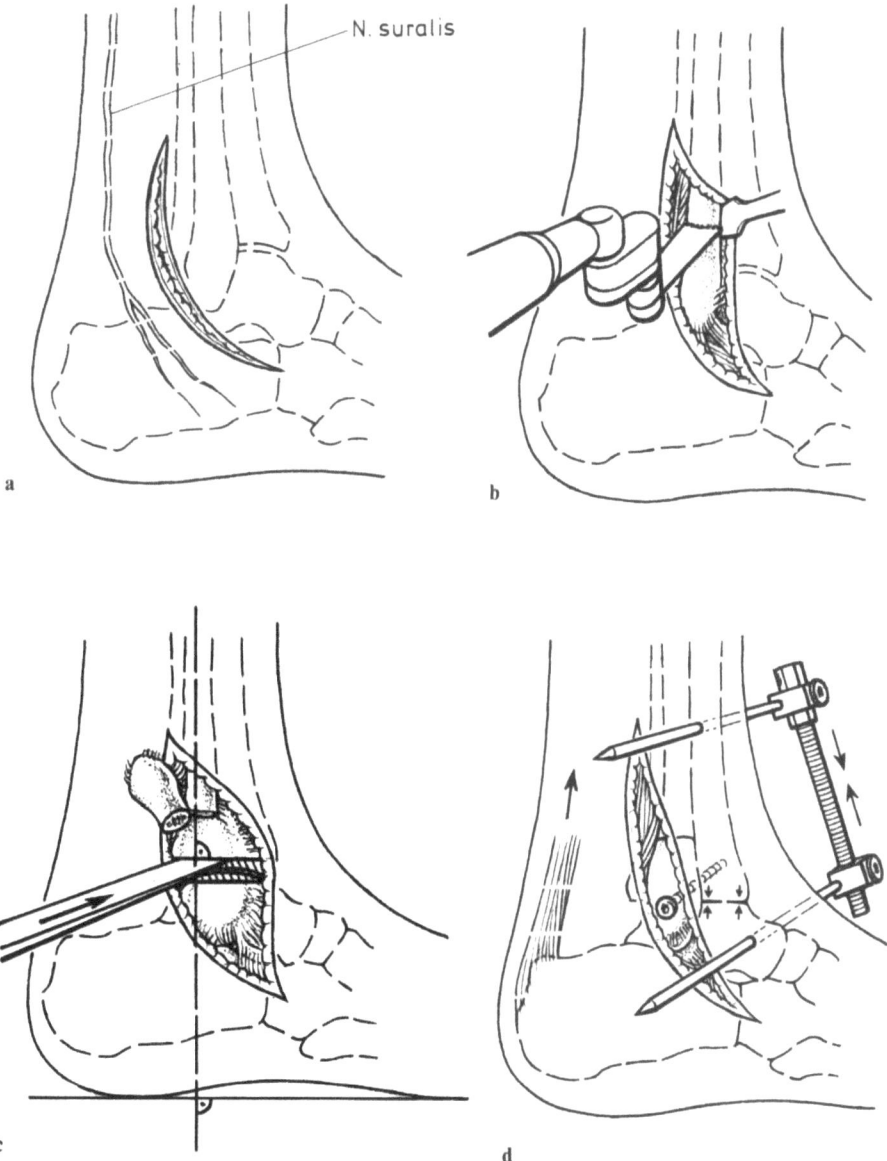

Abb. 181 a–d. Operatives Vorgehen bei der Kompressionsarthrodese.

a Bogenförmiger Schnitt hinter dem Malleolus lateralis, distal nach vorne gezogen bis zum Sinus tarsi. Man achte dabei auf den N. suralis

b Schräge Osteotomie der Fibula mit der oszillierenden Säge ca. 4 cm proximal der Fibulaspitze

c Osteotomie des distalen Tibiaendes und der Talusgelenkfläche mit Meißel und/oder Säge. Man achte darauf, daß in dieser Phase der Fuß plantigrad gehalten wird und daß die Osteotomien in Rechtwinkelstellung erfolgen

d Anlegen der äußeren Spanner. Die Steinmann-Nägel werden sowohl in die Tibia wie auch in den Talus ventral durch separate Inzisionen eingebracht. Die Fibulaspitze wird mit dem Talus verschraubt. Übt man mit dem Spanner ventral eine Kompression aus, so wirkt die Achillessehne als Gegenkraft. Kann auf diese Weise keine genügende Kongruenz und Kompression erreicht werden, so muß evtl. ein 2. Spanner weiter dorsal eingebracht werden

stellung der Fibula ca. 4 cm proximal der Malleolenspitze. Schräg nach medial
ansteigende Osteotomie der Fibula mit der oszillierenden Säge (Abb. 181 b). Resektion eines Stückchens der Fibula von ca. 1 cm. Die Fibulaspitze wird anschließend nach distal-dorsal weggeklappt unter sukzessiver Durchtrennung der Syndesmose und der ventralen Kapsel des oberen Sprunggelenks. Nun wird das
distale Tibiaende unmittelbar proximal des oberen Sprunggelenkes dorsal und
ventral subperiostal dargestellt. Der Talushals wird freipräpariert und mit Hoh-
mann-Haken umfahren. Unmittelbar proximal des Gelenkknorpels horizontale
Osteotomie des distalen Tibiaendes mit dem Meißel oder mit der oszillierenden
Säge senkrecht zur Tibialängsachse (Abb. 181 c). Der Malleolus medialis wird zur
Schonung der Sehnen und Gefäße noch stehengelassen.

Zugang von medial. Auch hier bogenförmige Schnittführung retromalleolär von
etwa handbreit proximal des Malleolus medialis hinter dem Innenknöchel hindurch nach distal und etwas nach ventral gezogen auf Höhe des unteren Sprunggelenkes. Der Malleolus medialis wird subperiostal dargestellt und schräg nach
lateral distal verlaufend osteotomiert. Das distale Fragment des Malleolus medialis wird vollständig entfernt. Nun wird von medial her die Osteotomie des distalen
Tibiaendes vervollständigt und das Gelenkfragment entfernt. Der Fuß wird in
Rechtwinkelstellung mit etwa 5°-Valgus im Rückfuß sowie in Neutralstellung im
Vorfuß eingestellt. In dieser Stellung wird nun die Talusrolle von medial parallel
zur Tibiaresektionsfläche osteotomiert. Anschließend wird die Tibia gegenüber
dem Talus um 1–1,5 cm nach ventral verschoben. Nun wird ein Steinmann-Nagel
ventral in die Tibia etwa 3 cm proximal der Osteotomie von lateral her eingebracht. Ein 2. Steinmann-Nagel wird ventral in den Bereich des Talushalses
ebenfalls von lateral her eingebracht. Die ventrale Lage führt zusammen mit dem
Zug der Achillessehne zu einem Zuggurtungseffekt. Die äußeren Spanner werden
angebracht (Abb. 181 d). Mit dem Gewinde der Spanner wird nun die Osteotomie
unter Kompression gesetzt. Bei starker Osteoporose oder ungenügender Kompression im dorsalen Bereich der Osteotomie bei Dorsalextension des Fußes kann
ein 2. Spanner dorsal eingebracht werden. Ein 3. Steinmann-Nagel wird in den
Kalkaneus eingetrieben und ein 2. Gewindestab wird außen angesetzt. Vor dem
Komprimieren werden kleine Knochenfragmente aus dem Malleolus medialis
noch zwischen die beiden Fragmente eingebracht. Nun wird das distale Fibula-
fragment entknorpelt und angefrischt, ebenso die Talusrolle lateral und der distale Anteil der Tibia. Der angepaßte Anteil des Malleolus lateralis wird mit einer
Malleolarschraube von lateral her fixiert. Die restliche Spongiosa wird außen
angelagert. Die Röntgenkontrolle, Redon-Drainage und der schichtweise Wundverschluß schließen den Eingriff ab. Bei Abschluß der Operation sollte die Ferse
in einer leichten Valgusstellung und der Vorfuß bezüglich Pro- und Supination in
Neutralstellung stehen.

Stellung des Fußes bei der Arthrodese

Viele Autoren haben sich zur Stellung des Fußes, in welcher die Versteifung des
Sprunggelenks zu erfolgen hat, geäußert. Die meisten empfehlen entweder eine
leichte Spitzfußstellung [1 a, 20, 26, 62, 163, 166] oder eine Neutralstellung [3, 121,

152]. Einige empfehlen für Frauen eine Spitzfußstellung wegen des Tragens hoher Absätze. Wir sind dieser Frage in einer eigenen größeren ganganalytischen Untersuchung nachgegangen [41, 42]. Es wurden dabei 96 Schritte bei 6 Patienten mit Arthrodesen des oberen Sprunggelenkes und 6 normalen Probanden untersucht. Wir haben dabei festgestellt, daß bei einer Einstellung des Fußes in Spitzfußstellung die Abrollphase signifikant verkürzt ist, da während der Standphase das Knie nicht genügend weit vor den Drehpunkt im Fuß nach vorne gebracht werden kann. Die Abrollphase muß deshalb frühzeitig abgebrochen werden. Ist das Sprunggelenk jedoch in Hackenfußstellung eingestellt, so kommt es beim Auftreten zu einem Nach-vorne-Schnellen des Kniegelenkes. Beide Stellungen müssen deshalb als ungünstig bezeichnet werden. Mit der Spitzfußstellung wird es zudem fast unmöglich, bergauf zu gehen, mit der Hackenfußstellung ist das Bergabgehen sehr massiv erschwert. Die meisten Patienten setzen den Fuß mit dem arthrodesierten oberen Sprunggelenk zudem etwas außenrotiert auf, um den Hebelarm zu verkürzen. Diese Untersuchung hat eindeutig gezeigt, daß die Neutralstellung die günstigste Stellung für die Arthrodese ist. Der Hebelarm des Fußes kann zusätzlich verkürzt werden durch leichtes Rückversetzen des Talus gegenüber der Tibia und eine leicht vermehrte Außenrotation. Die Ferse sollte in einer physiologischen Valgusstellung bleiben. Unsere Untersuchungen sind durch eine spätere ganganalytische Untersuchung von Buck et al. [17] in vollem Umfang bestätigt worden. Auch diese Autoren eruierten die Neutralstellung als die günstigste Stellung. Damit sind die Voraussetzungen für die kompensatorischen Bewegungen in den übrigen Fußgelenken am günstigsten. Diese Empfehlung gilt auch für Frauen und auch bei bereits bestehender Verkürzung der Extremität. Auch Frauen müssen fähig sein, barfuß zu gehen, und es ist sicher sinnvoller, das Schuhwerk dem Fuß anzupassen als umgekehrt.

Nachbehandlung

Postoperativ wird das Bein hochgelagert. Die Mobilisation erfolgt erst nach ca. 1 Woche, da es sonst zu starken Schwellungszuständen kommen kann. Während 6 Wochen Entlastung an Krückstöcken. Röntgenkontrolle 6 Wochen postoperativ. Ist die Osteotomie einigermaßen durchgebaut, kann der Fixateur externe entfernt werden und es wird ein Unterschenkelgehgips angelegt. Eine weitere Röntgenkontrolle erfolgt 12 Wochen postoperativ. Bei Vollbelastung sollte dann das Schuhwerk entsprechend zugerichtet werden. Es ist ein Längenausgleich notwendig, sowie ein Pufferabsatz und eine Abrollrampe, die möglichst weit hinten angebracht werden soll.

Resultate und Vergleich zur OSG-Prothese

In einer aufwendigen Studie haben Morgan et al. [100] über 101 Patienten mit OSG-Arthrodesen berichtet. Die durchschnittliche Nachkontrollzeit betrug 10 Jahre. Das subjektive Resultat war in 90% der Fälle gut oder sehr gut. In lediglich 5% kam es nicht zur Fusion, wobei es sich hier vorwiegend um Patienten mit Sensibilitätsstörungen und trophischen Störungen handelte. Weitere 5% wiesen Schmerzen, v. a. Metatarsalgien auf. Diese traten besonders dann auf, wenn der Fuß in zu starker Varusstellung fixiert wurde. Diese sorgfältig durchgeführte

Studie mit einer großen Patientenzahl und einer relativ langen Nachkontrollzeit zeigt, daß die Arthrodese des oberen Sprunggelenks eine ausgezeichnete Methode ist mit einer sehr hohen Erfolgsquote, einer niedrigen Komplikationsrate und einer guten Langzeitprognose. Bei den meisten Patienten kam es zu einer Hypermobilität in den tarsalen Gelenken, was jedoch nicht zu Beschwerden und zu keinen wesentlichen Arthrosen in diesen Gelenken führte. Die Infektionsrate betrug 3%. Eine Untersuchung von Waters et al. [162] über den Energieverbrauch beim Gehen mit einer OSG-Arthrodese zeigte, daß der Sauerstoffverbrauch mit einer OSG-Arthrodese lediglich 3% mehr beträgt als bei den gesunden Probanden. Dieser Energiemehrverbrauch ist minimal verglichen mit demjenigen bei Patienten mit Hüftarthrodesen, welche 32% mehr Stauerstoff für die gleiche Gehleistung benötigten. Auch diese Untersuchung weist auf das gute funktionelle Resultat bei versteiftem oberem Sprunggelenk hin.

Beim Vergleich zur Arthroplastik des oberen Sprunggelenks muß v. a. die Arbeit von Bolton-Maggs et al. [9] erwähnt werden. Diese Autoren berichteten über ihre Erfahrungen bei 62 Prothesen des oberen Sprunggelenkes. Die Nachkontrollzeit betrug 5,5 Jahre. Zum Zeitpunkt der Kontrolle war die Situation bei lediglich 13 Patienten (21%) befriedigend. Es traten sehr viele Wundheilungsstörungen, aber auch Talusnekrosen und Prothesenlockerungen auf. 13 Prothesen waren zum Zeitpunkt der Nachkontrolle bereits wieder entfernt (ebenfalls 21%). Andere Autoren wie Lachiewicz et al. [72], Büchel et al. [18], Helm u. Stevens [60] sind etwas weniger pessimistisch. McGuire et al. [94] verglichen 1988 die Resultate von 25 OSG-Prothesen und 18 OSG-Arthrodesen. Das Resultat war nach 3,5 Jahren bei den Prothesen in 70% der Fälle gut, bei den Arthrodesen in 94%. Diese Autoren empfehlen die Prothesen nur für Rheumatiker, nicht hingegen bei posttraumatischen Arthrosen. Ein sorgfältiges Studium der Literatur zeigt eindeutig, daß die Resultate der Arthrodese denjenigen des prothetischen Ersatzes deutlich überlegen sind, insbesondere auch die Langzeitresultate [40, 87]. Das obere Sprunggelenk eignet sich für den prothetischen Ersatz weit weniger gut als das Hüft- und das Kniegelenk. Wahrscheinlich spielen die Durchblutungsverhältnisse, insbesondere des Talus, eine wesentliche Rolle. Zudem ist das Bedürfnis nach einer Prothese auch angesichts der guten funktionellen Resultate, die man mit einer Arthrodese erreichen kann, deutlich weniger groß als beim Hüft- und Kniegelenk. Die Prothese wird deshalb lediglich für Rheumatiker empfohlen [159]. Bei diesen Patienten sind die Kompensationsmöglichkeiten bei den meist von der Grundkrankheit mitbetroffenen benachbarten Gelenken geringer, andererseits sind diese Patienten auch deutlich weniger aktiv und mobil als Patienten mit einer posttraumatischen Arthrose, die an den übrigen Gelenken gesund sind. Der Rheumatiker profitiert ohne Zweifel von der erhaltenen Beweglichkeit beim Einsetzen einer Prothese des oberen Sprunggelenks. Allerdings hat sich selbst für diese Indikation noch keine Prothese wirklich durchgesetzt, so daß eine solche für die posttraumatische Arthrose kaum zur Diskussion steht. Die einzige Behinderung nach einer erfolgreich durchgeführten Arthrodese besteht beim Laufschritt. Aber gerade diese Gangart wird mit der Prothese auch nicht ermöglicht. Entscheidend ist natürlich, daß die Arthrodese korrekt und in der richtigen Stellung durchgeführt wird.

Anhang:
Das Krankengut der AO-Dokumentationszentrale und
dessen Klassifikation nach dem ABC-Prinzip der AO

1 Material und Methodik

Im Hinblick auf eine Beurteilung und Einteilung der Frakturen der distalen Tibia nach dem ABC-System wurde das Material der AO-Dokumentationszentrale in Bern ausgewertet.

Dort werden fast ausschließlich operative Fälle registriert.

1.1 Auswahl und Kriterien

Es wurden alle als „Tibia distal" bezeichneten Frakturen kontrolliert, welche zwischen der Einführung des „Dokumentationssystems 1980" und dem Jahr 1985 gespeichert waren, sowie zusätzlich eine Anzahl nicht selektierter Fälle aus dem früheren Dokumentationssystem. Wie einleitend erwähnt, schied für die Bearbeitung eine größere Zahl von Dokumenten aus, weil sie irrtümlicherweise als „Tibia distal" bezeichnet waren, jedoch aufgrund der Definitionen als diaphysäre Frakturen oder Malleolarfrakturen gelten müssen.

Nach Elimination derselben sowie von Dokumenten, welche aus technischen Gründen nicht beurteilt werden konnten (z. B. qualitativ ungenügende oder fehlende Unfallröntgenbilder), konnten 1077 Frakturen nach den in S. 33 ff. dargelegten Kriterien als zur „Tibia distal" gehörend eingeteilt werden.

Eingeschlossen in diesen Zahlen sind die Frakturen mit offenen Wachstumsfugen, vorwiegend Adoleszente. Auf deren Einteilungskriterien ist bereits früher (S. 70 f.) hingewiesen worden. Es handelt sich – mit einer Ausnahme – um Fälle der Verletzungstypen A und B. Die Tatsache, daß unser Krankengut im wesentlichen aus operativ behandelten Fällen besteht, bedeutet, daß einfachere Frakturen, welche erfolgreich konservativ behandelt werden können, darin weitgehend fehlen. Wir können also über deren Eigenschaften und Häufigkeit nichts aussagen. Da die Schwierigkeiten der Einteilung jedoch v. a. für die komplizierteren Bruchformen bestehen, bedeutet dies für unsere Zielsetzung keinen Nachteil.

Die zahlenmäßige Eingliederung des eigenen Krankengutes aus den Jahren 1961–1981, welches aus 220 Fällen besteht, schien nicht zweckmäßig. Es bestand vorwiegend aus Folgen von Skiunfällen, ist also in seiner Morphologie und seiner Prognose einseitig. Es ist in 2 Dissertationen in den Jahren 1973 [54] und 1981 [24] bearbeitet worden. Nur die erste Statistik wurde publiziert. Das Material ist dokumentiert und die Fälle aus den Jahren vor 1981 sind im hier verwerteten Krankengut integriert, bilden jedoch nur einen kleinen Teil desselben. Das Material der AO-Dokumentationszentrale besteht aus 1077 Frakturen des distalen Tibiasegmentes. Davon waren 397 metaphysär-extraartikulär (A), 680 intraartikulär (Pilon-tibial-Frakturen B und C). Frakturen und Frakturverläufe in den Malleolus internus sind dabei stets ausgeschlossen, bzw. für die Einteilung *nicht* berücksichtigt worden (s. S. 43 ff.).

Aus den Dokumentationskarten kann immer abgelesen werden, ob eine Fraktur geschlossen oder offen war. Andere Angaben über den Schweregrad des Weichteilschadens konnten – wenn dies erforderlich erschien – aus den gespeicherten Krankengeschichten gewonnen werden.

Verlaufskontrollen über mindestens 1 Jahr waren bei insgesamt 601 Fällen dokumentiert (55% von 1077). Dabei waren bei den extraartikulären A-Frakturen 215 (54%), bei den B-Frakturen 173 (60%) und bei den C-Frakturen 213 Fälle (53%) mit Jahreskontrollen versehen. Werden die Pilon-tibial-Frakturen (Gruppen B und C) zusammengefaßt, so findet man bei 386 (56%) eine späte Kontrolle. Dieser Anteil ist höher als bei Frakturen anderer Lokalisationen, welche in der AO-Dokumentation gespeichert sind (ca. 40%). Zusätzlich existieren aber bei ca. $^1/_5$ der Fälle, bei denen Jahreskontrollen fehlen, Dokumente nach 4 Monaten. In diesem Zeitpunkt sind Komplikationen der Frakturheilung bereits manifest, es kann aber noch nichts über die Prognose des Gelenkes ausgesagt werden.

Trotz unvollständiger Spätkontrollen gestattet also das bearbeitete Krankengut bis zu einem gewissen Umfang auch prognostische Aussagen, ein besonderes Anliegen der AO-Klassifikation.

Die Röntgendokumente sind als Kleinbildkopien gespeichert, wobei in der Regel nur Unfallröntgenbilder in 2 Ebenen vorliegen. In der Klinik werden bei solchen Frakturen meist zusätzlich schräge Aufnahmen, manchmal auch Tomographien oder CT angefertigt. Diese verbessern die präoperative Diagnostik, können aber aus praktischen Gründen nicht auch noch dokumentiert werden. Für Beurteilung und Einteilung war also pro Fall nur eine beschränkte Zahl von Dokumenten vorhanden. Dies bedeutete eine gewisse Erschwerung.

Andererseits wurde die Arbeit dadurch erleichtert, daß immer postoperative Röntgenkontrollen vorliegen. Im Vergleich mit dem präoperativen Dokument lassen sich daraus wichtige Details erkennen, z. B. Größe und Position von Fragmenten, Verlauf von Bruchlinien, Art und Lage der Implantate, manchmal auch das Vorhandensein einer Spongiosatransplantation. Daraus können Rückschlüsse auf die Art der Verletzung gezogen werden. In seltenen Zweifelsfällen wurden auch die Verlaufskontrollen für die Klassifikation mitberücksichtigt.

1.2 Praktisches Vorgehen bei der Einteilung

Die Einteilung erfolgte in Etappen. In einer ersten Phase wurde das Krankengut aufgrund der Hauptmerkmale in Gruppen eingeteilt. Hier ergaben sich bereits bestimmte Verschiebungen, indem z. B. ursprünglich die extraartikulären Impaktionsfrakturen unter A3.1 eingeteilt waren. Da sich aber herausstellte, daß bei ihnen stets ein Kontakt zwischen den Hauptfragmenten erhalten bleibt, mußten sie in die Gruppe A2 versetzt werden. Dementsprechend mußten dann die Frakturen mit einem Keil und multiplen Keilen in eine einzige Untergruppe zusammengefaßt werden. Dies stellte sich unter Berücksichtigung der übrigen Charakteristika als vertretbar heraus.

Dann wurden die Fälle abgesondert, welche Unterteilungen zu rechtfertigen schienen. Ein Beispiel dafür ist die Beobachtung, daß kleine artikuläre Impressionen auch bei Frakturen mit metaphysärer Impaktion oder Trümmerzone (C2.1 und C2.2) nicht allzu selten sind. Das Merkmal rechtfertigte nicht die Bildung einer eigenen Untergruppe, doch mußten diese Fälle einer separaten Analyse unterzogen werden. Es zeigte sich, daß ihre Prognose schlechter ist als diejenige der anderen Frakturen dieser Untergruppe (vgl. auch S. 282 ff.).

Danach wurden Sonderfälle identifiziert. Sie werden jeweils in der Detailanalyse der Untergruppen angegeben.

In einer weiteren Phase wurden axiale Dislokationen und Nebenverletzungen (Fibula, Malleolus internus) überprüft und verglichen.

Dann wurden die offenen Frakturen (grobe Weichteilschäden) aussortiert und ihre morphologischen Eigenheiten den geschlossenen Frakturen der gleichen Untergruppen gegenübergestellt.

Es wurde auch die Geschlechts- und Altersstruktur berechnet, weil dies zu Vergleichszwecken erforderlich schien.

Dank diesem Vorgehen in Schritten wurde einerseits vermehrte Sicherheit für die Beurteilung gewonnen, andererseits wurden auch Zusammenhänge entdeckt, auf die bereits in den vorhergehenden Kapiteln hingewiesen worden ist. Ein Beispiel dafür ist die besondere Morphologie der Fibulafrakturen bei axialer Dislokation (s. S. 51 ff.).

Besonders nützlich war auch eine Analyse der Spätkontrollen, besonders der Fälle, bei denen Verzögerungen oder Störungen der Frakturheilung bestanden.

Und schließlich wurden charakteristische Röntgenbeispiele ausgewählt. Diese mußten auch phototechnisch zur Reproduktion geeignet sein.

2 Statistische Übersicht

Das *Segment „Tibia distal"* wird wie bei den anderen Röhrenknochen eingeteilt in die Typen A: extraartikuläre, sowie B: intraartikuläre partielle, und C: intraartikuläre zirkumferentielle oder vollständige Frakturen. Zur weiteren Aufgabelung in Gruppen und Untergruppen und deren Merkmale verweisen wir auf die Ausführungen S. 72–S. 126.

Die Tabelle 2 erlaubt es, die einzelnen Frakturformen einander gegenüberzustellen und ihre Häufigkeit zu überblicken. Die Zahl der offenen Frakturen ist jeweils neben den Gruppen und Untergruppen angegeben. Daraus läßt sich ihr Anteil bei den verschiedenen Morphologien ersehen.

Tabelle 2. Aufstellung des Krankengutes und Anteil an offenen Frakturen

Statistische Übersicht		Anzahl der Fälle	Offene Frakturen
Extraartikuläre Frakturen: A		397	
A1:	Einfache Frakturen	193	18
	.1 Torsion	37	0
	.2 schräg	127	16
	.3 quer	29	2
A2:	Impaktion und Keilfrakturen	150	32
	.1 Impaktion	26	2
	.2 einfache und multiple Keile	73	21
	.3 diaphysärer Verlauf	51	9
A3:	Komplexe Frakturen	54	19
	.1 reponierbare Fragmente	11	4
	.2 multiple Fragmente	10	5
	.3 diaphysärer Verlauf	33	10
Artikuläre partielle Frakturen: B		289	
B1:	Spaltbrüche	216	4
	.1 Spalt frontal	84	1
	.2 Spalt sagittal	107	2
	.3 Metaphyse mehrfach	25	1
B2:	Impressionsfraktur	57	4
	.1 Impression frontal	12	2
	.2 Impression sagittal	23	1
	.3 Metaphyse mehrfach	22	1
B3:	Komplexe Gelenkfraktur	16	5
	.1 Gelenk frontal	10	3
	.2 Gelenk sagital	5	2
	.3 Metaphyse mehrfach	1	–
Vollständige artikuläre Frakturen: C		391	
C1:	Gelenk und Metaphyse einfach	126	8
	.1 Gelenkspaltung + Metaphyse einfach	55	4
	.2 Gelenkimpression + Metaphyse einfach	26	1
	.3 Diaphysärer Verlauf	45	3
C2:	Gelenk einfach, Metaphyse mehrfach	220	51
	.1 Impaktion Metaphyse	117	6
	.2 Trümmerzone Metaphyse	86	39
	.3 Diaphysärer Verlauf	17	6
C3:	Gelenk komplex, Metaphyse komplex	45	12
	.1 Lokalisiert auf distale Metaphyse	16	4
	.2 Trümmerzone schließt proximale Metaphyse ein	19	5
	.3 Trümmerzone reicht in die Diaphyse	10	3
Gesamt 1077, A = 397, B = 289, C = 391			

3 Systematische Analyse

3.1 Nebenverletzungen und axiale Dislokationen

Über die Bedeutung der axialen Dislokationen ist bereits auf S. 67–69 ausführlich berichtet worden. Rotationsfehler lassen sich im Unfallröntgenbild nicht korrekt erfassen, es handelt sich im wesentlichen um eine klinische Diagnose. Postoperative Röntgenbilder sind frei von Rotationsfehlern.

Axiale Dislokationen und sekundäre Fehlstellungen werden im Rahmen der systematischen Analyse bei den einzelnen Untergruppen und Unterabteilungen erfaßt. Um die Darstellung übersichtlicher zu gestalten, werden dafür folgende Abkürzungen verwendet: VL = Valgus, VR = Varus, RK = Rekurvation, AK = Antekurvation.

Wie bereits ausgeführt, sind Kombinationen verschiedener Positionen häufig. Die Angabe erfolgt nach der dominierenden Dislokation.

Läsionen der Fibula

Die *Classification AO des fractures* [106] erfaßt Fibulaläsionen mit sog. „Ergänzungszahlen". Diese können im Anschluß an die Bezeichnung der Untergruppe zusätzlich notiert und mit der elektronischen Datenverarbeitung erfaßt und gespeichert werden. Die Bezeichnung erfolgt demgemäß mit Zahlen. Folgende Befunde können registriert werden: *1* intakte Fibula, *2* einfache Fibulafraktur, *3* mehrfache Fibulafraktur, *4* Etagenfraktur der Fibula, *5* Impaktion der Fibula im Bereiche der Syndesmose.

Bei der Detailbearbeitung des Krankengutes wurde auch die Höhe der Fibulafraktur registriert. Es zeigte sich, daß Etagenfrakturen selten sind. Sie werden bei den einzelnen Untergruppen jeweils speziell vermerkt. Die charakteristische supramalleoläre Impaktion der Fibula bei Valgusdislokation, wie sie in Abb. 33 und 44 dargestellt worden ist, ist auf den Unfallröntgenbildern nicht immer ohne weiteres zu erkennen.

Es schien uns im Interesse der Übersicht bei der statistischen Zusammenstellung zweckmäßiger zu sein, die Läsionen der Fibula mit Buchstaben zu bezeichnen, da daneben immer Zahlen aufgelistet werden müssen. Wir haben folgende Unterscheidungen vorgenommen: U = ungebrochen, intakt; S = einfach gebrochen; Mf = mehrfach gebrochen (Etagenfrakturen sind eingeschlossen, werden aber jeweils separat angegeben); H = hohe, subkapitale Fibulafraktur; D = diaphysäre Fraktur; Me = supraligamentäre, metaphysäre Fraktur; L = transligamentäre Fraktur; B = infraligamentäre, tiefe Fraktur.

Diese Buchstabenauswahl hat den Vorteil, weitgehend auch für die englische Sprache repräsentativ zu sein (U = unbroken, S = simple, Mf = multifragmentary, H = high, D = diaphyseal, L = ligamentary, B = below). Die Verwendung des Buchstabens *i* mußte wegen der Gefahr der Verwechslung mit der Zahl *1* vermieden werden.

Malleolus internus

Über dessen Verletzungen und ihre Bedeutung ist bereits auf S. 43 ff. berichtet worden. Durch die Gliederung in den Gruppen und Untergruppen lassen sich diese Frakturen nicht hervorheben. Es schien uns daher zweckmäßig, diese der systematischen Analyse der Tibiaverletzungen voranzustellen.

Die Frakturen in Malleolus internus in den verschiedenen Gruppen und Untergruppen

Zahl der Frakturen = 276 (25%) von insgesamt 1077 distalen Tibiafrakturen

A-Frakturen = 48 (12% von 397 Frakturen)
A1 = 11, A2 = 25, A3 = 12

B-Frakturen = 74 (25% von 289 Frakturen)
B1 = 22, B2 = 39, B3 = 13

C-Frakturen = 154 (39% von 391 Frakturen)
C1 = 41, C2 = 75, C3 = 38

Verteilung von 17 distalen Frakturen im Malleolus internus
(Querfrakturen und kleine Abrisse) auf die verschiedenen Gruppen

A1 = 2, A2 = 1, A3 = 2
B1 = 3, B2 = 2, B3 = 1
C1 = 2, C2 = 2, C3 = 2

Die Verteilung der Formen auf die einzelnen Gruppen
(V = vertikal, Ob = schräg, T = quer)

A1 = V 7	Ob 4	T 2
A2 = V 13	Ob 11	T 1
A3 = V 10	Ob 0	T 2
B1 = V 9	Ob 10	T 3
B2 = V 16	Ob 21	T 2
B3 = V 5	Ob 7	T 1
C1 = V 14	Ob 25	T 2
C2 = V 34	Ob 39	T 2
C3 = V 14	Ob 22	T 2

Abkürzungen

Axiale Dislokationen

VL	= Valgus	Mf	= Mehrfachbruch
VR	= Varus	H	= subkapitale hohe Fraktur
RK	= Rekurvatum	D	= Diaphysenfraktur
AK	= Antekurvatum	Me	= Metaphysenfraktur
		L	= ligamentäre Fraktur
Fibula		B	= tiefe Fraktur
U	= ungebrochen		
S	= einfach gebrochen		

Malleolus internus

V = vertikal,   Ob = schräg   T = quer

3.2 Extraartikuläre Frakturen (A)

Es hat sich als besonders zweckmäßig erwiesen, die extraartikulären Frakturen des distalen Tibiasegmentes in diese Studien einzubeziehen, da deren Unfallmechanismus mit den artikulären Brüchen identisch ist. Auch morphologisch bestehen zahlreiche Parallelen und eine nahe Verwandtschaft. Die Analyse der extraartikulären Frakturen dient daher auch dem Verständnis der echten artikulären Pilon-tibial-Frakturen.

Zur Abgrenzung gegenüber dem Nachbarsegment (Tibiadiaphyse Nr. 42): Das Frakturzentrum muß sich innerhalb der Metaphyse befinden (s. Abb. 22).

Die Abgrenzung gegenüber artikulären Frakturen (B und C): Die tragende Gelenkfläche weist keine Bruchlinien auf. Eine Ausnahme bilden reine Fissuren, insofern sie weder therapeutisch noch prognostisch Konsequenzen nach sich ziehen. Frakturen im Malleolus internus werden nicht berücksichtigt (s. S. 43 ff.).

Die extraartikulären Frakturen werden wie alle Frakturen endständiger Segmente der langen Röhrenknochen in 3 Gruppen eingeteilt:
A1: einfache Fraktur,
A2: mehrfache Fraktur, wobei zwischen den Hauptfragmenten ein Kontakt nach Reposition erhalten ist,
A3: komplexe Fraktur ohne Kontakt zwischen den Hauptfragmenten.

Gruppe A1

Die Gruppe A1 enthält alle einfachen extraartikulären Frakturen. Die Aufteilung in Untergruppen erfolgt nach Art und Lage der Bruchfläche. Die Untergruppe .1 enthält Torsionsfrakturen, die Untergruppe .2 die Schrägfrakturen, und die Untergruppe .3 die Querfrakturen.

Merkmale zur Unterscheidung der Untergruppen

Die Untergruppe A1.1 enthält nur Frakturen, die eine sich drehende Bruchfläche aufweisen. Bei metaphysärem Zentrum muß diese relativ kurz sein. Torsionsfrakturen bei offenen Wachstumsfugen sind selten (2 Fälle).

Die Untergruppe A1.2 enthält alle Schrägfrakturen. Mindestens in einer Ebene muß der Winkel der Frakturebene zur Senkrechten auf die Schaftachse mehr als 30° betragen. In dieser Untergruppe sind Frakturen mit offenen Epiphysenfugen häufig. Die Fraktur besteht dann teilweise aus einer nach proximal verlaufenden, meist sehr steilen Frakturlinie, teilweise aus einer traumatischen Epiphysenlösung. Vereinzelt finden sich metaphysäre Schrägfrakturen auch proximal einer noch offenen Wachstumsfuge (5 Fälle).

Die Untergruppe A1.3 enthält die Querfrakturen. Die Winkel der Frakturebene zur Senkrechten auf die Schaftachse darf nirgends 30° erreichen. Neben Querfrakturen von Erwachsenen und einzelnen Adoleszenten mit einer offenen Wachstumsfuge finden sich hier auch die rein traumatischen Epiphysenlösungen.

Untergruppe A1.1 [1]

Definition:	Einfache metaphysäre Torsionsfraktur
Gesamtzahl:	37
Aufgliederung,	
Spezialformen,	
Sonderfälle:	Offene Wachstumsfugen: 2
Offene Frakturen:	Keine
Axiale Dislokationen:	Wenig ausgeprägt: 10
	VL 6, VR 3, RK 1, AK 0
Nebenverletzungen	Fibula: U 18, S 16, Mf 3, H 2, D 4, Me 7, L 6, B 0
	Auffallend sind 2 subkapitale Fibulafrakturen ohne Gabelsprengung (s. Abb. 52)
	Malleolus internus: V 3, Ob 1, T 2
Operative Technik Tibia:	Platten 33, Schrauben 4
Spätkontrollen:	24; Befund: keine Komplikationen in den Spätkontrollen
Beurteilung:	Wenig gravierende, geschlossene Verletzung
Abbildungen:	Zeichnungen s. Abb. 51 a
	Röntgenbeispiele s. Abb. 52

Untergruppe A1.2

Definition:	Einfache metaphysäre Schrägfraktur
Gesamtzahl:	127
Aufgliederung	
Unterabteilung 1:	Erwachsene und Adoleszente mit Fraktur proximal der Wachstumsfuge: 43 Fälle
Unterabteilung 2:	Epiphysenfraktur, Schrägfraktur mit partieller traumatischer Epiphysenlösung: 84 Fälle

Detailanalyse der Unterabteilung 1 [1]

Zahl der Fälle:	43 (38 Erwachsene)
Offene Frakturen:	7
Spezialformen:	5 Fälle mit offenen Wachstumsfugen (Fraktur proximal davon)
	3 Fälle mit zusätzlicher, unabhängiger proximaler Tibiaschaftfraktur (im Segment Nr. 42)
Axiale Dislokationen:	27
	VL 20, VR 4, RK 1, AK 2
Nebenverletzungen	Fibula: U 9, S 21, Mf 13, H 0, D 20, Me 14, L 0, B 0
	Malleolus internus: V 4, Ob 3, T 0
Operative Technik Tibia:	Platten 31, Schrauben 7, Kirschner-Drähte 3, konservativ 2

---

[1] Die Abkürzungsliste befindet sich auf S. 250.

Spätkontrollen:	26; Befund: keine Komplikationen der Fraktur-heilung, keine Arthrosen
Beurteilung:	Deutlich ernsthaftere Verletzung als die Tor-sionsfraktur. Einfache operativ-technische Ver-hältnisse, ungestörter Verlauf
Abbildungen:	Zeichnungen s. Abb. 51 b Röntgenbeispiele s. Abb. 53

Detailanalyse der Unterabteilung 2 [1]

Zahl der Fälle:	84
Offene Frakturen:	9 (davon 5 bei intakter Fibula)
Spezialformen:	6 Fälle mit Spaltung des Malleolus internus in der Frontalebene (Triplane-fracture) Nicht als Fraktur des Malleolus internus ge-zählt, alle mit intakter Fibula
Axiale Dislokationen:	34 VL 29, VR 2, RK 0, AK 3
Nebenverletzungen	Fibula: U 39, S 38, Mf 7, H 0, D 23, Me 21, L 0, B 1 (fibulare Epiphysenlösung) Malleolus internus: V 0, Ob 0, T 0
Operative Technik Tibia:	mehrheitlich Schrauben, seltener Kischner-Draht, teilweise konservativ, vereinzelt Platte
Spätkontrollen:	45; Befund: Die Kasuistik erlaubt keine Aussage über den vorzeitigen Schluß der Wachs-tumsfuge. Keine Achsenfehlstellungen in der Spätkontrolle
Beurteilung:	Vergleichbare Verhältnisse zur Schrägfraktur des Erwachsenen. Die Fibula ist jedoch häufiger intakt. Bei Valgus besteht aber immer eine Fibulafraktur von typischer Morphologie (s. Abb. 38)
Abbildungen:	Zeichnungen s. Abb. 50c, e Röntgenbeispiele s. Abb. 54

Untergruppe A1.3 [1]

Definition:	Einfache metaphysäre Querfraktur
Gesamtzahl:	29
Aufgliederung, Spezialformen:	Querfraktur von Erwachsenen 11 Querfraktur proximal einer offenen Wachs-tumsfuge 5 Reine traumatische Epiphysenlösungen ohne Fraktur 13
Offene Frakturen:	2 (bei Adoleszenten)

---

[1] Die Abkürzungsliste befindet sich auf S. 250.

Axiale Dislokationen: 12 (nur bei Fällen mit offener Wachstumsfuge)
                                 VL 12, VR 0, RK 0, AK 0
                                 Dislokationen ad axin bestehen nur bei offener
                                 Wachstumsfuge
Nebenverletzungen   Innerhalb der verschiedenen Abteilungen dieser
                                 Untergruppe bestehen keine Unterschiede
                                 Fibula: U 7, S 18, Mf 4, H 0, D 7, Me 13, L 1,
                                 B 1 (traumatische Epiphysenlösung der Fibula?)
                                 Malleolus internus: V 0, Ob 0, T 0
Operative Technik Tibia: Bei offener Wachstumsfuge konservativ oder
                                 Kirschner-Draht, beim Erwachsenen Platte, 1
                                 Fixateur externe
Spätkontrollen: 15; Befund: keine Störungen der Frakturheilung
Beurteilung: Unter den Erwachsenen befinden sich auffal-
                                 lend viele junge Patienten. Bei traumatischer
                                 Epiphysenlösung ist Valgusstellung häufig.
                                 Beim Erwachsenen sind alle Frakturen geschlos-
                                 sen
Abbildungen: Zeichnungen s. Abb. 51c, 50d
                                 Röntgenbeispiele s. Abb. 55

Zusammenfassung der Gruppe A1

Gesamtzahl: 193. Offene Wachstumsfugen bestehen bei 109 Patienten: 13 traumatische Epiphysenlösungen, 84 extraartikuläre Epiphysenfrakturen, 12 Metaphy-
senfrakturen bei offenen Wachstumsfugen, aber ohne Beteiligung derselben (2
Torsion, 4 schräg, 5 quer).

Zahl der Erwachsenen: 84. Entgegen den Verhältnissen in der Diaphyse zeigt
sich, daß Schrägfrakturen an der distalen Tibiametaphyse die schwerwiegendste
Verletzung darstellen. Sie haben den größten Anteil an offenen Frakturen, Fehlstellungen und Nebenverletzungen. Bezüglich des Schweregrades besteht zwischen Verletzungen von Kindern und Adoleszenten kein Unterschied gegenüber
den Erwachsenen.

Aufgrund der 110 Spätkontrollen (57%) zeigt sich, daß die Prognose in dieser
Gruppe durchweg günstig ist.

Gruppe A1	
Zahl der Fälle	193
Offene Frakturen	18
Spätkontrollen	110
Störungen der Frakturheilung	0
Präarthrose/Arthrose	0

Gruppe A2

Das dominierende Merkmal dieser Gruppe von metaphysären Mehrfachbrüchen ist der an einer Stelle erhaltene Kontakt zwischen den Hauptfragmenten nach der Reposition.

An den anderen Metaphysen der langen Röhrenknochen wird von diesem Befund aus die Aufteilung in Untergruppen vorgenommen, und zwar entweder nach der Aufsplitterung der Keilfragmente oder nach der Lage der Kontaktstellen.

Bei der zylindrischen Tibiametaphyse können Ebenen nicht definiert werden. Die Kontaktstellen sind auf die ganze Zirkumferenz verteilt. Ein Unterschied kann in der technischen Schwierigkeit bestehen: Frakturen mit einem überblickbaren anteromedialen Kontakt sind leichter zu versorgen als solche mit einem posterolateralen.

Hier begegnen wir erstmals der – für das distale Tibiasegment charakteristischen Impaktion der Metaphyse (S. 73 f.). Bei ihr sind Dislokationen ad axin häufig, dafür solche ad latus nur selten. Gemessen an der Zahl der offenen Frakturen sind auch Weichteilschäden unerheblich. Die Nebenverletzungen entsprechen den Verhältnissen bei den Keilfrakturen. Wir haben daher der metaphysären Impaktion die erste Untergruppe A2.1 zugeteilt. Die 2. Untergruppe A2.2 beinhaltet alle Keilfrakturen. Dabei wird auf Unterschiede zwischen einfachen und mehrfachen Keilen zu achten sein, aber auch auf solche in der Basismorphologie. Denn Keilbildungen entstehen sowohl bei Torsions- als auch bei Schrägbrüchen. Bei der Gruppe A1 haben wir gesehen, daß ihr Schweregrad deutlich verschieden ist. Dieser Unterschied besteht auch bei den Keilfrakturen. Allerdings ist bei den kurzen Bruchlinien der metaphysären Fraktur die Unterscheidung zwischen torsioneller und schräger Morphologie nicht immer einwandfrei möglich. Wiederholte Auszählungen haben deutliche Abweichungen ergeben. Aus diesem Grunde wurde auch darauf verzichtet, bei A2 die Unterscheidung dieser beiden Formen als Grundlage für die Einteilung in Untergruppen zu verwenden.

Wenn wir nun die Unterschiede zwischen einfacher Keil- und mehrfacher Keilbildung überprüfen, so zeigt sich, daß bei beiden Formen der Anteil an offenen Frakturen identisch ist (sie dominieren bei den Morphotypen „schräg"). Auch axiale Dislokationen sind gleichmäßig verteilt. Unterschiede finden sich lediglich bei den Fibulafrakturen: Bei multiplen Tibiakeilen sind fibuläre Mehrfachbrüche in der Diaphyse häufiger.

Zu berücksichtigen ist auch die operativ-technische Schwierigkeit, welche bei multiplen Keilen erhöht ist. In den Spätkontrollen begegnen wir der verzögerten Konsolidation bei multiplen Keilen etwas häufiger. Aufgrund dieser Befunde scheint das Zusammenlegen der Frakturen mit einem und mehreren Keilen in eine einzige Untergruppe vertretbar.

Keilfrakturen, bei welchen sich ein Element mehrheitlich in der Diaphyse befindet, werden als metaphysodiaphysäre Fraktur aufgefaßt und in die Untergruppe A2.3 eingeteilt. Bei diesen langen Brüchen läßt sich dann wieder deutlicher zwischen Torsions- und Schrägmorphologie unterscheiden als bei A2.2. Erstaunlicherweise sind dabei offene Frakturen und axiale Dislokationen seltener als bei der rein metaphysären Form.

Untergruppe A2.1 [1]

Definition:	Metaphysäre Fraktur mit Impaktion, Kontakt der Hauptfragmente erhalten
Gesamtzahl:	26

Aufgliederung,
Spezialformen,
Sonderfälle: Keine

Geschlechts- und Altersstruktur:	16 Frauen, 10 Männer
	Durchschnittsalter 57 Jahre (max. 79, min. 35)
Offene Frakturen:	2 (Verkehrsunfälle in Valgusstellung)
Axiale Dislokationen:	16, häufig Kombinationen
	VL 7, VR 3, RK 4, AK 2
Nebenverletzungen	Fibula: U 2, S 13, Mf 12, H 0, D 8, Me 14, L 3, B 0
	Bei den 2 Fällen mit intakter Fibula (1 in Valgus) bestehen weder Gabelsprengung noch Aufstauchung der Gelenkfläche.
	Malleolus internus: V 4, Ob 2, T 0
Operative Technik Tibia:	24 Platten (davon 6 Doppelplatten, 1 Verbundosteosynthese), 1 Kirschner-Draht, 1 Fixateur externe
Spätkontrollen:	12; Befund: 2 sekundäre Valgusfehlstellungen bei nicht abgestützter Fibuladefektfraktur, 1 Präarthrose, 1 Osteitis
Beurteilung:	Typische extraartikuläre Fraktur des Skifahrers. Fibulafraktur häufig, aber oft einfach. Nahe verwandt ist die artikuläre Spaltung mit Impaktion (Untergruppe C2.1, S. 280 ff.)
Abbildungen:	Zeichnungen s. Abb. 56 a
	Röntgenbeispiele s. Abb. 58

Untergruppe A2.2

Definition:	Metaphysäre Fraktur mit einfachem Keil oder mehreren Keilfragmenten. Kontakt zwischen den Hauptfragmenten erhalten
Gesamtzahl:	73
Aufgliederung:	Unterabteilung 1 = einfacher Keil (34 Fälle)
	Unterabteilung 2 = mehrfache Keilfragmente (39 Fälle)

---

[1] Die Abkürzungsliste befindet sich auf S. 250.

Detailanalyse Unterabteilung 1: Einfacher Keil[1]

Zahl der Fälle:	34
Geschlechts- und Altersstruktur:	20 Männer, 14 Frauen Durchschnittsalter 55 Jahre (max. 87, min. 13)
Spezialformen:	Nach der Morphologie eher Torsionsfraktur: 10, eher Schrägfraktur: 24. Die Unterscheidung ist wegen der kurzen Bruchlinien nicht zuverlässig
Sonderfälle:	1 Fraktur mit offener Wachstumsfuge (offen)
Offene Frakturen:	10, davon 8 bei Schrägtyp (VL 6, VR 1)
Axiale Dislokationen:	16 VL 11, VR 4, RK 0, AK 1 Bei der Torsionsmorphologie bestehen weniger Achsenabweichungen
Nebenverletzungen	Fibula: U 8, S 16, Mf 10, H 0, D 13, Me 12, L 1, B 0 Die Fibula ist häufiger intakt beim Torsionstyp. Malleolus internus: V 2, Ob 4, T 1
Operative Technik Tibia:	29 Plattenosteosynthesen (keine Doppelplatten), 4 Fixateur externe, 1 Verschraubung
Spätkontrollen:	14; Befund: 2 verzögerte Konsolidationen, 1 sekundärer Valgus nach Fixateur externe, 1 beginnender Varus nach frühzeitigem medialem Verschluß der Wachstumsfuge, 1 Osteitis
Beurteilung:	Trotz häufig offener Frakturen vorwiegend Plattenosteosynthese mit günstigem Ergebnis
Abbildungen:	Zeichnungen s. Abb. 56 b Röntgenbeispiele s. Abb. 59

Detailanalyse Unterabteilung 2: Mehrfacher Keil[1]

Zahl der Fälle:	39
Geschlechts- und Altersstruktur:	25 Männer, 14 Frauen Durchschnittsalter 44 Jahre (max. 72, min. 13)
Spezialformen:	Bei multiplen Keilen ist die Unterscheidung zwischen schräger und Torsionsmorphologie zweifelhaft. Die offenen Frakturen entsprechen eher einer Schrägfraktur
Sonderfälle:	1 Fraktur mit offener Wachstumsfuge 1 Fraktur mit zusätzlicher, unabhängiger diaphysärer Fraktur der Tibia (Segment Nr. 42).
Offene Frakturen:	11 (VL 4, VR 3, AK 1)

---

[1] Die Abkürzungsliste befindet sich auf S. 250.

Axiale Dislokationen: 17

                                     VL 9, VR 4, RK 3 (wenig ausgeprägt), AK 1

Nebenverletzungen   Fibula: U 1, S 18, Mf 20, H 0, D 27 (2 Etagen-frakturen), Me 11, B 0

Bei multiplen Keilen ist die praktisch immer bestehende Fibulafraktur mehrheitlich diaphysär lokalisiert

Malleolus internus: V 2, Ob 3, T 0

Operative Technik Tibia: Plattenosteosynthesen 37 (davon 5 Doppelplatten), Fixateur externe 2

Spätkontrollen: 20; Befund: verzögerte Konsolidation 6, Präarthrose 1

Beurteilung: Die verzögerte Konsolidation (Devitalisation kleiner Fragmente, fehlende Spongiosaplastik) wird hier häufig. 1 Valgusfehlstellung nach unterlassener Fibulaosteosynthese

Abbildungen: Röntgenbeispiele s. Abb. 60

Untergruppe A2.3[1]

Definition: Metaphysäre Fraktur mit einfachem oder mehrfachem Keil. Ein Keilfragment befindet sich mehrheitlich in der Diaphyse. Kontakt der Hauptfragmente erhalten.

Bei diesen langen Frakturen ist der Unterschied zwischen den Morphotypen schräg bzw. Torsion deutlicher

Gesamtzahl: 51

Geschlechts- und
Altersstruktur: 30 Männer, 21 Frauen

                                     Durchschnittsalter 46 Jahre (max. 81, min. 16)

Aufgliederung,
Spezialformen,
Sonderfälle: Morphotyp Torsion 33, Morphotyp schräg 18

Frakturen mit einfachem Keil 25, mit mehreren Keilen 26

Diaphysäres Keilfragment erreicht doppelte Metaphysenhöhe: 27

Diaphysäres Fragment erreicht nicht doppelte Metaphysenhöhe: 24

Offene Frakturen: 9 (davon 6 beim Morphotyp schräg)

Axiale Dislokationen: 23, weniger ausgeprägt als bei Untergruppen A2.1 und A2.2

VL 8, VR 10, RK 3, AK 2

---

[1] Die Abkürzungsliste befindet sich auf S. 250.

Nebenverletzungen	Fibula: U 15, S 20, Mf 16, H 1, D 17, Me 14, L 4, B 0
	Beim Torsionstyp ist die Fibula 12mal intakt. Aufstauchungen der Gelenkfläche bestehen nicht, ebenso keine Zeichen für Gabelsprengung bzw. Syndesmosenriß. Die intakte Syndesmose zieht die Fibula in Varusstellung (s. Abb. 39) Malleolus internus: V 5, Ob 2, T 0
Operative Technik Tibia:	Platten 43 (keine Doppelplatten), Fixateur externe 4, Schrauben allein 2, konservativ 2
Spätkontrollen:	26; Befund: keine Arthrosen. 1 Valgusfehlstellung mit Synostose nach nicht stabilisierter Fibula Mf-Me
Beurteilung:	Weniger offene Frakturen, mehr intakte Fibula als Hinweis auf indirekten Unfallmechanismus. Dieser Besonderheit werden wir auch bei der Gruppe A3 und beim Typ C begegnen
Abbildungen:	Zeichnungen s. Abb. 56c Röntgenbeispiele: s. Abb. 61

Zusammenfassung der Gruppe A2

Gesamtzahl: 150. Es bestehen v. a. Unterschiede zwischen der Impaktionsfraktur, welche fast immer geschlossen ist, und der Keilfraktur. Letztere zeigt eine deutliche Zunahme des Schweregrades. Multiple Keilfragmente haben eine schlechtere Prognose als einfache Keile. Die metaphysodiaphysären Frakturen sind weniger gravierend als die A2.2-Brüche.

Die Fibula bleibt häufiger intakt bei der Torsionsmorphologie und in den Fällen, in denen wenig axiale Dislokation besteht.

Operativ-technisch steht die Platte im Vordergrund, auch bei offenen Frakturen. Dies weist darauf hin, daß der Weichteilschaden in der Regel nicht schwerwiegend sein kann.

Spätkontrollen sind bei 72 dieser 150 Fälle vorhanden (48%). Arthrosen bestehen nicht. Bei den Untergruppen A2.2 und A2.3 finden sich mehrere Fälle von verzögerter Konsolidation, z. T. mit axialer Fehlstellung.

Gruppe A2	
Zahl der Fälle	150
Offene Frakturen	21
Spätkontrollen	72
Störungen der Frakturheilung	13
Präarthrose/Arthrose	2

Gruppe A3

In dieser Gruppe sind die komplexen Frakturen der Metaphyse eingeteilt, bei welchen nach Reposition zwischen Hauptfragmenten kein Kontakt mehr besteht.

Diese Verletzungen sind spektakulär, aber nicht zahlreich. Alle Patienten sind Erwachsene.

Die Unterteilung in Untergruppen berücksichtigt das Ausmaß der Fragmentierung und die diaphysäre Ausdehnung der Verletzung: Frakturen mit wenigen, größeren, gut zu unterscheidenden Fragmenten werden in die Untergruppe A3.1 eingeteilt. Solche mit multiplen, nicht unterscheidbaren und nicht sicher reponierbaren Fragmenten teilen wir der Untergruppe A3.2 zu.

Die Abgrenzung gegenüber diaphysären Frakturen im Segment Nr. 42 kann bei der Untergruppe A3.3 gelegentlich Schwierigkeiten bereiten. Um metaphysär zu gelten, muß das Zentrum der Fraktur mit einem großen, rein metaphysären distalen Hauptfragment in dieser Zone liegen. Die Trümmerzone liegt dann gelegentlich an der Grenze oder weiter proximal, und mehrere Keilfragmente können sich in der Diaphyse befinden. Bezüglich Grenzfälle verweisen wir auf die Abb. 26–29.

Untergruppe A3.1 [1]

Definition:	Komplexe metaphysäre Fraktur (kein Kontakt zwischen den Hauptfragmenten) mit gut erkennbaren, größeren Fragmenten (Prinzip 4-Fragmentfraktur)
Gesamtzahl:	11
Aufgliederung, Spezialformen, Sonderfälle:	Keine
Geschlechts- und Altersstruktur:	6 Männer, 5 Frauen Durchschnittsalter 42 Jahre (max. 60, min. 18)
Offene Frakturen:	4, davon 2 bei Valgus
Axiale Dislokationen:	6, VL 2, VR 2, RK 1, AK 1
Nebenverletzungen	Fibula: U 0, S 5, Mf 6, H 0, D 8, Me 2, L 1, B 0 Malleolus internus: Keine Frakturen
Operative Technik Tibia:	Platten 8 (davon 2 Doppelplatten), Fixateur externe 3
Spätkontrollen:	6; Befund: keine Störungen der Frakturheilung, keine Veränderungen am Gelenk
Beurteilung:	Die Zahl der Spätkontrollen ist hier gering. Trotz hoher Zahl offener Frakturen ist die Prognose auffallend gut. Alles weist darauf hin, daß größere Fragmente vital bleiben. Der Unterschied im Endergebnis hebt sich deutlich ab, sowohl von der Untergruppe A2.2 (10 verzögerte Konsolidationen auf 34 Fälle) als auch von der nachfolgenden Untergruppe A3.2 (3 Fehlstellungen auf 9 Fälle)

---

[1] Die Abkürzungsliste befindet sich auf S. 250.

Abbildungen:	Zeichnungen s. Abb. 62a
	Röntgenbeispiele s. Abb. 63

Untergruppe A3.2[1]

Definition:	Komplexe metaphysäre Fraktur (kein Kontakt zwischen den Hauptfragmenten). Multiple, kleine Fragmente, nicht zählbar (nicht reponierbar)
Gesamtzahl:	10
Geschlechts- und	
Altersstruktur:	7 Männer, 3 Frauen
	Durchschnittsalter 50 Jahre (max. 79, min. 21)
Aufgliederung,	
Spezialformen,	
Sonderfälle:	Keine
Offene Frakturen:	5 (3 bei VL, 1 bei VR)
Axiale Dislokationen:	9
	Vl 6, VR 3, RK 0, AK 0
Nebenverletzungen	Fibula: U 0, S 4, Mf 6, H 0, D 5, Me 5, L 0, B 0
	Malleolus internus: V 2, Ob 0, T 1
Operative Technik Tibia:	Platten 9 (davon 3 Doppelplatten), Fixateur externe 1, sichere Spongiosaplastik 2, Verbund mit Zement 1
Spätkontrollen:	9; Befund: 3 Fehlstellungen (2 VL, 1 VR) nach verzögerter Konsolidation (je 1 nach Fixateur externe, nach einfacher bzw. nach Doppelplatte), 2 supramalleoläre Synostosen
Beurteilung:	Deutlicher Unterschied im Schweregrad und in der Prognose zur Untergruppe A3.1. Die verzögerte Konsolidation mit sekundärer Fehlstellung tritt hier quantitativ in Erscheinung. Infolge kleiner Zahlen ist der Einfluß des Weichteilschadens auf sekundäre Komplikationen nicht einschätzbar
Abbildungen:	Zeichnungen s. Abb. 62b
	Röntgenbeispiele s. Abb. 64

Untergruppe A3.3[1]

Definition:	Komplexe metaphysäre Fraktur, welche die Grundmorphologie A3.1 und A3.2 enthält. Mindestens ein Frakturelement ist mehrheitlich in der Metaphyse

---

[1] Die Abkürzungsliste befindet sich auf S. 250.

Gesamtzahl:	33
Geschlechts- und Altersstruktur:	20 Männer, 13 Frauen Durchschnittsalter 45 Jahre (max. 77, min. 18)
Aufgliederung, Spezialformen, Sonderfälle:	Keine
Offene Frakturen:	10
Axiale Dislokationen:	13; sie sind weniger ausgeprägt als bei den kürzeren Frakturen der Untergruppen A3.1 und A3.2 VL 6, VR 5, RK 2, AK 0
Nebenverletzungen	Fibula: U 4, S 19, Mf 10, H 0, D 15 (1 Etagen), Me 11, L 3, B 0. Bei den 4 Fällen mit intakter Fibula bestehen keine Zeichen der Gabelsprengung, keine Aufstauchungen der Tibiagelenkfläche. Die Dislokation ist bei diesen Fällen gering oder es besteht eine Varusstellung (Abb. 39) Malleolus internus: V 8, Ob 0, T 1
Operative Technik Tibia:	Platten 29 (z. T. nach vorhergehender Extension), keine Doppelplatten. Fixateur externe 4
Spätkontrollen:	18; Befund: 3 Fehlstellungen (2 VL infolge unversorgter Fibula, 1 VR). 1 Arthrose infolge intraartikulärer Schraubenlage, 1 Osteitis, 1 supramalleoläre Synostose
Beurteilung:	Wie bei der Untergruppe A2.3 sind auch hier axiale Dislokationen weniger ausgeprägt als bei den kürzeren Brüchen. Auch kann die Fibula intakt sein. Der Anteil offener Frakturen ist eher geringer. Die Plattenosteosynthese bleibt im Vordergrund. Die Resultate sind mehrheitlich gut
Abbildungen:	Zeichnungen s. Abb. 62c Röntgenbeispiele s. Abb. 65 und 66

Zusammenfassung der Gruppe A3

Gesamtzahl: 54. Bei den komplexen extraartikulären Frakturen zeigt sich der zunehmende Schweregrad am Anteil offener Frakturen und an der Zunahme sekundärer Fehlstellungen infolge verzögerter Konsolidation. Trotzdem kann mehrheitlich immer noch die typische Plattenosteosynthese mit medialer oder ventraler Anlagerung ausgeführt werden.

Die Zahl der Nebenverletzungen ist gegenüber den Gruppen A1 und A2 wesentlich höher: Die Fibula ist selten intakt und häufig mehrfach gebrochen, vorwiegend diaphysär.

Axiale Dislokationen sind eher diskret.

Spätkontrollen sind bei 33 dieser 54 Fälle vorhanden (61%). Die gute Prognose bei der Untergruppe A3.1 ist auffallend. Bei den Untergruppen A3.2 und A3.3 bestehen Fehlstellungen nach verzögerter Konsolidation, 2 wegen unversorgter Fibulafraktur. Die einzige Arthrose ist eine Folge technischer Fehlleistung (intraartikuläre Schraubenlage).

Gruppe A3	
Zahl der Fälle	54
Offene Frakturen	19
Spätkontrollen	33
Störungen der Frakturheilung	6
Präarthrosen/Arthrosen	1

3.3 Artikuläre partielle Frakturen (B)

Im Typ B werden die Frakturen eingeteilt, bei denen ein Teil der Gelenkfläche intakt ist, d. h. in morphologischem und mechanischem Zusammenhang mit Metaphyse und Diaphyse geblieben ist.

Ohne Zweifel kommt diesen Verletzungen eine Eigenständigkeit gegenüber den instabileren zirkulären C-Frakturen zu, indem der intakte Gelenkanteil, selbst wenn er relativ klein bleibt, als Indikator für die Rekonstruktion und gleichzeitig auch als Stütze für die Stabilisation von großer Bedeutung ist.

Wie auf S. 67 ausgeführt worden ist, sind axiale Dislokationen bei partiellen Gelenkfrakturen selten. Diese können eigentlich nur bei zirkulären Frakturen, welche den ganzen Umfang des Knochens betreffen, richtig in Erscheinung treten (A und C).

Die Morphologie einiger Spaltungen und vieler Impressionen deutet auf Valgus- oder Varusstellung des Fußes beim Unfall hin. Da der Talus jedoch bei kleinflächigen Impressionen spontan in seine ursprüngliche Position zurückgleitet, ist das Skelett im Röntgendokument wieder achsengerecht.

Einfache partielle Frakturen sind relativ häufig, komplexe werden seltener. Die Einteilung in Gruppen erfolgt nach den auf S. 99 angegebenen Unterscheidungsmerkmalen:

Spaltbrüche sind eingeteilt unter B1, Impressionsbrüche unter B2, Frakturen mit einer Dissoziation der Gelenkfläche unter B3.

Die weitere Aufteilung in Untergruppen kann bei diesem Typ nach der Frakturebene erfolgen, wobei bei einfachen Frakturen diese sowohl am Fragment als auch am intakten Anteil erkennbar ist. Bei den komplexen Frakturen wird weitgehend auf den intakten Anteil abgestellt.

Gruppe B1

In der Gruppe B1 sind alle reinen artikulären Spaltungen bei partiellen Frakturen eingeteilt. Ausgeschlossen sind Impressionen (B2) und komplexe artikuläre Verletzungen (B3).

Die weitere Aufteilung in Untergruppen erfolgt aufgrund der Ebene, in welcher sich der Spalt befindet bzw. im Röntgenbild am besten erkennbar ist. Dies ist dann nicht unproblematisch, wenn die Spaltung schräg oder abgewinkelt verläuft (Abb. 87). In Zweifelsfällen ist gelegentlich die Zuteilung aufgrund des intakten Gelenkanteils leichter durchzuführen. Auch läßt sich ohne Tomographie manchmal nicht entscheiden, ob eine einfache oder mehrfache Spaltung im Gelenk besteht.

Die Untergruppe B1.1 enthält Spaltbrüche in der Frontalebene (dorsal oder ventral), welche im seitlichen Röntgenbild besser erkennbar sind. Bei einem Teil dieser Brüche bestehen zusätzlich und unabhängig davon diaphysäre Frakturen im Segment 42. Diese erfordern eine getrennte 2. Klassifikation.

Die Untergruppe B1.2 enthält partielle Spaltbrüche in der Sagittalebene (medial oder lateral), welche im a.-p.-Röntgenbild besser erkennbar sind. Wir finden hier auch viele Frakturen, welche durch offene Wachstumsfugen hindurch gehen.

In die Untergruppe B1.3 wurden die Frakturen eingeteilt, bei denen in der Metaphyse mehrfache Spaltungen erkennbar sind. Wahrscheinlich bestehen dann auch mehrfache artikuläre Spalten. Unter diesen Umständen sind auch die Ebenen nicht immer deutlich zu unterscheiden. Ausdehnungen in die Diaphyse sind selten und eignen sich nicht als Merkmal zur Unterteilung.

Die Unterscheidung von einer Impression (B2) oder von einer Dissoziation der Gelenkfläche (B3) bereitet keine Schwierigkeiten.

Untergruppe B1.1

Definition:	Partieller artikulärer Spaltbruch in der Frontalebene (dorsal oder ventral), besser sichtbar im seitlichen Röntgenbild.
Gesamtzahl:	84
Aufgliederung:	Unterabteilung 1: auf das obere Sprunggelenk begrenzte Verletzung 36.
	Unterabteilung 2: artikuläre Spaltung mit gleichzeitiger diaphysärer Tibiafraktur im Segment 42: 48

Detailanalyse Unterabteilung 1: Auf das obere Sprunggelenk begrenzte Verletzungen[1]

Zahl der Fälle:	36
Geschlechts- und Altersstruktur:	29 Männer, 7 Frauen (Durchschnittsalter 41 Jahre (max. 75, min. 14)
Spezialformen:	Dorsale Spaltungen 21 Ventrale Spaltungen 15
Sonderfall:	1 offene Wachstumsfuge (offene Fraktur, ventrale Spaltung)
Offene Frakturen:	1

---

[1] Die Abkürzungsliste befindet sich auf S. 250.

Axiale Dislokationen:	Keine
Nebenverletzungen	Fibula: U 23, S 8, Mf 5, H 0, D 2, Me 6, L 5, B 0
	Bei ventralen Spaltungen ist die Fibula meistens intakt
	Malleolus internus: V 3, Ob 5, T 2
Operative Technik Tibia:	Schrauben 29, Platten 6, konservativ 1
Spätkontrollen:	30; Befund: Nach technischen Fehlern 3 Präarthrosen und 1 Varusfehlstellung. 1 Synostose nach supraligamentärer Fibulasplitterfraktur, 1 Osteitis
Beurteilung:	In bestimmten Fällen macht die Unterscheidung einer dorsalen B1.1-Fraktur von einem Volkmann-Dreieck bei Malleolarfraktur Schwierigkeiten (vgl. S. 47 ff.). Nur in 1 Fall ist die Lage des Fragmentes dorsolateral, an der Fibula besteht jedoch eine supraligamentäre Splitterfraktur
	Die B1.1-Fraktur hat eine gute Prognose und heilt bei einwandfreier Technik ohne Nachteil aus
Abbildungen:	Zeichnungen s. Abb. 85a
	Röntgenbeispiele s. Abb. 86 und 87

Detailanalyse Unterabteilung 2: Kombination partieller artikulärer Sapltbruch in der Frontalebene mit diaphysärer Tibiafraktur im Segment 42 [1]

Zahl der Fälle:	48
Geschlechts- und Altersstruktur:	18 Männer, 30 Frauen
	Durchschnittsalter 42 Jahre (max. 69, min. 16); unter 25 Jahren 9 Patienten
Spezialformen:	Dorsale Spaltung. Morphologischer Zusammenhang (distaler Ausläufer) der diaphysären Torsionsfraktur 24 (Fibula gebrochen 13, intakt 11)
	Dorsale Spaltung. Kein morphologischer Zusammenhang mit diaphysärer Fraktur 22 (Fibula gebrochen 11, intakt 11)
	Ventrale Spaltung. Morphologisch unabhägnig von der diaphysären Fraktur 2 (2 intakte Fibula)
Offene Frakturen:	Keine
Axiale Dislokationen:	Keine
Nebenverletzungen	Fibula: U 24, Frakturen auf Höhe der Tibiaschaftfraktur 24
	Malleolus internus: V 5, Ob 0, T 0

---

[1] Die Abkürzungsliste befindet sich auf S. 250.

Operative Technik	
artikuläre Spaltung:	Schrauben 39, Platte 1, nicht operiert 8
Spätkontrollen:	31; Befund: 1 Präarthrose bei Valgus nach nicht operiertem artikulärem Fragment
Beurteilung:	Auffallend ist der hohe Anteil weiblicher und jugendlicher Patienten bei dieser Kombinationsverletzung. Bei der großen Mehrheit der Fälle wird offensichtlich die Diagnose gestellt. Bei technisch korrekter Osteosynthese tritt volle Ausheilung ein (1 Ausnahme)
Abbildungen:	Zeichnungen s. Abb. 35 b, c Röntgenbeispiele s. Abb. 88

Untergruppe B1.2

Definition:	Partielle artikuläre Fraktur mit Spaltung in der Sagittalebene, besser sichtbar im a.-p.-Röntgenbild.
Zahl der Fälle:	107
Aufgliederung, Spezialformen, Sonderfälle:	Unterabteilung 1: Frakturen durch offene Epiphysenfugen 75 Unterabteilung 2: Frakturen Erwachsene 28 Unterabteilung 3: Sagittale Spaltungen kombiniert mit diaphysärer Tibiafraktur 4

Detailanalyse Unterabteilung 1: Frakturen durch offene Epiphysenfuge[1]

Zahl der Fälle:	75
Spezialformen:	Lateraler Ausbruch rein epiphysär 30 Lateraler Ausbruch mit Verlauf in die Metaphyse 17 Medialer Ausbruch rein epiphysär 8 Metaphysärer Ausbruch mit Verlauf in die Metaphyse 20
Offene Frakturen:	1
Axiale Dislokationen:	1 leichter VR
Nebenverletzungen	Fibula: U 67, S 8, Mf 0, H 0, D 0, Me 8, L 0, B 0 Fibulafrakturen bestehen nur bei Tibiabrüchen, welche in die proximale Metaphyse reichen Malleolus internus: V 0, Ob 0, T 0
Operative Technik Tibia:	Schrauben 71, Kirschner-Draht 4
Spätkontrollen:	40, zum Teil über Jahre verfolgt. Befund: keine sekundären Achsenfehlstellungen erkennbar, keine Störungen der Frakturheilung

---

[1] Die Abkürzungsliste befindet sich auf S. 250.

Beurteilung:	Es handelt sich hier um die Fraktur des Adoleszenten. Ein vorzeitiger Schluß der Wachstumslinie dürfte sich nicht mehr in eine Fehlstellung auswachsen
Abbildungen:	Zeichnungen s. Abb. 50f, g, h
	Röntgenbeispiele s. Abb. 92 und 93

Detailanalyse Unterabteilung 2: Sagittale Spaltung beim Erwachsenen

Zahl der Fälle:	28
Geschlechts- und Altersstruktur:	22 Männer, 6 Frauen
	Durchschnittsalter 39 Jahre (max. 77, min. 16)
Offene Frakturen:	1
Axiale Dislokationen:	Keine
Nebenverletzungen	Fibula: U 24, S 2, Mf 2, H 0, D 1, Me 2, L 1, B 0
	Malleolus internus: V 0, Ob 2, T 1
Operative Technik Tibia:	24 Schrauben, 2 Platten, 1 Zuggurtung, 1 konservativ
Spätkontrollen:	15; Befund: 3 Präarthrosen (nach ungenügender Reposition)
Beurteilung:	Relativ leichte Verletzung mit guter Prognose
Abbildungen:	Zeichnungen s. Abb. 85 b
	Röntgenbeispiele s. Abb. 89 und 90

Detailanalyse Unterabteilung 3: Sagittale Spaltung kombiniert mit diaphysärer Tibiafraktur im Segment 42 [1]

Zahl der Fälle:	4
Geschlechts- und Altersstruktur:	2 Männer, 2 Frauen
	Durchschnittsalter 26 Jahre (max. 40, min. 15)
Offene Frakturen:	2 (Diaphyse)
Spezialformen:	2 mediale, 2 laterale Spaltungen (davon 1 mit offener Epiphysenfuge
	Kein morphologischer Zusammenhang mit der diaphysären Fraktur: 3
Axiale Dislokationen:	Keine
Nebenverletzungen	Fibula: U 0, S 4, Mf 0, H 0, D 4, Me 0, L 0, B 0
	Malleolus internus: V 0, Ob 0, T 0
Operative Technik artikuläre Spaltung:	Schrauben 4
Spätkontrollen:	4; Befund: keine Komplikationen
Beurteilung:	Seltene Verletzung. Sie wird diagnostiziert und heilt nach Osteosynthese folgenlos aus
Abbildungen:	Röntgenbeispiele s. Abb. 91

---

[1] Die Abkürzungsliste befindet sich auf S. 250.

Untergruppe B1.3 [1]

Definition:	Artikulärer Spaltbruch mit mehrfachen metaphysären Spaltungen
Zahl der Fälle:	25
Geschlechts- und Altersstruktur:	12 Männer, 13 Frauen Durchschnittsalter 48 Jahre (max. 78, min. 22)
Offene Frakturen:	1
Aufgliederung, Spezialformen:	Spaltung vorwiegend in der Frontalebene (seitliches Röntgenbild) 13 Spaltung vorwiegend in Sagittalebene (a.-p.-Röntgenbild) 12 Verlauf in die Diaphyse 10
Sonderfall:	Zusätzliche Abscherung eines Taluskantenfragmentes (flake). Festgeschraubt, einwandfrei eingeheilt (Abb. 49)
Axiale Dislokationen:	1 VR
Nebenverletzungen	Fibula: U 11, S 7, Mf 7, H 0, D 5, Me 4, L 5, B 0 Die Fibulabefunde verteilen sich gleichmäßig auf die Fälle in der Aufgliederung Malleolus internus: V 1, Ob 3, T 0
Operative Technik Tibia:	Platten 17, Schrauben 8
Spätkontrollen:	18; Befund: 3 Präarthrosen (2 infolge ungenügender Reposition)
Beurteilung:	Multiple Spaltungen in der Metaphyse bestehen nur beim Erwachsenen. Das Überwiegen der Plattenosteosynthese in dieser Untergruppe spricht für eine zusätzliche Instabilität. Eine ähnliche Konstellation findet sich auch bei B2.3
Abbildungen:	Zeichnungen s. Abb. 103a Röntgenbeispiele s. Abb. 105

Zusammenfassung der Gruppe B1

Gesamtzahl 216. Beim Erwachsenen 139, bei offenen Wachstumsfugen 77, offene Frakturen 4.

Diese große Gruppe zeigt die ganze Vielfalt des reinen Spaltbruches im OSG. Sämtliche Altersstufen sind beteiligt. Die Spaltung erfaßt alle Ebenen. Es sind isolierte Verletzungen am Gelenk und Kombinationen mit proximal liegenden diaphysären Frakturen vorhanden. Das Problem der Unterscheidung zur Malleolarfraktur ist bereits auf S. 60 ff. diskutiert worden.

Weichteilschäden sind hier nicht gravierend (nur 4 offene Frakturen). Dementsprechend sind die Operationstechniken einfach. Die reine Verschraubung dominiert bei den einfachen Spaltungen, sie wird durch die Plattenosteosynthese in den

---

[1] Die Abkürzungsliste befindet sich auf S. 250.

Fällen abgelöst, in denen in der Metaphyse mehrere Spaltungen bestehen (Untergruppe B1.3).

Bei 128 Fällen liegen Spätkontrollen vor (59%). 10 Präarathrosen, 1 Valgus- und 1 Varusfehlstellung sind fast alle Folge von primär technischen Fehlern. Nach einwandfreier Reposition zeigen die Spätkontrollen keine pathologischen Gelenkbefunde.

Gruppe B1	
Zahl der Fälle	216
Offene Frakturen	4
Spätkontrollen	128
Störungen der Frakturheilung (Metaphyse)	1
Präarthrosen/Arthrosen	10

Gruppe B2

In der Gruppe B2 sind alle partiellen Frakturen mit einfacher Gelenkimpression zusammengefaßt. Sie treten nur beim Erwachsenen auf. Die Unterscheidung von den reinen Spaltbrüchen bereitet an sich keine Schwierigkeiten, oft jedoch die korrekte Interpretation von Details.

Die Aufteilung in Untergruppen erfolgt wie bei der Gruppe B1 nach der Ebene, in welcher sich Impression und begleitende Spaltung im Röntgenbild besser erkennen lassen.

Die Untergruppe B1.1 enthält die Frakturen mit Impression und Spaltung in der Frontalebene, besser sichtbar im seitlichen Röntgenbild. Die intakte Gelenkzone befindet sich dorsal oder ventral. Bezüglich der Probleme bei dorsalen Impressionen verweisen wir auf die Ausführungen auf S. 47 ff.

Die Untergruppe B2.2 enthält die Frakturen mit Impression und Spaltung in der Sagittalebene (im a.-p.-Röntgenbild besser sichtbar). Die im Prinzip ventral liegende Impression betrifft entweder die laterale oder die mediale Gelenkpartie, der intakte Gelenkabschnitt befindet sich gegenüber.

Die Untergruppe B2.3 enthält die Frakturen, bei welchen multiple Frakturlinien in der Metaphyse bestehen. In dieser Untergruppe sind die Grundmorphologien der Untergruppe B2.1 und B2.2 vereinigt. Die Multiplizität der metaphysären Frakturlinien führt aber dazu, daß die artikulären Elemente oft gleich gut in beiden Ebenen sichtbar sind. Eine Unterscheidung dieser Details ist daher in dieser Untergruppe unwesentlich.

Untergruppe B2.1 [1]

Definition:	Impression und Spalt in der Frontalebene (besser sichtbar im seitlichen Röntgenbild). Intakter Gelenkanteil dorsal oder ventral
Zahl der Fälle:	12
Geschlechts- und	8 Männer, 4 Frauen
Altersstruktur:	Durchschnittsalter 38 Jahre (max. 61, min. 23)

---

[1] Die Abkürzungsliste befindet sich auf S. 250.

Offene Frakturen: 2
Spezialformen: Impression ventral 10 (davon 3 Stempelformen)
                               Impression dorsal 2
Sonderfall: Kombination mit Tibiaschaftfraktur (Markna-
                               gel) bei dorsaler Impression
Axiale Dislokationen: Keine
Nebenverletzungen   Fibula: U 7, S 4, Mf 1, H 0, D 0, Me 2, L 3, B 0
                               Malleolus internus: V 1, Ob 9, T 0
                               Die Kombination von intakter Fibula mit einer
                               Schrägfraktur des Malleolus internus ist auffal-
                               lend häufig. Dabei grenzt die Impression nicht
                               direkt an den Malleolus. Möglicherweise ist ein
                               Rotationsmechanismus im Spiel
Operative Technik Tibia: Verschraubung 10, Platte 2
Nachkontrollen: 6; Befund: 2 Präarthrosen nach Stempelimpres-
                               sion (ungenügende Reposition)
Beurteilung: Wegen des einfachen Zugangs ist die vorwiegend
                               ventrale Impression prognostisch günstig
Abbildungen: Zeichnungen s. Abb. 97 a
                               Röntgenbeispiele s. Abb. 99 und 100

Untergruppe B2.2[1]

Definition: Impression mit Spaltung in der Sagittalebene
                               (besser sichtbar im a.-p.-Röntgenbild). Intakter
                               Teil der Gelenkfläche medial oder lateral
Zahl der Fälle: 23
Geschlechts- und   14 Männer, 9 Frauen
Altersstruktur: Durchschnittsalter 37 Jahre (max. 62, min. 17)
Offene Frakturen: 1
Spezialformen: Impression und Spalt lateral 4.
                               An der Syndesmose hängt immer ein Tibiafrag-
                               ment. Die Impression reicht nicht bis in die Inci-
                               sura fibulae hinein
                               Impression medial 19.
                               Der mediale Spalt befindet sich teilweise in deut-
                               lichem Abstand vom Malleolus internus
Sonderfall: Talusabscherung (Flake-fragment). Fraglicher
                               Riß des Lig. deltoideum (Abb. 45)
Axiale Dislokationen: 2 leichte VR
Nebenverletzungen   Fibula: U 11, S 12, Mf 0, H 0, D 0, Me 0, L 10,
                               B 2
                               Malleolus internus: V 8, Ob 8, T 0
Operative Technik Tibia: Verschraubung 11, Platten 1, Kirschner-Draht
                               mit Schraube 1

---

[1] Die Abkürzungsliste befindet sich auf S. 250.

Nachkontrollen: 17; Befund: 1 schwere Arthrose (ungenügende
                                   Reposition), 3 Präarthrosen (ungenügende Re-
                                   position, Fibulafehlstellung)

Beurteilung: Auffallend ist die Häufigkeit der Plattenosteo-
                                   synthese gegenüber der Untergruppe B2.1. Die
                                   Arthrosefälle verteilen sich gleichmäßig auf me-
                                   diale und laterale Impressionen

Abbildungen: Zeichnungen s. Abb. 97 b
                                   Röntgenbeispiele s. Abb. 45, 101 und 149

Untergruppe B2.3 [1]

Definition: Multiple Frakturlinien in der Metaphyse bei Im-
                                   pression und Spalt in der Gelenkfläche
Zahl der Fälle: 22
Geschlechts- und
Altersstruktur: 15 Männer, 7 Frauen
                                   Durchschnittsalter 39 Jahre (max. 77, min. 17)
Offene Frakturen: 1
Spezialformen: Impression und Spaltung ventral 7, dorsal 2
                                   Impression und Fraktur medial 10, lateral 3
Sonderfall: Verlauf in die Diaphyse 1
Axiale Dislokationen: 6, VL 2, VR 4, RK 0, AK 0
Nebenverletzungen   Fibula: U 9, S 10, Mf 3, H 0, D 2, Me 3, L 5, B 3
                                   Malleolus internus: V 7, Ob 4, T 2
Operative Technik Tibia: Verschraubung 10, Platte 11, Fibulaplatte allein
                                   1. Die Osteosynthesen sind komplexer als bei
                                   den Untergruppen B2.1 und B2.2
Nachkontrollen: 16; Befund: 1 schwere Arthrose, 7 Präarthrosen
                                   (ungenügende Reposition). 4 subchondrale
                                   Sklerosen (Devitalisation?)
Beurteilung: Wie bei der Gruppe B1 zeigt sich auch hier, daß
                                   bei mehrfachem Spalt in der Metaphyse die
                                   komplexere Verletzung vorliegt. Dies manife-
                                   stiert sich in der Art der Behandlung und der
                                   Prognose
Abbildungen: Zeichnungen s. Abb. 103 b
                                   Röntgenbeispiele s. Abb. 106

Zusammenfassung der Gruppe B2

Gesamtzahl: 57. Es bestehen nur 4 offene Frakturen (8%). Der Weichteilschaden
ist also bei der Impression nicht gravierender als bei der reinen Spaltung.

Bezüglich der Operationstechnik zeigt sich, daß bei der Impression mehr interfragmentärer Druck erforderlich ist, um das Repositionsergebnis zu stabilisieren.

---

[1] Die Abkürzungsliste befindet sich auf S. 250.

Wenn bei den einfacheren Fällen die Verschraubung noch im Vordergrund steht, wird die Platte bei der Untergruppe B2.2 häufiger verwendet und überwiegt leicht bei der Untergruppe B2.3.

Die Zahl der Spätkontrollen beträgt 39 (68%). Darunter finden wir 12 Präarthrosen und 2 Arthrosen als Folge technischer Imperfektion bzw. ungenügender Reposition.

Beurteilung. Die Impressionsfrakturen sind eindeutig schwerwiegendere Verletzungen als die reinen Spaltbrüche. Die Form mit der günstigsten Prognose ist die ventrale Impression mit Abspaltung eines Fragmentes. Türflügelartige laterale und mediale Impressionen haben eine schlechtere Prognose und sind in der Behandlung schwieriger. Am ungünstigsten ist ohne Zweifel die Fraktur mit mehrfacher Spaltung in der Metaphyse. Diese ist instabiler und operativ-technisch schwieriger zu versorgen.

Gruppe B2	
Zahl der Fälle	57
Offene Frakturen	4
Spätkontrollen	39
Störungen der Frakturheilung (Metaphyse)	0
Präarthrosen/Arthrosen	14

Gruppe B3

In dieser Gruppe werden diejenigen Frakturen zusammengefaßt, welche zwar noch einen intakten Gelenkanteil aufweisen, bei denen der gebrochene Anteil jedoch eine Dissoziation der Strukturen aufweist. Dieser Begriff ist auf S. 121 definiert. Der gebrochene Anteil nimmt den größten Teil des Gelenkes ein. Er ist durch multiple Spaltungen, Aufwerfungen oder Impressionen so verändert, daß Zusammenhänge und Einzelheiten nicht mehr als solche erkenntlich sind.

Derartige Befunde sind naturgemäß bei einer partiellen Fraktur eher selten. Der intakte Gelenkabschnitt, welcher mit der Diaphyse im Zusammenhang bleibt, ist jeweils klein.

Eine Einteilung nach Ebenen ist nicht so eindeutig wie bei einfachen Spaltungen und Impressionen. Am zuverlässigsten erfolgt die Orientierung nach der unverletzten Wand.

Dabei hat sich gezeigt, daß die ventrale Wand immer gebrochen ist. Die intakten Wandanteile befinden sich entweder dorsal, dorsolateral, dorsomedial oder anteromedial, jedoch nie rein ventral.

Auch bestehen bei diesen Brüchen immer multiple Spaltungen in der Metaphyse.

Die Unterscheidung von einfacheren Frakturen (B1 und B2) kann dann Schwierigkeiten bereiten, wenn Überlagerungen bestehen und das Röntgenbild dramatisch aussieht. Wenn das Bild in der 2. Ebene nicht klärend wirkt, ist man in der Klinik auf zusätzliche Röntgenuntersuchungen (Tomogramme, CT) angewiesen. Bei unserer Dokumentation konnten wir mit Hilfe der postoperativen Röntgenbilder differenzieren.

In der Untergruppe B3.1 sind diejenigen Frakturen mit Dissoziation der Gelenkfläche eingeteilt, bei denen nur die dorsale Wand intakt bleibt. Sie sind besser sichtbar im seitlichen Röntgenbild.

In der Untergruppe B3.2 befinden sich die Frakturen, bei denen die laterale oder die mediale Wand intakt bleiben. Sie sind im a.-p.-Röntgenbild besser sichtbar.

In der Untergruppe B3.3 haben wir den seltenen Befund einer Ausdehnung in die Diaphyse aufgenommen.

Untergruppe B3.1[1]

Definition:	Dissoziation der Gelenkfläche mit intakter dorsaler Wand (besser sichtbar im seitlichen Röntgenbild)
Gesamtzahl:	10
Geschlechts- und Altersstruktur:	9 Männer, 1 Frau Durchschnittsalter 33 Jahre (max. 71, min. 21)
Offene Frakturen:	3
Spezialformen:	Anterolaterales Tuberkel (Tillaux-Chaput) ausgebrochen 7
Axiale Dislokationen:	Keine
Nebenverletzungen	Fibula: U 6, S 3, Mf 1, H 0, D 1, Me 0, L 2, B 1 Die Fibula ist mehrheitlich intakt. Sie bleibt jeweils mit dem dorsalen Syndesmosenband über die intakte Tibiawand in Verbindung Malleolus internus: V 3, Ob 4, T 1
Operative Technik Tibia:	Platte 7, Schrauben allein 3
Spätkontrollen:	6; Befund: 1 schwere Arthrose mit Subluxation, 2 Präarthrosen, 3 Fälle mit befriedigendem Gelenkbefund, 1 Osteitis
Beurteilung:	Auffallend ist das Vorherrschen des männlichen Geschlechts und das niedrige Durchschnittsalter bei den Patienten dieser Untergruppe Operativ-technisch steht die Plattenosteosynthese auch bei offenen Frakturen im Vordergrund. Man kann daraus schließen, daß der Weichteilschaden in diesen Fällen nicht schwerwiegend war
Abbildungen:	Zeichnungen s. Abb. 116a Röntgenbeispiele s. Abb. 118 und 159

---

[1] Die Abkürzungsliste befindet sich auf S. 250.

Untergruppe B3.2[1]

Definition:	Dissoziation der Gelenkfläche, laterale oder mediale Wand intakt. Besser sichtbar im a.-p.-Röntgenbild
Gesamtzahl:	5
Geschlechts- und Altersstruktur:	4 Männer, 1 Frau Durchschnittsalter 37 Jahre (max. 50, min. 22)
Offene Frakturen:	2
Aufgliederung:	Die intakte Wand befindet sich 2mal dorsomedial, 2mal anterolateral, einmal dorsolateral.
Axiale Dislokationen:	4, VL 2, VR 2, RK 0, AK 0
Nebenverletzungen	Fibula: U 0, S 2, Mf 3, H 0, D 2, Me 2, L 1, B 0 Malleolus internus: V 2, Ob 3, T 0
Operative Technik Tibia:	Platte 1, Schrauben 2, Kirschner-Draht 1 (offen) Fixateur externe 1 (offen)
Spätkontrollen:	3; Befund: 2 Arthrosen nach ungenügender Reposition, 1 sekundäre Arthrodese, 2 Osteitis.
Beurteilung:	Bedeutende Verschlechterung der Prognose in dieser Untergruppe gegenüber B3.1. Möglicherweise ist dies Folge von Schwierigkeiten beim Zugang (der intakte Gelenk- und Wandabschnitt liegt ungünstiger als bei B3.1)
Abbildungen:	Zeichnungen s. Abb. 116b Röntgenbeispiele s. Abb. 119

Untergruppe B3.3

Definition:	Dissoziation der Gelenkfläche bei partieller Fraktur. Verlauf in die Diaphyse. Diese äußerst seltene Morphologie finden wir nur bei 1 Patienten. Die Fraktur ist geschlossen. Die intakte Gelenkpartie und Wand sind lateral. Die Fibula ist intakt. Die Osteosynthese wurde mit einer langen Doppelplatte ausgeführt. Die Spätkontrolle zeigt eine erhebliche Arthrose.

Zusammenfassung der Gruppe B3

Gesamtzahl: 16. 5 offene Frakturen (annähernd ⅓). Es besteht in dieser Gruppe entgegen B1 und B2 eine vermehrte Weichteilschädigung. Trotz Dissoziation der Gelenkfläche ist die Fibula in 7 Fällen intakt.

Die Untergruppe B3.1 ist die einzige, welche einige Fälle mit günstiger Prognose aufweist.

---

[1] Die Abkürzungsliste befindet sich auf S. 250.

Spätkontrollen: 10. Mehrheitlich schlechte Ergebnisse mit Präarthrose oder Arthrose. Die Ergebnisse zeigen, daß diese Verletzung als gleich schwerwiegend zu betrachten ist wie die Frakturen der Gruppe C3 (S. 285).

Gruppe B3	
Zahl der Fälle	16
Offene Frakturen	5
Spätkontrollen	10
Störungen der Frakturheilung (Metaphyse)	0
Präarthrosen/Arthrosen	6
Arthrodesen	1

3.4 Artikuläre vollständige Frakturen (C)

Zum Typ C gehören die Frakturen, bei welchen keine mechanische Verbindung mehr zwischen Gelenk und Diaphyse erhalten ist. Sie sind instabiler als die partiellen Typ-B-Frakturen. Bei ihnen kann auch nicht mehr nach Ebenen unterschieden werden, da eine intakte Wand als Leitgebilde fehlt.

An der Gelenkfläche selbst finden wir die gleichen Verletzungen vor, die wir von den partiellen Brüchen her kennen:

Im Vordergrund steht die einfache Spaltung. Häufig sind aber auch Impressionen mit Spaltung. Diese beiden Formen der einfachen Gelenkverletzung bilden die Gruppe C1.

Wie bereits auf S. 109 ausgeführt, finden wir Impressionen schon bei sehr jungen Erwachsenen. Wie bei den Gruppen B1 und B2 ist auch bei vollständigen Frakturen das Durchschnittsalter der Patienten mit Impression nicht höher als bei Spaltungen. Bei den Spätkontrollen stellen wir auch hier fest, daß die Ergebnisse nach Impression schlechter sind.

Sehr häufig ist die Kombination einfacher artikulärer Verletzungen mit den für die distale Tibia charakteristischen metaphysären Morphologien. Gemeint sind Impaktion und metaphysäre Trümmerzone. Wir haben diese beim Typ A speziell analysiert (S. 73 f.). Frakturen, welche diese Kombination aufweisen, sind in der Gruppe C2 zusammengefaßt.

Frakturen, welche eine komplexe Verletzung der Gelenkfläche selbst aufweisen (Dissoziation), sind in der Gruppe C3 eingeteilt. Diese Morphologie ist spektakulär und charakteristisch, aber nicht häufig.

Vollständige Frakturen sind Verletzungen von erwachsenen Patienten (nur 1 Fall mit offener Epiphysenfuge bei C2.1 Varus, Abb. 110).

Gruppe C1

In dieser Gruppe sind alle Frakturen eingeteilt, die artikulär als einfache Spaltung oder Impression mit Spaltung zu erkennen sind (analog den Frakturen der Gruppen B1 und B2), jedoch in der Metaphyse oder in der distalen Diaphyse zu einer vollständigen, also zirkulären Fraktur werden.

Bei den Spaltbrüchen finden wir die einfachen Y- oder T-Formen. In der Metaphyse können mehrfache Spaltungen vorliegen. Das Bestehen von Impaktionen oder Trümmerzonen würde jedoch eine Einteilung unter C2 bedingen.

Bei diesen Frakturen spielt die in das Gelenk verlaufende Torsionsmorphologie eine erhebliche Rolle. Böhler [7] und Gay u. Evrard [36] haben bereits darauf hingewiesen. Es handelt sich um geschlossene Frakturen, meist Folge eines weniger gravierenden Unfallmechanismus. Sie sind wie bei der diaphysären Fraktur operativ-technisch einfacher zu versorgen und haben eine gute Prognose.

Die Untergruppe C1.1 enthält alle vollständigen artikulären Spaltbrüche.

Die Untergruppe C1.2 enthält alle vollständigen artikulären Impressionsbrüche mit Spaltung.

Die Untergruppe C1.3 enthält alle vollständigen einfachen Spaltungs- oder Impressionsbrüche der Gelenkfläche, welche einen Frakturverlauf bis in die Diaphyse aufweisen.

Untergruppe C1.1 [1]

Definition:	Artikulärer Spaltbruch, welcher in der Metaphyse zirkulär wird
Zahl der Fälle:	55
Geschlechts- und Altersstruktur:	30 Männer, 25 Frauen Durchschnittsalter 43 Jahre (max. 83, min. 18 Jahre)
Aufgliederung, Spezialformen:	Torsionsmorphologie: 30
Offene Frakturen:	4
Axiale Dislokationen:	17, wenig ausgeprägt VL 5, VR 8, RK 1, AK 3
Nebenverletzungen	Fibula: U 25, S 21, Mf 9, H 1, D 12 (1 Etagen), Me 11, L 5, B 1 Malleolus internus: V 4, Ob 8, T 0
Operative Technik Tibia:	Platten 44, Schrauben 10, Fixateur externe 1
Spätkontrollen:	30; Befund: 4 verzögerte Konsolidationen, davon 1 Varus, 2 Valgus. 2 supramalleoläre Synostosen, 1 Arthrose
Beurteilung:	Es bestehen hier Konsolidationsprobleme in der Metaphyse als Ausdruck der zirkulären Instabilität. Bei A2 und A3 haben wir bereits solche Befunde festgestellt
Abbildungen:	Zeichnungen s. Abb. 85c Röntgenbeispiele s. Abb. 94

---

[1] Die Abkürzungsliste befindet sich auf S. 250.

Untergruppe C1.2[1]

Definition:	Gelenkimpression mit Spalt bei metaphysärer zirkulärer einfacher Fraktur
Gesamtzahl:	26
Geschlechts- und Altersstruktur:	17 Männer, 9 Frauen Durchschnittsalter 41 Jahre (max. 70, min. 20)
Aufgliederung, Spezialformen:	Die Frakturen sind kürzer als bei C1.1. Eine deutliche Torsionsmorphologie findet sich nur bei 4 Fällen Morphologie der Impression: Dreieck und Türflügel 14, Stempel 8, Mulden 4 Frontalebene (seitliches Röntgenbild) 11 Sagittalebene (a.-p.-Röntgenbild) 15: lateral 7, medial 15
Sonderfälle:	1 Fall mit zusätzlicher diaphysärer Fraktur Segment 42 (Platte)
Offene Frakturen:	1 (massive Dislokation)
Axiale Dislokationen:	6, wenig ausgeprägt VL 1, VR 5, RK 0, AK 0
Nebenverletzungen	Fibula: U 14, S 7, Mf 5, H 0, D 4, Me 2, L 6, B 0 Malleolus internus: V 4, Ob 1, T 0
Operative Technik Tibia:	Platte 24, Schrauben 2
Spätkontrollen:	13; Befund: 3 schwere Arthrosen, 6 Präarthrosen nach unvollständiger Reposition
Beurteilung:	Die Befunde der Spätkontrolle zeigen erneut, daß die Impression die schwerwiegendere Verletzung ist als die Spaltung allein. Obwohl die Weichteilverletzung (nur 1 offene Fraktur) hier sicher weniger gravierend ist, ist die Prognose gesamt gesehen schlechter
Abbildungen:	Zeichnungen s. Abb. 97c Röntgenbeispiele s. Abb. 102

Untergruppe C1.3[1]

Definition:	Spaltung oder Impression der Gelenkfläche bei zirkulärer Fraktur. Ausdehnung in die Diaphyse
Gesamtzahl:	45
Geschlechts- und Altersstruktur:	30 Männer, 15 Frauen Durchschnittsalter 42 Jahre (max. 75, min. 20) Impressionsfälle: Durchschnittsalter 38 Jahre

---

[1] Die Abkürzungsliste befindet sich auf S. 250.

Aufgliederung,	
Spezialformen:	Torsionsmorphologie dominierend, insbesondere bei Impressionen
	Impressionen 10, davon 3 Stempel, 3 Mulden
	Erst diaphysär sich aufzweigende und zirkulär werdende Spaltbrüche: 5 (junge Patienten).

Einzelne Fälle dieser Untergruppe stellen Grenzsituationen der Einteilung gegenüber B1.1 (Unterabteilung 2) – bzw. B1.2 (Unterabteilung 3) dar. Die artikuläre Spaltung verläuft aber hier axial durch die Metaphyse in die Diaphyse hinein und wird dort zirkulär. Bei B1 ist die Spaltung kurz, randständig und endet in der Metaphyse. Daher kann dort ein zweites, unabhängiges diaphysäres Zentrum vom artikulären Anteil deutlich unterschieden werden (s. Abb. 88, 91 und 104).

Offene Frakturen:	3
Axiale Dislokationen:	10
	VL 3, VR 7, RK 0, AK 0
Nebenverletzungen	Fibula: U 23, S 13, Mf 9, H 0, D 14, Me 8, L 0, B 0
	Malleolus internus: V 6, Ob 6, T 2
Operative Technik Tibia:	Platten 39, Schrauben allein 5, Fixateur externe 1
Spätkontrollen:	28; Befund: 2 schwere Arthrosen bei Impression. Bei den übrigen 1 Präarthrose und 1 Inkongruenzarthrose. 1 sekundäre Varusdeviation
Beurteilung:	Diese langen Frakturen zeigen relativ geringe Dislokationen. Daher ist die Zahl offener Frakturen niedrig und eine intakte Fibula häufig. Mit Ausnahme der Impressionsfälle ist die Prognose günstig
Abbildungen:	Zeichnungen s. Abb. 103e
	Röntgenbeispiele s. Abb. 113, 151 und 152

Zusammenfassung der Gruppe C1

Gesamtzahl der Frakturen: 126. Nur 8 Frakturen sind offen (6%). Morphologisch sind Torsionen häufig, axiale Dislokationen jedoch wenig ausgeprägt, vorwiegend als Varus. Intakte Fibula und intakter Malleolus internus sind auffallend.

Die ungebrochene Fibula macht hier die Hälfte aller Fälle aus (62 von 126). Die Gruppe C1 eignet sich also speziell für die Überprüfung eines Syndesmosenrisses (s. S. 51 ff.). Wir haben daher die Operationsberichte dieser Gruppe kontrolliert. In Frage kommen 21 Fälle, bei denen aufgrund des postoperativen Röntgendokumentes feststeht, daß auch eine laterale Inzision ausgeführt wurde und damit eine Revision des lateralen Bandapparates möglich war. Voraussetzung dafür ist das Vorhandensein eines zusätzlichen lateralen Implantates an der Tibia.

In einem einzigen dieser 21 Fälle ist ein Syndesmosenriß angegeben, in einem weiteren ein Riß des Lig. fibulotalare anterius. Die übrigen Operationsberichte schweigen sich über den Bandapparat aus. Obwohl dies kein Beweis für eine entsprechende Revision darstellt, sprechen diese Zahlen dafür, daß ein Riß der Syndesmose bei intakter Fibula eine Ausnahme sein muß.

Operativ-technisch steht die Plattenosteosynthese im Vordergrund.

Spätkontrollen: 71 (56%). Die ungünstigen Resultate bestehen mehrheitlich in Arthrosen. Diese sind fast alle Folgen von Impressionen. Vereinzelt wurden auch Konsolidationsprobleme in der Metaphyse beobachtet.

Gruppe C1	
Zahl der Fälle	126
Offene Frakturen	8
Spätkontrollen	71
Störungen der Frakturheilung (Metaphyse)[a]	5
Präarthrose/Arthrose	14

[a] Bei C-Frakturen werden metaphysäre Störungen der Frakturheilung nur angegeben, wenn sie nicht mit einer Arthrose kombiniert sind.

Gruppe C2

Es handelt sich hier um die weitaus größte Gruppe unserer gesamten Kasuistik, insbesondere im Rahmen der vollständigen artikulären Brüche. In ihr sind alle Frakturen mit einfacher artikulärer Komponente (Spaltung oder Impression mit Spaltung) sowie einem Hauptbefund in der Metaphyse enthalten. Dieser besteht entweder in einer Impaktion oder einer Trümmerzone. Die metaphysäre Morphologie steht damit im Vordergrund, und die Einteilung entspricht – mit Ausnahme der artikulären Komponente – den Frakturen der Gruppe A2.

Es läßt sich nicht immer mit Sicherheit entscheiden, ob die artikuläre Spaltung einfach ist, da die Bruchlinien zum Teil schräg oder abgewinkelt verlaufen, was beim Betrachten der Röntgenbilder Zweifel hervorrufen kann. Eine doppelte Spaltbildung kann demnach nicht ausgeschlossen werden. Die Gelenkkonturen müssen aber mindestens in einer Ebene gut beurteilbar sein. Damit kann der Befund von einer artikulären Dissoziation – welche zur Gruppe C3 eingeteilt werden müßte – mit Sicherheit unterschieden werden.

Die Untergruppe C2.1 enthält Frakturen mit metaphysärer Impaktion und artikulärer Spaltung (zusätzlich kleine artikuläre Impression möglich).

Diese sehr große Untergruppe ist charakteristisch für die Pilon-tibial-Fraktur des Skifahrers (s. S. 90 ff.). Mit Ausnahme der Frakturen in Valgusstellung, bei denen einige offene Brüche vorliegen, ist der Weichteilschaden nicht schwerwiegend.

Die Untergruppe C2.2 enthält Frakturen mit metaphysärer Trümmerzone und artikulärer Spaltung (zusätzlich können artikuläre Impressionen vorliegen). Sie ist charakterisiert durch eine große Zahl offener Frakturen und den zunehmenden Schweregrad der Nebenverletzungen, ähnlich der extraartikulären Untergruppe A2.2.

Die Fälle in den Untergruppen C2.1 und C2.2, bei denen nebst der Spaltung Impressionen an der Gelenkfläche bestehen, werden getrennt analysiert.

Die Untergruppe C2.3 wird wiederum durch diejenigen Frakturen gebildet, welche einen Verlauf in die Diaphyse aufweisen (C2.3). In ihr sind die Grundmorphologien der 2 ersten Untergruppen vereint, und zwar die metaphysäre Impaktion und Trümmerzone. Beide müssen getrennt untersucht werden. Wir finden hier auch 2 Fälle mit Verdacht auf zusätzliche Impression.

Untergruppe C2.1

Definition:	Metaphysäre Impaktion mit artikulärer Spaltung (evtl. zusätzliche einfache Impression)
Gesamtzahl:	117
Geschlechtsstruktur:	65 Männer, 52 Frauen
Offene Frakturen:	6 (4 bei Spaltung und Valgusstellung, 2 mit Impression und Valgusstellung)
Aufgliederung, Spezialformen:	Zum Verständnis der größeren Kasuistik hat sich die Aufgliederung nach axialen Dislokationen in den Vordergrund gestellt. Kombinationen sind häufig. Die Einteilung erfolgt nach der vorherrschenden Dislokation

Unterabteilung 1: Impaktion in Valgusstellung 33
Unterabteilung 2: Impaktion in Varusstellung 21
Unterabteilung 3: Impaktion in Rekurvation 28
Unterabteilung 4: Impaktion in Antekurvation 6
Unterabteilung 5: Impaktion ohne axiale Deviation 15
Unterabteilung 6: Zusätzliche artikuläre Impression 14 (davon Valgus 4, Varus 2, Rekurvation 3, ohne axiale Deviation 3)

Detailanalyse der Unterabteilung 1: Valgusstellung dominierend, 33 Fälle [1]

Altersstruktur:	Durchschnittsalter 53 Jahre (max. 76, min. 29)
Offene Frakturen:	4
Nebenverletzungen	Fibula: U 0, S 8, Mf 25, H 0, D 7, Me 12, L 11, B 3
	Malleolus internus: V 0, Ob 0, T 2
Operative Technik Tibia:	Platte 28, Schraube allein 2, Schraube plus Extension 1, Fixateur externe 1, konservativ 1
Spätkontrollen:	20; Befund: 2 schwere Arthrosen bei rezidivierender Valgusfehlstellung, 1 Arthrodese, 6 Präarthrosen. Davon 3 rezidivierende Valgusfehlstellungen bei fehlender oder ungenügender

---

[1] Die Abkürzungsliste befindet sich auf S. 250.

	Fibulaosteosynthese, 3 Osteitis, 10 gute Resultate
Abbildungen:	Zeichnungen s. Abb. 103 c
	Röntgenbeispiele s. Abb. 107, 154 und 108

Detailanalyse der Unterabteilung 2: Varusstellung dominierend, 21 Fälle[1]

Altersstruktur:	Durchschnittsalter 40 Jahre (max. 86, min. 14)
Sonderfall:	1 offene Wachstumsfuge (Abb. 110)
Offene Frakturen:	Keine
Nebenverletzungen	Fibula: U 0, S 13, Mf 8, D 6 (1 Etagen), Me 14, L 1, B 0
	Malleolus internus: V 10, Ob 6, T 0
Operative Technik Tibia:	Platten 20, Extension 1
Spätkontrollen:	10; Befund: 1 Arthrose (Extension), 3 Präarthrosen, 6 gute Ergebnisse
Abbildungen:	Zeichnungen s. Abb. 103 c
	Röntgenbeispiele s. Abb. 109

Detailanalyse der Unterabteilung 3: Rekurvation 28 Fälle. Die axiale Deviation ist relativ wenig ausgeprägt, die Impaktion nur partiell (dorsal) mit zusätzlichen ventralen Spaltungen[1]

Altersstruktur:	Durchschnittsalter 40 Jahre (max. 69, min. 19)
Offene Frakturen:	Keine
Nebenverletzungen	
	Fibula: U 7, S 12, Mf 9, H 0, D 8, Me 13, L 0, B 0
	Malleolus internus: V 4, Ob 4, T 0
Operative Technik Tibia:	Platten 26, Schrauben 2
Spätkontrollen:	15; Befund: 3 Präarthrosen, davon 1 mit Rezidivrekurvation, 12 gute Ergebnisse
Beurteilung:	Die Rekurvationsfälle haben die besten Spätergebnisse aller axialen Dislokationen
Abbildungen:	Zeichnungen s. Abb. 103 c
	Röntgenbeispiele s. Abb. 155

Detailanalyse der Unterabteilung 4: Antekurvation 6 Fälle. Die Deviation ist relativ wenig ausgeprägt[1]

Altersstruktur:	Durchschnittsalter 40 Jahre (max. 51, min. 36)
Offene Frakturen:	Keine
Nebenverletzungen	Fibula: U 0, S 2, Mf 4, H 0, D 3, Me 2, L 1, B 0
	Malleolus internus: V 0, Ob 3, T 0
Operative Technik Tibia:	Platten 6
Spätkontrollen:	4; Befund: 1 Arthrose, 1 Präarthrose mit Synostose, 2 gute Ergebnisse

---

[1] Die Abkürzungsliste befindet sich auf S. 250.

Detailanalyse der Unterabteilung 5: Keine axiale Deviation 15 Fälle. Aufgrund der Morphologie insbesondere der Fibulaverletzung besteht der Verdacht, daß vor Herstellung des Unfallröntgenbildes bestanden haben: VR 3, RK 1, VL 1 [1]

Altersstruktur:	Durchschnittsalter 35 Jahre (max. 56, min. 19)
Offene Frakturen:	Keine
Nebenverletzungen	Fibula: U 3, S 8, Mf 4, H 0, D 3, Me 8, L 1, B 0
	Malleolus internus: V 1, Ob 4, T 0
Operative Technik Tibia:	Platten 15
Spätkontrollen:	11; Befund: 5 Präarthrosen, 6 gute Resultate

Detailanalyse der Unterabteilung 6: Zusätzliche artikuläre Impression 14 Fälle. Die Impressionen sind verschieden lokalisiert entsprechend den Verhältnissen bei der Untergruppe C1.2. 2 sind Stempelimpressionen. Dabei bestehen 11 axiale Dislokationen: VL 4, VR 4, RK 3.

Die Gelenkfläche ist jeweils nicht schwer disloziert (Eindämmungseffekt der metaphysären Stauchung?) [1]

Altersstruktur:	Durchschnittsalter 40 Jahre (max. 65, min. 21)
Offene Frakturen:	2 (bei Valgus)
Nebenverletzungen	Fibula: U 3, S 8, Mf 3, H 0, D 4, Me 4, L 3, B 0
	Malleolus internus: V 4, Ob 5, T 0
Operative Technik Tibia:	Platten 12, 2 primäre Arthrodesen
Spätkontrollen:	8; Befund: 5 Präarthrosen (je 1 mit Valgus- bzw. Varusfehlstellung), 1 Arthrodese sekundär, 2 ziemlich gute Resultate, 1 Osteitis
	Die Kombination von Impression mit metaphysärer Impaktion bedeutet ohne Zweifel eine Verschlechterung der lokalen Zirkulation und eine Erschwerung der operativen Reposition
Abbildungen:	Röntgenbeispiele s. Abb. 44 und 111

Zusammenfassende Beurteilung der Untergruppe C2.1

Bei dieser sehr großen Untergruppe ist das gemeinsame Hauptmerkmal die metaphysäre Impaktion. Sie wurde bisher meistens in Rekurvation, also in seitlicher Ansicht, abgebildet [106].

Unsere Untersuchung zeigt, daß die Verletzung in der Valgusposition am häufigsten ist. Sie ist dort aber auch am gravierendsten, denn wir finden dabei die einzigen 6 offenen Frakturen (davon 2 in der Kombinationsgruppe mit Impression). Bei Valgus ist die Fibula immer gebrochen, überwiegend mehrfach. Die Valgusfrakturen haben auch schlechtere Ergebnisse als andere axiale Dislokationen.

Die schlechteste Prognose hat aber ohne Zweifel die Kombination von Impaktion mit artikulärer Impression. Bei 6 von 8 Fällen mit Spätkontrolle bestehen entweder Arthrosen oder erhebliche Präarthrosen, bei 2 Fällen ist bereits die Arthrodese ausgeführt worden. Hier ist also die Situation biologisch und operativ-technisch am ungünstigsten.

---

[1] Die Abkürzungsliste befindet sich auf S. 250.

Gesamt gesehen ist aber die Prognose dieser Gruppe relativ günstig. Von 68 Spätresultaten finden wir 38 gute Ergebnisse bezüglich der Gelenkfläche. Sekundäre – korrigierbare – metaphysäre Fehlstellungen sind nicht selten. Die besten Ergebnisse finden wir nach Rekurvation, bei der auch die intakte Fibula am häufigsten ist.

Untergruppe C2.2 [1]

Definition:	Metaphysäre Trümmerzone mit artikulärer Spaltung (evtl. zusätzlich Impression)
Gesamtzahl:	86
Geschlechts- und Altersstruktur:	50 Männer, 36 Frauen Durchschnittsalter 45 Jahre (min. 18, max. 73)
Spezialformen:	10 Frakturen mit zusätzlicher Impression der Gelenkfläche, davon 4 offen. 4 Türflügel-, 4 Stempel- und 2 Muldenimpressionen
Offene Frakturen:	39, VL 19, VR 0, RK 1, AK 1 (14 bei Neutralstellung, 4 bei Impression)
Axiale Dislokationen:	56, VL 37, VR 11, RK 4, AK 3
Nebenverletzungen	Fibula: U 3, S 34, Mf 49, H 0, D 56 (6 Etagen), Me 29, L 1, B 0 Es fällt die große Zahl der mehrfachen diaphysären Fibulabrüche gegenüber C2.1 auf Malleolus internus: V 12, Ob 16, T 0
Operative Technik Tibia:	Platte 75, Fixateur externe 8 (3 als primäre Arthrodese), Schrauben 3 (1 kombiniert mit Extension)
Spätkontrollen:	42; Befund: Bei den 6 Fällen mit Impression: 3 Arthrosen, 2 Präarthrosen, 1 gutes Resultat. Bei allen übrigen Fällen ist die Prognose unabhängig von der ursprünglichen Achsenstellung: 12 Präarthrosen, 8 Arthrosen. 5 Valgusfehlstellungen nach verzögerter Konsolidation in der Metaphyse (1 Pseudarthrose), 11 gute Resultate; 4 Osteitis
Beurteilung:	Gegenüber der Impaktion ist die Verletzung eindeutig schwerwiegender. Die Zahl der offenen Frakturen erreicht beinahe die Hälfte. Die schlechtesten Ergebnisse zeigen wiederum die 10 Fälle mit artikulärer Impression. Auch die verzögerte Konsolidation mit Fehlstellung ist häufiger
Abbildungen:	Zeichnungen s. Abb. 103 d Röntgenbeispiele s. Abb. 112 und 154

---

[1] Die Abkürzungsliste befindet sich auf S. 250.

Untergruppe C2.3[1]

Definition:	Artikuläre Spaltung mit metaphysärer Impaktion oder Trümmerzone. Frakturverlauf bis in die Diaphyse (doppelte Metaphysenhöhe)
Gesamtzahl:	17
Geschlechts- und Altersstruktur:	11 Männer, 6 Frauen Durchschnittsalter 45 Jahre (min. 23, max. 68)
Aufgliederung, Spezialformen, Sonderfälle:	Impaktionstyp 5 Fälle (alle geschlossen) Trümmertyp entsprechend C2.2: 12 Fälle, 6 offen 2 fragliche artikuläre Impressionen (schlechte Zentrierung)
Offene Frakturen:	6 (alle vom Typ Metaphyse/Trümmer)
Axiale Dislokationen:	8, wenig ausgeprägt. VL 2, VR 2, RK 2, AK 1
Nebenverletzungen	Fibula: U 1, S 11, M 5, H 2, D 8 (2 Etagen), Me 5, L 1, B 0 Malleolus internus: V 3, Ob 1, T 0
Operative Technik Tibia:	Platten 11, Schrauben und Extension 3, Fixateur externe 2, Schraube allein 1
Spätkontrollen:	9; Befund: Bei Impaktion 1 Präarthrose. Bei Trümmermetaphyse 3 Präarthrosen, 1 Arthrose mit Arthrodese, 1 Valgusfehlstellung; 2 Osteitis
Beurteilung:	Bei Ausdehnung in die Diaphyse weniger Achsendeviationen. Im übrigen entsprechen die Resultate den Morphotypen der Grundverletzung entsprechend C2.1 bzw. C2.2
Abbildungen:	Zeichnungen s. Abb. 103 f Röntgenbeispiele s. Abb. 115

Zusammenfassung der Gruppe C2

Gesamtzahl: 220. Es ist dies die größte Gruppe unseres Krankengutes. Ihr Hauptmerkmal ist die komplexe Verletzung in der Metaphyse, kombiniert mit artikulärer Spaltung. Der Vergleich mit den extraartikulären Frakturen gleicher Morphologie drängt sich auf. Der einzige wesentliche Unterschied besteht im höheren Durchschnittsalter bei der Untergruppe A2.1 (S. 256).

Bei der vollständigen Fraktur mit Impaktion (C2.1) hat es sich als zweckmäßig erwiesen, diese in Unterabteilungen aufzuteilen und getrennt zu analysieren. Die Übersicht leidet zwar dabei, doch nur auf diese Weise konnte die Eigenständigkeit der Valgusdeviation und der zusätzlichen artikulären Impression erkannt werden.

Bei der Impaktion mit artikulärem Spalt sind offene Frakturen selten (unter 10%). Die Spätresultate sind jedoch – als Folge der artikulären Komponente – eindeutig ungünstiger als bei den extraartikulären Formen.

---

[1] Die Abkürzungsliste befindet sich auf S. 250.

Bei Frakturen, bei denen in der Metaphyse eine Trümmerzone vorliegt (C2.2), hat sich gezeigt, daß aus einer weiteren Unterteilung keine spezifischen Veränderungen hervorgehen. Die Weichteilverletzung erreicht hier in Form der offenen Fraktur ihren höchsten Anteil in der gesamten Statistik (39 von 87 Fällen, d. h. 45%). Auch hier ist die Valgusdeviation im Vordergrund und die begleitende Fibulafraktur vorwiegend diaphysär.

In der Untergruppe, welche eine diaphysäre Ausdehnung aufweist (C2.3), weichen die Details der Verletzung nicht von den ersten 2 Untergruppen ab. Auffallend ist – wie immer bei Frakturen mit großer Ausdehnung – die geringe Bedeutung der axialen Deviation.

Die Zahl der Spätkontrollen beträgt 119 (54%), bezüglich der Arthrose und der sekundären Fehlstellung zeigen sich wesentliche Unterschiede zu der Gruppe C1. Die schlechteste Prognose haben die Frakturen mit zusätzlicher artikulärer Impression, gefolgt von den Brüchen mit Valgusdeviation. Diese Ergebnisse manifestieren die Schwierigkeiten der Reposition bei diesen komplexen Frakturen mit wesentlicher Beteiligung der Metaphyse. Die Resultate sind sehr verschieden zwischen Frakturen mit Impaktion und metaphysärer Trümmerzone: Bei C2.1 finden wir 38 gute Resultate von 68 Spätkontrollen (55%). Bei C2.2 finden wir 11 gute Resultate von 42 Spätkontrollen (26%).

Gruppe C2	
Zahl der Fälle	220
Offene Frakturen	51
Spätkontrollen	119
Störungen der Frakturheilung[a]	16
Präarthrose/Arthrose	54
Arthrodese	2

[a] Bei C-Frakturen werden metaphysäre Störungen der Frakturheilung nur angegeben, wenn sie nicht mit einer Arthrose kombiniert sind.

Gruppe C3

In der Gruppe C3 sind alle Frakturen mit Dissoziation der Gelenkfläche eingeteilt. Bezüglich Begriffsbildung verweisen wir auf S. 121.

Es sei daran erinnert, daß Gelenkimpressionen als solche nur dann erkennbar sind, wenn sie sich an größere Gelenkfragmente anschließen. Bei der Dissoziation sind Details der Impressionen oft nicht identifizierbar.

Die Aufteilung in Untergruppen erfolgt nach der Ausdehnung der Zertrümmerung in der Tibiaachse: Die Untergruppe .1 enthält die Frakturen, welche auf Epiphyse und distale Metaphyse beschränkt sind. Die Untergruppe .2 enthält die Brüche, welche sich in die proximale Metaphyse ausdehnen, und die Untergruppe .3 diejenigen mit einer Ausdehnung bis in die Diaphyse. Die diaphysäre Ausdehnung besteht dabei vorwiegend aus großen Einzelfragmenten, welche gut individualisierbar sind, im Gegensatz zu den Verhältnissen im Bereich der Metaphyse und Epiphyse.

Bei den lokalisierten Dissoziationen der Untergruppe C3.1 zeigt sich, daß die Zertrümmerung der Elemente oft ein Ausmaß erreicht, welches die operative Rekonstruktion unmöglich macht. Andererseits ist die artikuläre Dissoziation bei den Frakturen, die bis in die proximale Metaphyse reichen, meistens etwas weniger ausgeprägt (Eindämmungseffekt?). Es können dadurch Schwierigkeiten in der Unterscheidung zwischen den Untergruppen C3.2 und C2.2 entstehen. Bei den Frakturen der Gruppe C2 bestehen lediglich Spaltungen in der Gelenkfläche, evtl. kombiniert mit einfacher Impression. Ein Überlagerungseffekt bei axialer Fehlstellung kann dazu führen, daß in einer Ebene im Röntgenbild der Eindruck einer artikulären Dissoziation entsteht, welcher bei Betrachtung der 2. Ebene korrigiert wird. Klinisch wird in solchen Fällen aufgrund zusätzlicher Röntgenuntersuchungen für die Klassifikation entschieden. In unserer Kasuistik war die Entscheidung mit Hilfe der postoperativen Röntgenbilder ohne weiteres möglich.

Untergruppe C3.1 [1]

Definition:	Dissoziation der Gelenkfläche mit lokalisierter Ausdehnung (distale Metaphyse)
Gesamtzahl:	16
Geschlechts- und Altersstruktur:	12 Männer, 4 Frauen Durchschnittsalter 42 (max. 73, min. 22)
Offene Frakturen:	4
Axiale Dislokationen:	Wenig ausgeprägt, 1 VL
Nebenverletzungen	Fibula: U 1, S 7, Mf 8, H 0, D 4, Me 4, L 6, B 1 Malleolus internus: Es besteht immer eine Fraktur des Innenknöchels; V 4, Ob 12, T 0
Operative Technik Tibia:	Bei offenen Frakturen: 2 Fixateur externe, 1 Fibulaosteosynthese allein, 1 Schrauben allein Bei geschlossenen Frakturen: 7 Platten, 4 Schrauben allein, 1 Extension
Spätkontrollen:	7; Befund: 2 Arthrosen, 4 auf Progredienz verdächtige Präarthrosen, 1 mäßig gutes artikuläres Resultat
Beurteilung:	Die lokalisierte Zertrümmerung der Gelenkfläche scheint die größten operativen Schwierigkeiten innerhalb der Gruppe C3 zu bereiten und hat die schlechteste Prognose
Abbildungen:	Zeichnungen s. Abb. 117a Röntgenbeispiele s. Abb. 120

Untergruppe C3.2 [1]

Definition:	Dissoziation der Gelenkfläche, Ausdehnung der Zertrümmerung auf die proximale Metaphyse
Gesamtzahl:	19

---

[1] Die Abkürzungsliste befindet sich auf S. 250.

Geschlechts- und Altersstruktur:	14 Männer, 5 Frauen Durchschnittsalter 39 Jahre (max. 61, min. 23)
Sonderfall:	Kombination mit sagittaler Talusrollenfraktur (Abb. 121)
Offene Frakturen:	5 (kein morphologischer Unterschied zwischen offenen und geschlossenen Frakturen)
Axiale Dislokationen:	Die Beurteilung ist durch die große Zahl der Fragmente erschwert. Gesamt 11; VL 3, VR 6, RK 2, AK 0
Nebenverletzungen	Fibula: U 4, S 6, Mf 9, H 0, D 7, Me 7, L 1, B 0 Die Fibulafraktur ist i. allg. proximaler lokalisiert als bei der Untergruppe C3.1 Malleolus internus: V 6, Ob 7, T 1
Operative Technik Tibia:	Kein Unterschied im Vorgehen zwischen offenen und geschlossenen Frakturen. Platten 16, primäre Arthrodesen 2, Fixateur externe 1 (später mit Platte versorgt)
Spätkontrollen:	10; Befund: 1 Arthrose, 2 Präarthrosen, 1 sekundäre Arthrodese, 6 artikulär befriedigende Resultate, 2 Osteitis
Beurteilung:	Der Unterschied im Spätresultat gegenüber C3.1 ist auffallend. Die weiter nach proximal reichende Fraktur hat bessere Aussichten als die auf Epiphyse und distale Metaphyse begrenzte Zertrümmerung
Abbildungen:	Zeichnungen s. Abb. 117b Röntgenbeispiele s. Abb. 121 und 122

Untergruppe C3.3 [1]

Definition:	Artikuläre Dissoziation mit Ausdehnung bis in die Diaphyse (doppelte Metaphysenhöhe)
Gesamtzahl	10
Geschlechts- und Altersstruktur:	7 Männer, 3 Frauen Durchschnittsalter 39 Jahre (max. 55, min. 22)
Offene Frakturen:	3
Axiale Dislokationen:	Je ausgedehnter die Fraktur ist, desto weniger deutlich sind axiale Dislokationen. Gesamt 5, VL 2, VR 3, RK 0, AK 0
Nebenverletzungen	Fibula: U 1, S 7, Mf 2, H 0, D 8 (1 Etagen), Me 1, L 0, B 0 Malleolus internus: V 4, Ob 3, T 1
Operative Technik Tibia:	Es besteht kein Unterschied in der Technik zwischen offenen und geschlossenen Frakturen, 9 Platten, 1 primäre Arthrodese

---

[1] Die Abkürzungsliste befindet sich auf S. 250.

Spätkontrollen: 6; Befund: 3 Arthrosen, 2 Arthrodesen, 1 befrie-
                                       digendes artikuläres Ergebnis, 2 Osteitis, 1 Fall
                                       von Pseudarthrose mit Arthrose. Trotz Reope-
                                       ration kommt es erneut zur Valgusfehlstellung
Beurteilung: Bei dieser Untergruppe wird als Osteosynthese-
                                       material vielfach die lange gerade Platte verwen-
                                       det. Die Ergebnisse sind ausgesprochen
                                       schlecht, insbesondere im Vergleich mit der Un-
                                       tergruppe C3.2
Abbildungen: Zeichnungen s. Abb. 117c
                                       Röntgenbeispiele s. Abb. 42 und 123

Zusammenfassung der Gruppe C3

Gesamtzahl: 45. Die Gruppe C3 enthält morphologisch die schwersten artikulären distalen Tibiafrakturen. Erstaunlicherweise ist jedoch der Anteil an offenen
Frakturen – die schweren Weichteilverletzungen – niedriger als bei der Untergruppe C2.2. Eine intakte Fibula ist selten (6 Fälle) und die Fraktur des Malleolus
internus sehr häufig (38).

Spätkontrollen: 23 (51%). Die Gruppe C3 enthält erwartungsgemäß die schlech-
testen Ergebnisse der ganzen Kasuistik. Diese sind konzentriert auf die Untergruppe C3.1 und C3.3. Bei der letzteren mag u. U. die Wahl des Osteosynthesema-
terials einen ungünstigen Einfluß ausüben.

Es ist jedoch darauf hinzuweisen, daß die Zahl der Fälle mit Spätkontrolle
nicht sehr groß ist, wie überhaupt diese spektakulären Verletzungen zahlenmäßig
meistens überwertet werden.

Gruppe C3	
Zahl der Fälle	45
Offene Frakturen	12
Spätkontrollen	23
Störungen der Frakturheilung (Metaphyse)[a]	–
Arthrose/Präarthrose	12
Arthrodese	3

[a] Bei C-Frakturen werden metaphysäre Störungen
der Frakturheilung nur angegeben, wenn sie nicht
mit einer Arthrose kombiniert sind.

4 Spätergebnisse, Osteitis

4.1 Spätergebnisse bei den extraartikulären Frakturen (A)

Untergruppe, Unterabteilungen, Definition		Gesamtzahl	Fälle mit Spätkontrolle	Störung der Frakturheilung in der Metaphyse	Präarthrosen, Arthrosen	Arthrodesen
A1.1	Einfache, metaphysäre Torsionsfraktur	37	24			
A1.2	Einfache metaphysäre Schrägfraktur	127				
	– Unterabteilung 1: Erwachsene (37), Fraktur proximal einer Wachstumsfuge (6)	43	26			
	– Unterabteilung 2: Epiphysenfraktur	84	45			
A1.3	Einfache metaphysäre Querfraktur (inkl. traumatische Epiphysenlösung)	29	15			
A1	Gesamt	193	110			
A2.1	Metaphysäre Impaktion	26	12	2	1	
A2.2	Metaphysäre Keilfraktur	73				
	– Unterabteilung 1: Einfacher Keil	34	14	4		
	– Unterabteilung 2: Mehrfacher Keil	39	20	6	1 [a]	
A2.3	Keilverlauf in Diaphyse	51	26	1		
A2	Gesamt	150	72	13	2	
A3.1	Komplexe metaphysäre Fraktur, wenige Fragmente	11	6			
A3.2	Komplexe Fraktur, multiple Fragmente	10	9	3		
A3.3	Komplexe Fraktur, in Diaphyse verlaufend	33	18	3	1	
A3	Gesamt	54	33	6	1	

[a] Technischer Fehler

4.2 Spätergebnisse bei den artikulären partiellen Frakturen (B)

Untergruppe, Unterabteilungen, Definition	Gesamtzahl	Fälle mit Spätkontrolle	Störung der Frakturheilung in der Metaphyse	Präarthrosen, Arthrosen	Arthrodesen
B1.1 Partieller Spaltbruch in Frontalebene (seitliches Röntgenbild)	84				
– Unterabteilung 1: Einfache Spaltung	36	30	1	3	
– Unterabteilung 2: Zusätzlich, unabhängige diaphysäre Fraktur (Segment 42)	48	31		1	
B1.2 Partieller Spaltbruch Sagittalebene (a.-p.-Röntgenbild)	107				
– Unterabteilung 1: Fraktur in offene Wachstumsfuge	75	40			
– Unterabteilung 2: Erwachsene	28	15		3	
– Unterabteilung 3: Zusätzlich unabhängige diaphyäre Fraktur (Segment 42)	4	4			
B1.3 Artikuläre Spaltung, metaphysär mehrfach	25	18		3	
B1 Gesamt	216	138	1	10	
B2.1 Impression mit Spalt frontal (seitliches Röntgenbild)	12	6		2	
B2.2 Impression mit Spalt sagittal (a.-p.-Röntgenbild)	23	17		4	
B2.3 Artikuläre Impression mit Spalt, metaphysär mehrfach	22	16		8	
B2 Gesamt	57	39		14	
B3.1 Komplexe, partielle artikuläre Fraktur, dorsale Wand intakt	10	6		3	
B3.2 Komplexe, partielle artikuläre Fraktur, laterale oder mediale Wand intakt	5	3		2	1
B3.3 Komplexe partielle artikuläre Fraktur, metaphysodiaphysär	1	1		1	
B3 Gesamt	16	10		6	1

4.3 Spätergebnisse bei den artikulären vollständigen Frakturen (C)

Untergruppe, Unterabteilungen, Definition	Gesamtzahl	Fälle mit Spätkontrolle	Störung der Frakturheilung in der Metaphyse	Präarthrosen, Arthrosen	Arthrodesen
C1.1 Einfache artikuläre Spaltung, in der Metaphyse zirkulär	55	30	4	1	
C1.2 Gelenkimpression mit Spalt, in der Metaphyse zirkulär	26	13	a	9	
C1.3 Spaltung oder Impression im Gelenk, Verlauf in die Diaphyse	45				
– Unterabteilung 1: Nur Spaltung	35	22	1	2	
– Unterabteilung 2: Zusätzlich artikuläre Impression	10	6	a	2	
C1 Gesamt	126	71	5a	14	
C2.1 Artikuläre Spaltung, metaphysäre Impaktion	117				
– Unterabteilung 1: Valgus	33	20	3	8	1
– Unterabteilung 2: Varus	21	10	a	4	
– Unterabteilung 3: Rekurvation	28	15	a	3	
– Unterabteilung 4: Antekurvation	6	4	a	2	
– Unterabteilung 5: Keine Achsenknickung	15	11	a	5	
– Unterabteilung 6: Zusätzlich artikuläre Impression	14	8	a	5	1
C2.2 Artikuläre Spaltung, metaphysäre Trümmerzone	86				
– Unterabteilung 1: Reine artikuläre Spaltung	76	36	5	20	
– Unterabteilung 2: Zusätzlich artikuläre Impression	10	6	a	5	
C2.3 Artikuläre Spaltung mit metaphysärer Impaktion oder Trümmerzone. Zusätzlich Verlauf in Diaphyse	17				
– Unterabteilung 1: Impaktionstyp	5	1	a	1	
– Unterabteilung 2: Trümmertyp	12	8	1	3	1
C2 Gesamt	220	119	9a	56	3
C3.1 Gelenkfläche komplex, distale Metaphyse	16	7	a	6	
C2.3 Gelenkfläche komplex, Ausdehnung in proximale Metaphyse	19	10	a	3	1
C3.3 Gelenkfläche komplex, Verlauf in Diaphyse	10	6	a	3	2
C3 Gesamt	45	23	a	12	3

[a] Bei C-Frakturen wird eine metaphysäre Störung der Frakturheilung nur dann separat angegeben, wenn sie nicht mit einer Arthrose kombiniert ist. Die Details sind jeweils in der systematischen Analyse der Untergruppen vermerkt (s. Abschn. 3).

4.4 Osteitis im Krankengut der AO-Dokumentationszentrale

Gruppen und Untergruppen	Osteitis	Nach offenen Frakturen	Nach ge- schlossenen Frakturen	Spät- kontrollen	Gesamtzahl der Osteo- synthesen
A2	2	1	1	72	150
A3	1	1	–	33	54
B1.1	1	–	1	61	84
B3	3	3	–	10	16
C2.1	4	1	3	68	117
C2.2	4	1	3	42	86
C2.3	2	2	–	9	17
C3.2	2	1	1	10	19
C3.3	2	1	1	6	10
Gesamt	21	11	10	311	552
Fälle ohne nachweisbare Osteitis (A1, B1.2, B1.3, B2, C1, C3.1)				304	524
Gesamt + Fälle ohne nachweis- bare Osteitis				615	1 077
Zusammenfassung der Gruppen B3 + C2 + C3	17			152	281

Literatur

1. Allgöwer M (1963) Unterschenkelfrakturen. In: Müller ME, Allgöwer M, Willenegger H (Hrsg) Technik der operativen Frakturenbehandlung. Springer, Berlin Göttingen Heidelberg

1a. Anderson R (1945) Concentric arthrodesis of the ankle joint. J Bone Jt Surg [Am] 27:37–48

1b. Bandi W (1970) Zur Mechanik der supramalleolären intraartikulären Schienbeinbrüche des Skifahrers. Kongreßbericht SITEMSH, Nebel Garmisch-Partenkirchen

2. Bandi W (1974) Die distalen intraartikulären Schienbeinbrüche des Skifahrers. Aktuel Traumatol 4:1–6

3. Bartek U (1973) Welche Stellung soll dem Fuß bei Arthrodesen der Fußgelenke gegeben werden? Z Orthop 111:443–444

4. Bauer M, Jonsson K, Nilsson B (1985) Thirty-year follow-up of ankle fractures. Acta Orthop Scand 56:103–106

5. Benz G, Schmid H, Daum R (1988) Vaskularitätsstörungen nach kindlichen Sprunggelenksfrakturen. Kinderchirurgie 43:183–185

6. Biga N, Richter D et al. (1984) Résultats à long terme du traitement des fractures de la pince malléolaire. Ann Orthop Ouest 16:95–151

7. Böhler L (1951) Die Technik der Knochenbruchbehandlung, 12.–13. Aufl. Maudrich, Wien (Nachdruck 1977)

8. Börner M (1982) Einteilung, Behandlung und Ergebnisse der Frakturen des Pilon tibial. Unfallchirurgie 8:230–235

9. Bolton-Maggs BG, Sudlow RA, Freeman MA (1985) Total ankle arthroplasty. A long-term review of the London Hospital experience. J Bone Joint Surg [Br] 67:785–790

10. Bone LB (1987) Fractures of the tibial plafond. Orthop Clin North Am 18:95–104

11. Bonnel F, Lesire M, Gomis R, Allieu Y, Rabischong P (1981) Arterial vascularization of the fibula microsurgical transplant techniques. Anat Clin 3:13–22

12. Bourne RB (1989) Pylon fractures of the distal tibia. Clin Orthop 240:42–46

13. Bourne RB, Rorabeck CH, Macnab J (1983) Intraarticular fractures of the distal tibia: the pilon fracture. J Trauma 23:591–596

14. Breitfuß H, Muhr G, Neumann K, Korthaus C (1988) Prognose und Therapie geschlossener, distaler, intraartikulärer Unterschenkelbrüche. Unfallchirurg 91:557–564

15. Brunelli G (1960) Le gravi fratture comminute chiuse del piatto tibiale distale. Minerva Ortop 11:597–599

16. Brunner ChF, Weber BG (1981) Besondere Osteosynthesetechniken. Springer, Berlin Heidelberg New York

17. Buck P, Morrey BF, Chao EY (1987) The optimum position of arthrodesis of the ankle. A gait study of the knee and ankle. J Bone Joint Surg [Am] 69:1052–1062

18. Buechel FF, Pappas MJ, Iorio LJ (1988) New Jersey low contact stress total ankle replacement: Biomechanical rationale and review of 23 comentless cases. Foot Ankle 8:279–290

19. Cauchoix J, Duparc J, Vayre P (1961) Les fractures malléolaires consécutives aux accidents de ski. Rev Prat XI:3287–3308

20. Charnley J (1951) Compression arthrodesis of the ankle and shoulder. J Bone Joint Surg [Br] 33:180–191

21. Chuinard EG, Petersen RE (1963) Distraction – compression bone – graft arthrodesis of the ankle. J Bone Joint Surg [Am] 45:481

22. Close JR (1956) Some applications of the functional anatomy of the ankle joint. J Bone Joint Surg [Am] 38:761–781
23. Colton Ch (1982) Injuries of the ankle. In: Watson-Jones R (ed) Fractures and joint injuries. Churchill Livingstone, Edinburgh London Melbourne, pp 1104–1151
24. Comminot Ch (1981) Die Pilon tibial-Fraktur. Nachkontrolle einer Serie von 136 Patienten des Kreuzspitals Chur. Inauguraldissertation, Basel
25. Couvelaire R, Rodier P (1937) Sur une variété de fracture par eclatement du pilon tibial. Rev Orthop 24:329–346
26. Crawford-Adams J (1948) Arthrodesis of the ankle joint. J Bone Joint Surg [Br] 30:506–511
27. Crenshaw AH (1971) Fractures. In: Crenshaw AH (ed) Campbell's operative orthopaedics, vol 1. Mosby, St. Louis, pp 515–519
28. Debrunner HU (1985) Biomechanik des Fußes. Enke, Stuttgart (Bücherei des Orthopäden)
29. Decoulx P, Razemon J-P, Rousselle Y (1961) Fractures du pilon tibial. Rev Chir Orthop 47:563–577
30. Destot E (1911) Traumatisme du pied et rayons X. Masson, Paris
31. Dick W, Schlatter S, Delley A, Widmer LK (1984) Bewegungsumfang des oberen Sprung-gelenkes bei 1441 erwachsenen Probanden. In: Hackenbroch MH, Refior HJ, Jäger M, Plitz W (Hrsg) Funktionelle Anatomie und Pathomechanik des Sprunggelenks. Thieme, Stutt-gart New York, S 24–51
32. Draenert K (1984) Neue Beobachtungen zur Anatomie und Funktion des oberen Sprung-gelenkes. In: Hackenbroch MH, Refior HJ, Jäger M, Plitz W (Hrsg) Funktionelle Anato-mie und Pathomechanik des Sprunggelenkes. Thieme, Stuttgart New York, S 5–9
33. Dürig M, Zeugin M, Rüedi Th (1978) Vergleichende Ergebnisse nach operativer Versor-gung von Pilon tibial-Frakturen an zwei verschiedenen Kliniken. Hefte Unfallheilkd 131:158–162
34. Fröhlich H, Gotzen L, Adam U (1984) Experimentelle Untersuchungen zur gehaltenen Aufnahme des oberen Sprunggelenks. In: Hackenbroch MH, Refior HJ, Jäger M, Plitz W (Hrsg) Funktionelle Anatomie und Pathomechanik des Sprunggelenks. Thieme, Stuttgart New York, S 74–77
35. Ganzoni N, Jirecek V (1989) Muskellappenplastik bei Frakturen am Pilon tibial. Helv Chir Acta 56:255–258
36. Gay R, Evrard J (1963) Les fractures récentes du pilon tibial chez l'adulte. Rev Chir Orthop 49:397–512
37. Gedeon P, Ficat P (1977) Pilon tibial fractures, indications and results. Kongreßbericht Oest. Ges. f. Chirurgie, Graz, S 643
38. Grete W (1972) Das Tibialis-Anterior-Syndrom nach Osteosynthese am Unterschenkel. Inauguraldissertation, Zürich
39. Hagen RJ (1986) Ankle arthrodesis. Problems and pitfalls. Clin Orthop 202:152–162
40. Hamblen DL (1985) Can the ankle joint be replaced? (editorial) J Bone Joint Surg [Br] 67:689–690
41. Hefti F (1981) Die Stellung des Fußes bei Arthrodesen des oberen Sprunggelenkes. Enke, Stuttgart (Bücherei des Orthopäden, Bd 28)
42. Hefti FL, Baumann JU, Morscher EW (1980) Ankle joint fusion – determination of optimal position by gait analysis. Arch Orthop Trauma Surg 96:187–195
43. Heim U (1970) Zur operativen Technik der distalen intraartikulären Tibiaimpressionsfrak-turen. Kongreßbericht SITEMSH. Nebel, Garmisch-Partenkirchen
44. Heim U (1972) Le traitement chirurgical des fractures du pilon tibial. J Chir 104:307–322
45. Heim U (1975) Erfahrungen mit der Spaltung der lateralen Fascia Cruris bei Tibiaosteo-synthesen. Helv Chir Acta 42:451–456
46. Heim U (1983) Malleolarfrakturen. Unfallheilkd 86:248–258
47. Heim U (1983) Die Risse der Membrana interossea bei Malleolarfrakturen. Ihre Bedeu-tung für Klassifikation und Operationstechnik. Hefte Unfallheilkd 165:247–250
48. Heim U (1985) Las fracturas intraarticulares de la tibia distal. Acta Ortop Latinoam 12:13–16
49. Heim U (1986) Arthrosehäufigkeit nach Osteosynthesen des Volkmannschen Dreiecks bei Malleolarfrakturen. Z Unfallchir Versicherungsmed Berufskr 79:99–113

50. Heim U (1987) Die Grenzziehung zwischen Diaphyse und Metaphyse mit Hilfe der Viereckmessung. Unfallchirurg 90:274–280

51. Heim U (1989) Trimalleolar fractures: Late results after fixation of the posterior fragment. Orthopedics 12/8:1053–1059

52. Heim U, Damur-Thür F (1977) Spongiosa aus dem Tibiakopf als autologes Transplantationsmaterial. Arch Orthop Unfallchir 89:11–217

53. Heim U, Grete W (1972) Das Tibialis-anterior-Syndrom nach Osteosynthese am Unterschenkel. Helv Chir Acta 39:667–677

54. Heim U, Näser M (1976) Die operative Behandlung der Pilon tibial-Fraktur. Technik der Osteosynthese und Resultate bei 128 Patienten. Arch Orthop Unfallchir 86:341–356

55. Heim U, Näser M (1977) Fractures du pilon tibial. Résultats de 128 ostéosynthéses. Rev Chir Orthop 63:5–12

56. Heim U, Pfeiffer KM (1972) Periphere Osteosynthesen. Springer, Berlin Heidelberg New York (3. Aufl. 1988)

57. Heim U, Pfeiffer KM (1973) Small fragment set manual. Springer, Berlin Heidelberg New York

58. Heim U, Pfeiffer KM (1987) Internal fixation of small fractures, 3rd edn. Springer, Berlin Heidelberg New York Tokyo

59. Heim U, Pfeiffer KM (1988) Periphere Osteosynthesen, 3. Aufl. Springer, Berlin Heidelberg New York Tokyo

60. Helm R, Stevens J (1986) Long-term results of total ankle replacement. J Arthroplasty 1:271–277

61. Hille E, Schulitz KP, Perzborn V (1984) Die Druck- und Kontaktverläufe des oberen Sprunggelenkes unter verschiedenen Funktionen. In: Hackenbroch H, Refior HJ, Jäger M, Plitz W (Hrsg) Funktionelle Anatomie und Pathomechanik des Sprunggelenks. Thieme, Stuttgart New York, S 52–57

62. Hohmann DP, Eckhoff U (1973) Kompensationsbewegungen des Tarsus bei Versteifung des Talokruralgelenks. Z Orthop 111:444–446

63. Hourlier H (1981) Fractures récentes du pilon tibial. Thèse, Amiens

64. Inman VT (1976) The joints of the ankle. Williams & Wilkins, Baltimore

65. Jahna H (1956) Die intraartikulären Stauchungsbrüche am distalen Schienbeinende und ihre Behandlung. Verh Dtsch Orthop Ges, 44. Kongr:327–332

66. Jahna H, Wittich H, Hartenstein H (1979) Der distale Stauchungsbruch der Tibia. Hefte Unfallheilkd 137

67. Judet J, Judet R, Letournel E (1967) Un procédé d'ostéosynthèse pour fracture multifragmentaire du pilon tibial. Mém Acad Chir 17–18:547–549

68. Kärrholm J, Hansson LI, Selvik G (1985) Mobility of the lateral malleolus. Acta Orthop Scand 56:479–483

69. Kellam JF, Waddell JP (1979) Fractures of the distal tibial metaphysis with intraarticular extension – the distal tibial explosion fracture. J Trauma 19/8:593–601

70. Koebke J (1983) A biomechanical and morphological analysis of human hand joints. Adv Anat, Embryol Cell Biol 80:1–85

71. Küsswetter W, Wirth CJ (1984) Simultane Dehnungsmessungen des Kapselbandapparates am oberen Sprunggelenk unter physiologischen und pathologischen Bedingungen. In: Hackenbroch HH, Rafior HJ, Jäger M, Plitz W (Hrsg) Anatomie und Pathomechanik des Sprunggelenks. Thieme, Stuttgart New York, S 78–92

72. Lachiewicz PF, Inglis AE, Ranawat CS (1984) Total ankle replacement in rheumatoid arthritis. J Bone Joint Surg [Am] 66:340–343

72a. Laer L von (1985) Classification, diagnosis and treatment of transitional fractures of the distal part of the tibia. J Bone Joint Surg [Am] 67:687–698

73. Lambotte A (1913) Chirurgie opératoire des fractures. Masson, Paris

74. Lamprecht E, Ochsner PE (1984) Spätprobleme nach konservativ und operativ behandelten „Pilon tibial"-Frakturen. Helv Chir Acta 51:629–631

75. Landin LA, Danielsson LG, Jonsson K, Pettersson HU (1986) Late results in 65 physeal ankle fractures. Acta Orthop Scand 57:530–534

76. Lange M (1962) Chirurgisch-Orthopaedische Operationslehre. Bergmann, München, S 146–158

77. Lange S, Mechsner K, Langenscheidt P (1984) Die sekundäre Arthrose nach operativ versorgten Sprunggelenksfrakturen. ROFO 140:69–74

78. Lanz T, Wachsmuth W (1972) Praktische Anatomie, 2. Aufl. Springer, Berlin Heidelberg New York

79. Lauge Hansen N (1954) Fractures of the ankle III. Genetic roentgenologic diagnosis of fractures of the Ankle. AJR 71:456

80. Lauge Hansen N (1963) Die genetische Reposition und Retention. Zentralbl Chir 88:545

81. Leach RE (1983) Fractures of the tibial plafond. In: Yablon IG, Segal D, Leach R (eds) Ankle injuries. Churchill Livingstone, New York

82. Lechevallier J, Thomine JM, Biga N (1989) Le fixateur externe tibio-calcanéen dans le traitement des fractures du pilon tibial. Rev Chir Orthop 74:52–60

83. de Lestang M, Hourlier H, Warlaumont C, Grodet H, Vivès P (1985) La voie d'abord antéro-externe pour le traitement des fractures de l'extrémité inférieure de jambe. Rev Chir Orthop 71:73–74

84. Lippay S (1977) Frühergebnisse operierter distaler intraartikulärer Stauchungsbrüche des Unterschenkels. Kongreßbericht Oest. Ges. f. Chirurgie, Graz 6:59–661

85. Ludolph E, Hierholzer G, Gretenkord K (1984) Untersuchungen zur Anatomie und Röntgendiagnostik des fibularen Bandapparates am Sprunggelenk. In: Hackenbroch MH, Refior HJ, Jäger M, Plitz W (Hrsg) Funktionelle Anatomie und Pathomechanik des Sprunggelenks. Thieme, Stuttgart New York, S 70–73

86. Lugger LJ, Hölzl H, Oberhammer J (1977) Zur Operationsindikation intraartikulärer Stauchungsbruchformen der distalen Tibia. Kongreßbericht Oest. Ges. f. Chirurgie, Graz, S 666–669

87. Lynch AF, Bourne RB, Rorabeck CH (1988) The long-term results of ankle arthrodesis. J Bone Joint Surg [Br] 70:113–116

88. Macek LJ (1984) Behandlung und Ergebnisse bei Frakturen des Pilon Tibiale 1965–1977. Inauguraldissertation, Mainz

89. Mackinnon AP (1928) Fracture of the lower articular surface of the tibia in fracture dislocation of the ankle. J Bone Joint Surg 10:252–262

90. Marcus RE, Balourdas GM, Heiple KG (1983) Ankle arthrodesis by chevron fusion with internal fixation and bone grafting. J Bone Joint Surg [Am] 65:833–838

91. Mast JW, Spiegel PG, Pappas JN (1988) Fractures of the tibial pilon. Clin Orthop 230:68–82

92. Mast J, Jakob R, Ganz R (1989) Planning and reduction technique in fracture surgery. Springer, Berlin Heidelberg New York Tokyo

93. Maurer G, Lechner F (1965) Konservative und operative Behandlungsmöglichkeiten bei Stauchungsbrüchen des distalen Unterschenkels. Unfallheilkunde 68:207–212

94. McGuire MR, Kyle RF, Gustilo RB, Premer RF (1988) Comparative analysis of ankle arthroplasty versus ankle arthrodesis. Clin Orthop 226:174–181

95. Meyer GH (1867) Die Architektur der Spongiosa. Arch Anat Physiol Wiss Med 615–628

96. Mischkowsky T, Dichgans M (1980) Behandlung und Spätergebnisse von 33 Frakturen des Pilon tibial. Unfallchirurgie 6:253–255

97. Möllers N, Lehmann K, Koebke J (1986) Die Verteilung des subchondralen Knochenmaterials an der distalen Gelenkfläche des Radius. Anat Anz 161:151

98. Möseneder H (1977) Pilon tibial-Frakturen nach Ski-Unfällen. Kongreßbericht Oest. Ges. f. Chirurgie, Graz, S 656–568

99. Möller BN, Krebs B (1982) Intra-articular fractures of the distal tibia. Acta Orthop Scand 53:991–996

100. Morgan CD, Henke JA, Bailey RW, Kaufer H (1985) Long-term results of tibiotalar arthrodesis. J Bone Joint Surg [Am] 67:546–550

101. Müller K-H, Prescher W (1978) Posttraumatische Osteomyelitis nach distalen intraartikulären Unterschenkelfrakturen. Hefte Unfallheilkd 131:163–183

102. Müller ME, Engelhardt P (1982) Verletzungen des Halte- und Bewegungsapparates. In: Berchtold R, Hamelmann H, Peiper HJ (Hrsg) Arbeitsbuch Chirurgie. Urban & Schwarzenberg, München Wien Baltimore, S 489–561

103. Müller ME, Allgöwer M, Willenegger H (1963) Technik der operativen Frakturenbehandlung. Springer, Berlin Göttingen Heidelberg

104. Müller ME, Allgöwer M, Schneider R, Willenegger H (1977) Manual der Osteosynthese. Springer, Berlin Heidelberg New York

105. Müller ME, Allgöwer M, Schneider R, Willenegger H (1979) Manual of internal fixation. Springer, Berlin Heidelberg New York

106. Müller ME, Nazarian S, Koch P (1987) Classification AO des fractures. Springer, Berlin Heidelberg New York Tokyo

107. Müller-Gerbl M (1989) Zur Verteilung der subchondralen Mineralisierung in den Sprunggelenken. Kölner Biomechanisches Kolloquium (in press)

108. Müller-Gerbl M, Schulte E, Putz R (1987) The thickness of the calcified layer in different joints of a single individual. Acta Morphol Neerl Scand 25:41–49

109. Müller-Gerbl M, Schulte E, Putz R (1987) The thickness of the calcified layer of articular cartilage: a function of the load supported? J Anat 154:103–111

110. Müller-Gerbl M, Putz R, Hodapp N, Schulte E, Wimmer B (1989) Computed tomography-osteoabsorptiometry for assessing the density of subchondral bone as a measure of long-term mechanical adaptation in individual joints. Skeletal Radiol 18:507–512

111. Müller-Gerbl M, Putz R, Hodapp N, Schulte E (1990) Die Darstellung der subchondralen Dichtemuster mittels der CT-Osteoabsorptiometrie (CT-OAM) zur Beurteilung der individuellen Gelenkbeanspruchung am Lebenden. Z Orthop (in press)

112. Näser M (1977) Die Pilon tibial-Frakturen im Krankengut des Kreuzspitals in Chur 1961–1973. Inauguraldissertation, Zürich

113. Oestern H-J, Tscherne H (1983) Pathophysiologie und Klassifikation des Weichteilschadens. Hefte Unfallheilkd 162:1–9

114. Orthner E, Reimann R, Anderhuber F, Wagner M (1986) Änderungen des Flächenkontaktes im oberen Sprunggelenk nach schrittweiser Verkürzung der Fibula. Hefte Unfallheilkd 181:88–91

115. Osterwalder A, Ganz M, Harder F (1984) zur Problematik der Pilon Tibial-Trümmerfraktur mit großem Defekt. Z Unfallchir Versicherungsmed Berufskr 77/4:227–231

116. Ovadia DN, Beals RK (1986) Fractures of the tibial plafond. J Bone Joint Surg [Am] 68/4:543–551

117. Pfister A, Milachowski K, Plitz W (1984) Experimentelle Untersuchungen zur Pathomechanik der isolierten Ruptur der vorderen Syndesmose. In: Hackenbroch MH, Refior HJ, Jäger M, Plitz W (Hrsg) Funktionelle Anatomie und Pathomechanik des Sprunggelenks. Thieme, Stuttgart New York, S 115–125

118. Pierce RO, Heinrich JH (1979) Comminuted intraarticular fractures of the distal tibia. J Trauma 19/11:828–832

119. Poigenfürst J (1977) Offene Stauchungsbrüche am distalen Schienbeinende. Kongreßbericht Oest. Ges. f. Chirurgie, Graz, S 644–650

120. Raimbeau G, Toulemonde JL, Albaret P, Pillet J (1979) The anterior tibial artery: Interest of profile arteriography. Anat Clin 1:325–329

121. Ratliff AHC (1959) Compression arthrodesis of the ankle. J Bone Joint Surg [Br] 41:524–534

122. Rauber-Kopsch (1911) Anatomie des Menschen, Bd 3: Muskeln und Gefäße. Thieme, Leipzig

123. Raymond O (1979) Comminuted intraarticular fractures of the distal tibia. J Trauma 19:828

124. Reimers C (1953) Die Brüche des fußnahen Unterschenkelabschnittes. Langenbecks Arch Chir 276:260–277

125. Reihmann R, Anderhuber F (1980) Kompensationsbewegungen der Fibula, die durch die Keilform der Trochlea tali erzwungen werden. Acta Anat 108:60–67

126. Reihmann R, Anderhuber F, Gerold J (1986) Über die Geometrie der menschlichen Sprungbeinrolle. Acta Anat 127:271–278

127. Reihmann R, Anderhuber F, Gerold J (1988) Modelle zur Geometrie der menschlichen Sprungbeinrolle: Zwei Reihen geometrischer Modelle zur Veranschaulichung der Biomechanik des oberen Sprunggelenkes. Gegenbaurs Morphol Jahrb 134:351–380

128. Resch H, Pechlaner S, Benedetto KP (1986) Spätergebnisse nach konservativer und operativer Behandlung von Pilon Tibial-Frakturen. Aktuel Traumatol 16:117–123

129. Resch H, Pechlaner S, Benedetto KP (1986) Die Entwicklung der posttraumatischen Arthrose nach Pilon tibial-Frakturen. Unfallchirurg 89:8–15

130. Riede UN, Schenk RK, Willenegger H (1971) Gelenkmechanische Untersuchungen zum Problem der posttraumatischen Arthrosen im oberen Sprunggelenk. I. Die intraartikuläre Modellfraktur. Langenbecks Arch Chir 328:258–271

131. Riede UN, Müller M, Mihatsch MJ (1973) Biometrische Untersuchungen zum Arthroseproblem am Beispiel des oberen Sprunggelenkes. Arch Orthop Unfallchir 77:181–194

132. Riede UN, Schweizer G, Marti J, Willenegger H (1973) Gelenkmechanische Untersuchungen zum Problem der posttraumatischen Arthrosen im oberen Sprunggelenk. III. Funktionell-morphometrische Analyse des Gelenkknorpels. Langenbecks Arch Chir 333:911–1107

133. Rieunau G, Gay R (1956) Enclouage du péroné dans les fractures supra-malléolaires. Lyon Chir 51:594–600

134. Rogge D (1983) Gelenktransfixation bei Gelenkverletzungen mit schwerem Weichteilschaden. Hefte Unfallheilkd 162:97–110

135. Rüedi Th (1973) Fractures of the lower end of the tibia into the ankle joint: Results 9 years after open reduction and internal fixation. Injury 5:2

136. Rüedi Th (1984) Intraarticular fractures of the distal tibia. Surg Rounds:85–92

137. Rüedi Th, Allgöwer M (1978) Spätresultate nach operativer Behandlung der Gelenkbrüche am distalen Tibiaende (sog. Pilon-Frakturen). Unfallheilkunde 81:319–323

138. Rüedi Th, Allgöwer M (1979) The operative treatment of intraarticular fractures of the lower end of the tibia. Clin Orthop 138:105–110

139. Rüedi Th, Matter P, Allgöwer M (1968) Die intraartikulären Frakturen des distalen Unterschenkelendes. Helv Chir Acta 35:556–582

140. Rüedi Th, Heim U, Zeugin M (1977) Die Behandlungsmöglichkeiten der Pilon tibial-Frakturen aus der Sicht der Spätergebnisse. Kongreßbericht Oest. Ges. f. Chirurgie, Graz, S 634–638

141. Rüter A (1978) Einteilung und Behandlung der Frakturen des Pilon tibial. Hefte Unfallheilkd 131:143–157

142. Schatzker J, Tile M (1987) The rationale of operative fracture care. Springer, Berlin Heidelberg New York Tokyo

143. Schmidt HM (1981) Die Artikulationsflächen der menschlichen Sprunggelenke. Adv Anat Embryol Cell Biol 6:1–81

143a. Schmidt HM, Geissler F (1983) Die Artikulationsflächen des proximalen Handgelenkes beim Menschen. Z Morphol Anthropol 74:145–172

144. Scranton PE jr (1985) Use of internal compression in arthrodesis of the ankle. J Bone Joint Surg [Am] 67:550–555

145. Seiler H (1986) Biomechanik des oberen Sprunggelenkes. Orthopädie 15:415–422

146. Soeur R (1961) La classification des fractures malléolaires. Acta Orthop Belg 27:537–583

147. Songis-Mortreux M (1975) Les fractures du pilon tibial. Thèse, Lille

148. Stampfel O, Mähring M (1977) Komplikationen und Ergebnisse 40 operierter Pilon-tibial-Stauchungsfrakturen. Kongreßbericht Oest. Ges. f. Chirurgie, Graz, S 639–642

149. Stiehl JB, Dollinger B (1988) Primary ankle arthrodesis in trauma: report of three cases. J Orthop Trauma 2:277–283

150. Takechi H, Ito S, Takada T, Nakayama H (1982) Trabecular architecture of the ankle joint. Anat Clin 4:227–233

151. Tassler H (1981) Behandlungsprinzipien bei drittgradig offenen Frakturen des distalen Unterschenkels. Unfallheilkunde 84:509–513

152. Thom H (1973) Spätergebnisse nach 81 Arthrodesen des oberen Sprunggelenks. Z Orthop 111:446–452

153. Tile M (1987) Fractures of the distal tibial metaphysis involving the ankle joint: the pilon fracture. In: Schatzker J, Tile MS (eds) The rationale of operative fracture care. Springer, Berlin Heidelberg New York, Tokyo, pp 343–369

154. Tillman B, Bartz B, Schleicher A (1985) Stress in the human ankle joint: a brief review. Arch Orthop Trauma Surg 103:385–391

155. Trojan E (1956) A propos du traitement des fractures articulaires de l'extrémité inférieure de la jambe. Rev Chir Orthop 42:382–384

156 Trojan E, Jahna H (1956) Zur Behandlung der Stauchungsbrüche am distalen Unterschenkelende. Klin Med 11:313–317

157. Tscherne H (1983) Management offener Frakturen. Hefte Unfallheilkd 162:10–32
158. Tscherne H, Rojczyk M (1983) Behandlung geschlossener Frakturen mit Weichteilschaden. Hefte Unfallheilkd 162:39–45
159. Unger A, Inglis AE, Mow CS, Figgie HE (1988) Total ankle arthroplasty in rheumatoid arthritis: a long-term follow-up study. Foot Ankle 8:173–179
160. Vichard P, Watelet F (1973) Les formes de transition entre les fractures de la malléole interne et les fractures du pilon tibial. Rev Chir Orthop 59:657–665
161. Vivès P, Hourlier H, De Lestang M, Dorde T, Letot P, Senlecq F (1984) Etude de 84 fractures du pilon tibial de l'adulte. Rev Chir Orthop 70:129–139
162. Waters RL, Barnes G, Husserl T, Silver L, Liss R (1988) Comparable energy expenditure after arthrodesis of the hip and ankle. J Boine Joint Surg [Am] 70:1032–1037
163. Watson-Jones R (1982) Fractures and joint injuries, 6th edn. Churchill Livingstone, Edinburgh London Melbourne
164. Weber BG (1967) Die Verletzungen des oberen Sprunggelenkes. Huber, Bern Stuttgart (2. Aufl: 1972)
165. Weber BG (1981) Brüche von Knöcheln und Talus. Bewährtes und Neues in Diagnostik und Therapie. Langenbecks Arch Chir 355
166. Weigert M, Cronert HJ, Klems H (1974) Arthrodesen am Fuß. Orthopaede 3:29–37
167. Weissmann JA, Lazis AK (1978) Das normale Arthrogramm des oberen Sprunggelenks. Radiol Diagn 19:733–741
168. Weissmann JA, Lazis AK (1980) Über die röntgenologischen Symptome der distalen tibiofibularen Syndesmose. Fortschr Röntgenstr 133:46–51
169. Welz K (1982) Besondere Aspekte und Ergebnisse der Behandlung von Pilon-Tibial-Frakturen. Orthop Traumatol 29:632–643
170. White AA (1974) A precision posterior ankle fusion. Clin Orthop 98:775–785
171. Willenegger H (1961) Die Behandlung der Luxationsfrakturen des oberen Sprunggelenks nach biomechanischen Gesichtspunkten. Helv Chir Acta 28:225
172. Willenegger H (1971) Spätergebnisse nach konservativ und operativ behandelten Malleolar-Frakturen. Helv Chir Acta 38:321
173. Wirth CJ (1978) Biomechanische Aspekte der fibularen Bandplastik. Hefte Unfallheilkd 133:148–156
174. Witt AN (1960) Supramalleoläre Frakturen kombiniert mit Luxationsfrakturen des oberen Sprunggelenks, ihre Gefahren für die Zirkulation und ihre Behandlung. Wiederherstellungschir Traumatol 5:15–60
175. Yablon IG, Segal D, Leach RE (1983) Ankle injuries. Churchill Livingstone, New York
176. Zwipp H, Tscherne H (1984) Die Rotationsinstabilität Pathomechanik, Diagnostik und Therapie. In: Hackenbroch MH, Refior HJ, Jäger M, Plitz W (Hrsg) Funktionelle Anatomie und Pathomechanik des Sprunggelenks. Thieme, Stuttgart, New York, S 126–130

Sachverzeichnis

U. Heim, Gümligen-Bern; **K. M. Pfeiffer,** Basel

Periphere Osteosynthesen

unter Verwendung des Kleinfragment-Instrumentariums der AO

In Zusammenarbeit mit J. Brennwald, C. Geel, R. P. Jakob,
T. Rüedi, B. Simmen, H. U. Stäubli

Zeichnungen von K. Oberli

3., neubearb. u. erw. Aufl. 1988. X, 401 S. 258 Abb. in über
700 Einzeldarstellungen. Geb. DM 298,– ISBN 3-540-18246-2

Dieses Standardwerk – eine Ergänzung zum „Manual der Osteosynthese" – befaßt sich mit den Implantaten und Instrumenten des
Kleinfragment-Instrumentariums.

Im Vordergrund steht die Behandlung der Gelenkfrakturen, insbesondere an Schultergürtel, Ellbogen, Hand, Sprunggelenk und Fuß
sowie kleiner Brüche im Kniebereich. Die Neuerungen im Instru-
mentarium und in den Techniken der AO wurden in die 3. Auflage
intergriert. Alternative Techniken werden beschrieben, die sich im
Laufe der letzten Jahre bewährt haben.

Klinische Beispiele wurden dort zusätzlich
aufgenommen, wo die Dokumentation
neuer Erfahrungen erforderlich schien.
Durch räumliche Straffung der bisherigen
Darstellungen konnte trotz erheblicher
Vermehrung des Stoffes der bisherige
Umfang des Buches erhalten bleiben.

Preisänderungen vorbehalten.

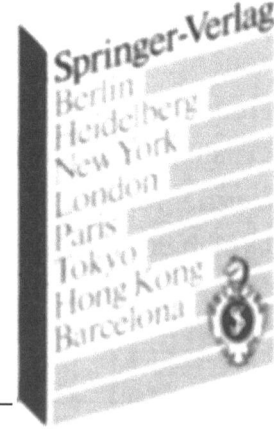

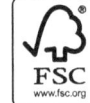